全国高职高专护理类专业"十三五"规划教材

（供护理、助产专业用）

U0232693

护理管理学基础

主　　编　何曙芝　傅学红

副主编　丁文颖　李文杰　姚正娟

编　　者　（以姓氏笔画为序）

丁文颖（红河卫生职业学院）

王秀丽（山东省立第三医院）

杜晓凤（青海卫生职业技术学院）

李文杰（山东医学高等专科学校）

何曙芝（江苏医药职业学院）

张玉红（江苏医药职业学院）

赵妍妍（潍坊护理职业学院）

姚正娟（盐城市第二人民医院）

徐桂娜（益阳医学高等专科学校）

傅学红（益阳医学高等专科学校）

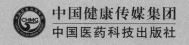

中国健康传媒集团

中国医药科技出版社

内 容 提 要

本教材是"全国高职高专护理类'十三五'规划教材"之一，系根据本套教材的编写指导思想和原则要求，结合专业培养目标和本课程的教学目标、内容与任务要求编写而成。本教材具有专业针对性强、紧密结合岗位知识和职业能力要求、理论与临床密切联系、对接护士执业资格考试要求、免费搭载与纸质教材配套的"医药学堂"在线学习平台数字化资源等特点。内容主要包括管理与管理学基础、护理管理与护理管理学、护理计划管理、护理组织管理、护理人力资源管理、护理领导、护理控制、临床护理质量管理、护理安全管理与优质护理服务、社区护理管理。实训指导包含两个实训项目。在编排上，每章前都设有学习目标，并增设故事点睛，增强课堂互动，让学生主动参与课堂教学，突出可操作性和实用性。

本教材主要供全国高职高专护理、助产类专业师生使用。

图书在版编目（CIP）数据

护理管理学基础/何曙芝，傅学红主编 . —北京：中国医药科技出版社，2018. 8

全国高职高专护理类专业"十三五"规划教材

ISBN 978 – 7 – 5214 – 0130 – 1

Ⅰ . ①护⋯　Ⅱ . ①何⋯ ②傅⋯　Ⅲ . ①护理学 – 管理学 – 高等职业教育 – 教材　Ⅳ . ①R47

中国版本图书馆 CIP 数据核字（2018）第 061503 号

美术编辑　陈君杞
版式设计　南博文化

出版　**中国健康传媒集团** | 中国医药科技出版社

地址　北京市海淀区文慧园北路甲 22 号

邮编　100082

电话　发行：010 – 62227427　邮购：010 – 62236938

网址　www. cmstp. com

规格　889 × 1194mm $\frac{1}{16}$

印张　13½

字数　283 千字

版次　2018 年 8 月第 1 版

印次　2022 年 1 月第 4 次印刷

印刷　三河市百盛印装有限公司

经销　全国各地新华书店

书号　ISBN 978 – 7 – 5214 – 0130 – 1

定价　**36. 00 元**

获取新书信息、投稿、为图书纠错，请扫码联系我们。

数字化教材编委会

主　编　何曙芝　傅学红
副主编　丁文颖　李文杰　姚正娟
编　者　（以姓氏笔画为序）
　　　　丁文颖（红河卫生职业学院）
　　　　王　玮（江苏医药职业学院）
　　　　王秀丽（山东省立第三医院）
　　　　杜晓凤（青海卫生职业技术学院）
　　　　李文杰（山东医学高等专科学校）
　　　　何曙芝（江苏医药职业学院）
　　　　张玉红（江苏医药职业学院）
　　　　赵妍妍（潍坊护理职业学院）
　　　　闻　纯（江苏医药职业学院）
　　　　姚正娟（盐城市第二人民医院）
　　　　徐桂娜（益阳医学高等专科学校）
　　　　傅学红（益阳医学高等专科学校）

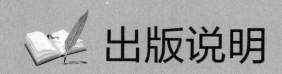

出版说明

为贯彻落实国务院办公厅《关于深化医教协同进一步推进医学教育改革与发展的意见》（〔2017〕63号）等有关文件精神，不断推动职业教育教学改革，推进信息技术与医学教育融合，加强医学人才培养，使职业教育切实对接岗位需求，教材内容与形式及呈现方式更加切合现代职业教育需求，培养具有整体护理观的护理人才，在教育部、国家卫生健康委员会、国家药品监督管理局的支持下，在本套教材建设指导委员会和评审委员会顾问、苏州卫生职业学院吕俊峰教授和主任委员、南方医科大学护理学院史瑞芬教授等专家的指导和顶层设计下，中国健康传媒集团·中国医药科技出版社组织全国100余所以高职高专院校及其附属医疗机构为主体的，近300名专家、教师历时近1年精心编撰了"全国高职高专护理类专业'十三五'规划教材"，该套教材即将付梓出版。

本套教材先期出版包括护理类专业理论课程主干教材共计27门，主要供全国高职高专护理、助产专业教学使用。同时，针对当前老年护理教学实际需要，我社及时组织《老年护理与保健》《老年中医养生》《现代老年护理技术》三本教材的编写工作，预计年内出版，作为本套护理类专业教材的补充品种。

本套教材定位清晰、特色鲜明，主要体现在以下方面。

一、内容精练，专业特色鲜明

本套教材的编写，始终满足高职高专护理类专业的培养目标要求，即：公共基础课、医学基础课、临床护理课、人文社科课紧紧围绕专业培养目标要求，教材内容精练、针对性强，具有鲜明的专业特色和高职教育特色。

二、对接岗位，强化能力培养

本套教材强化以岗位需求为导向的理实教学，注重理论知识与护理岗位需求相结合，对接职业标准和岗位要求。在教材正文适当插入临床案例（如 "故事点睛"或"案例导入"），起到边读边想、边读边悟、边读边练，做到理论与临床护理岗位相结合，强化培养学生临床思维能力和护理操作能力。

同时注重护士人文关怀素养的养成，构建"双技能"并重的护理专业教材内容体系；注重吸收临床护理新技术、新方法、新材料，体现教材的先进性。

三、对接护考，满足考试需求

本套教材内容和结构设计，与护士执业资格考试紧密对接，在护士执业资格考试相关课程教材中插入护士执业资格考试"考点提示"，为学生学习和参加护士执业资格考试奠定基础，提升学习效率。

四、书网融合，学习便捷轻松

全套教材为书网融合教材，即纸质教材有机融合数字教材、配套教学资源、题库系统、数字化教学服务。通过"一书一码"的强关联，为读者提供全免费增值服务。按教材封底的提示激活教材后，读者可通过 PC、手机阅读电子教材和配套课程资源（PPT、微课、视频、动画、图片、文本等），并可在线进行同步练习，实时反馈答案和解析。同时，读者也可以直接扫描书中二维码，阅读与教材内容关联的课程资源（"扫码学一学"，轻松学习 PPT 课件；"扫码看一看"，即刻浏览微课、视频等教学资源；"扫码练一练"，随时做题检测学习效果），从而丰富学习体验，使学习更便捷。教师可通过 PC 在线创建课程，与学生互动，开展在线课程内容定制、布置和批改作业、在线组织考试、讨论与答疑等教学活动，学生通过 PC、手机均可实现在线作业、在线考试，提升学习效率，使教与学更轻松。此外，平台尚有数据分析、教学诊断等功能，可为教学研究与管理提供技术和数据支撑。

编写出版本套高质量教材，得到了全国知名专家的精心指导和各有关院校领导与编者的大力支持，在此一并表示衷心感谢。出版发行本套教材，希望受到广大师生欢迎，并在教学中积极使用本套教材和提出宝贵意见，以便修订完善。让我们共同打造精品教材，为促进我国高职高专护理类专业教育教学改革和人才培养做出积极贡献。

中国医药科技出版社

2018 年 5 月

全国高职高专护理类专业"十三五"规划教材

建设指导委员会

委　　员（以姓氏笔画为序）
丁凤云（江苏医药职业学院）
马宁生（金华职业技术学院）
王　玉（山东医学高等专科学校）
王所荣（曲靖医学高等专科学校）
邓　辉（重庆三峡医药高等专科学校）
左凤林（重庆三峡医药高等专科学校）
叶　明（红河卫生职业学院）
叶　玲（益阳医学高等专科学校）
田晓露（红河卫生职业学院）
包再梅（益阳医学高等专科学校）
刘　艳（红河卫生职业学院）
刘　婕（山东医药技师学院）
刘　毅（红河卫生职业学院）
刘亚莉（辽宁医药职业学院）
刘俊香（重庆三峡医药高等专科学校）
刘淑霞（山东医学高等专科学校）
孙志军（山东医学高等专科学校）
杨　铤（江苏护理职业学院）
杨小玉（天津医学高等专科学校）
杨朝晔（江苏医药职业学院）
李镇麟（益阳医学高等专科学校）
何曙芝（江苏医药职业学院）
宋光熠（辽宁医药职业学院）
宋思源（楚雄医药高等专科学校）
张　庆（济南护理职业学院）

张义伟（宁夏医科大学）

张亚光（河南医学高等专科学校）

张向阳（济宁医学院）

张绍异（重庆医药高等专科学校）

张春强（长沙卫生职业学院）

易淑明（益阳医学高等专科学校）

罗仕蓉（遵义医药高等专科学校）

周良燕（雅安职业技术学院）

柳韦华［山东第一医科大学（山东省医学科学院）］

贾　平（益阳医学高等专科学校）

晏廷亮（曲靖医学高等专科学校）

高国丽（辽宁医药职业学院）

郭　宏（沈阳医学院）

郭梦安（益阳医学高等专科学校）

谈永进（安庆医药高等专科学校）

常陆林（广东江门中医药职业学院）

黄　萍（四川护理职业学院）

曹　旭（长沙卫生职业学院）

蒋　莉（重庆医药高等专科学校）

韩　慧（郑州大学）

傅学红（益阳医学高等专科学校）

蔡晓红（遵义医药高等专科学校）

谭　严（重庆三峡医药高等专科学校）

谭　毅（山东医学高等专科学校）

全国高职高专护理类专业"十三五"规划教材

评审委员会

　　《护理管理学基础》为"全国高职高专护理类专业'十三五'规划教材"之一，系依照教育部教育发展规划纲要等相关文件要求和"以岗位能力为基础，以能力进阶为方向"，针对临床工作岗位、工作任务，紧密结合教学标准和护士执业资格考试大纲要求组织编写的。作者由一线骨干教师及临床护理专家组成。

　　教材编写在遵循"三基"（基本理论、基本知识和基本技能）、"五性"（思想性、科学性、先进性、启发性和适用性）的原则基础上，坚持理论知识"必需、够用"为度，强调基本技能的培养；体现教考结合、密切联系护士执业资格考试的要求，注重体现知识的实践性，吸收护理行业发展的新理念、新知识、新方法，体现学科发展前沿，并适当拓展知识面，为学生可持续发展奠定必要的基础。

　　本教材共 10 章，内容包括管理与管理学基础、护理管理与护理管理学、护理计划管理、护理组织管理、护理人力资源管理、护理领导、护理控制、护理质量管理、护理安全管理与优质护理服务、社区护理管理。实训指导包含两个实训项目。在编排上，每章前有要点导航提示知识、技能、素质的学习目标，并增设故事点晴，增强课堂互动，让学生主动参与课堂教学，突出可操作性和实用性。适当插入"考点"和"知识链接/知识拓展"，以延伸章节内容知识面。本教材为书网融合教材，即纸质教材有机融合电子教材、教学配套资源（PPT、图片等）、题库系统、数字化教学服务（在线教学、在线作业、在线考试）。本教材主要供高职高专护理及助产专业学生使用，也适合医药卫生高职高专、函授及自考等护理类专业相同层次不同办学形式教学使用。

　　本教材的编写得到了编者所在单位领导的大力支持，在此表示诚挚的谢意！由于时间仓促，编写水平和经验有限，教材的内容难免有不妥之处，殷切希望广大师生和同行批评指正，提出宝贵意见，以便修订改进。

编者
2018 年 5 月

第一章 管理与管理学基础

学习目标

1. **掌握** 管理对象及职能，古典管理理论、行为科学管理理论和现代管理理论在护理管理中的应用。
2. **熟悉** 管理与管理学的概念及性质，古典管理理论、行为科学管理理论的代表人物和主要内容，现代管理理论的新发展和新特点。
3. **了解** 管理的基本特征，管理理论的起源，现代管理理论的主要学派。
4. 学会灵活运用科学管理的方法及实践应用。
5. 具有科学管理的意识及以人为本、有效运用管理资源的素质。

管理既是一门科学，也是一门艺术，是人类最基本、最重要的活动之一。管理实践与管理思想历史悠久，管理科学与管理理论不断创新发展。管理科学作为社会科学的一种，是一门综合性的交叉应用学科。护理管理学是管理科学在护理事业中的具体应用，是在自然科学、社会科学理论指导下的综合性、应用性学科，是医学领域中的一门独立学科。因此，护理管理者除了具有护理学科基本知识外，还必须掌握护理管理的科学规律，掌握管理学的基本理论和基本方法，从而实现对护理工作的有效管理。

第一节 概 述

扫码"学一学"

案例导入

某中心医院近5年来，通过深化优质医疗护理服务、全面推进医疗护理管理改革，积极引进人才、分岗培训、改革分配制度、落实配套保障措施，形成具有核心竞争力的医院护理文化，并经过管理创新带动观念创新、服务创新、技术创新、体制创新、机制创新等，目前已发展为开放床位900余张，拥有价值3亿余元的先进医疗设备、1200余名医务人员（其中高学历人才400多名）的三级综合性医院。该院工作管理目标得到充分实践，患者满意度逐年提高，具有一定核心竞争力和一定抗风险能力，成为医院医疗护理管理改革的成功案例。

请思考：

1. 什么是科学的管理？
2. 如何通过科学管理提升医院组织的整体水平？
3. 科学管理中可能涉及的主要要素有哪些？

一、管理的概念、对象、职能及方法

（一）管理的概念

1. 管理　管理作为一种社会实践活动，普遍存在于各个领域的各项工作中，但关于管理的概念，各管理理论学派均有不同的解释。如管理决策学派认为"管理就是决策""管理就是领导"；管理职能学派认为"管理就是计划、组织、指挥、协调和控制"；现代管理学派认为"管理是指同别人一起，或通过别人使活动完成得更有效的过程"。

综上所述，管理是管理者有效协调人力资源及其他组织资源，通过计划、组织、人力资源管理、领导、控制，与被管理者共同实现组织目标的过程。管理概念包括四层含义：①管理的目的是实现组织目标；②管理的本质是对资源的合理分配、协调及效率、效益最大化；③管理活动必须有效协调人、财、物、时间、信息等资源；④管理者需要通过计划、组织、人员管理、领导、控制等来实现组织目标。

2. 管理者　管理者是带领组织成员完成组织既定目标的人，是指挥组织活动的人，不是操作者。操作者是直接从事某项工作或任务的人，不具有监督他人的工作职责；管理者则位于操作者之上的组织层次中，管理者一定要有下属，如病房护士长。但相对于辅助护士而言，护士也是管理者，护士不仅指挥辅助护士的工作，还管理患者及患者家属等，她们既是护理操作的执行者，同时也是护理管理者。

组织内的管理者，可分为基层、中层和高层管理者。例如，在医院的护理组织系统中，病房护士长是基层管理者，科护士长是中层管理者，而护理副院长、护理部正副主任则属于高层管理者。

（二）管理的对象

又称管理的要素。现代管理认为，管理的对象除人、财、物、时间、信息外，还有环境、无形资产（组织文化等）。下面主要介绍"管理五要素"。

1. 人　以人为中心，人是管理的核心。管理对象中的各因素和管理过程中的各环节，都需要人去掌握和推动，因此，人是管理中最重要的内容。对人的管理要把握好识人（招聘、考核、选拔），用人（配备、分工），育人（培训、培养、晋升、职业发展）等各个环节，以达到人尽其才、才尽其用、用人所长。

2. 财　包含经济和财务，指一个组织在一定时期内所掌握和支配的物质资料的价值体现。对财的管理要遵循经济规律，使资金的使用能保证管理计划的完成，有效的财务管理在于使用尽可能少的资金，创造尽可能多的财富。

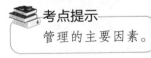

考点提示

管理的主要因素。

3. 物　指设备、材料、能源、技术等。对物的管理要遵循事物发展规律，根据组织目标和实际情况，对各种物资进行合理配置和最佳组合利用，注意开源节流、物尽其用。

4. 时间　是一种特殊、珍贵且有价值的无形资源，其价值分别被誉为生命、效率、金钱、财富等。对时间的管理要具有清晰的时间成本效益概念，要善于管理和有效利用时间，争取在尽可能短的时间内完成更多的工作。

5. 信息　是具有价值的新内容、新消息。对信息的管理要根据组织目标的要求，广泛收集、精确加工和有效提取信息，快速准确传递、有效利用和开发信息。保证信息精确、迅速、及时的传递和处理是信息管理的重要内容。

（三）管理的职能

管理的职能是管理过程中各项活动的基本功能，是管理活动内容的理论概括。各学派对管理职能的划分说法不一，目前大多数倾向于五职能学说。

1. 计划　是管理职能中最基本的职能，是科学性极强的管理活动。它包括为实现目标制定策略、政策、方案及程序，使组织中的各项活动有效、协调地进行，是管理过程的基础。

2. 组织　是管理的重要职能，为实现组织目标，必须设计和维持合理的组织结构。组织工作的主要内容是：①根据组织的规模和任务设计组织结构；②建立健全各项规章制度；③明确相应的职责、任务和权力等。组织职能是进行人员管理、领导与控制的前提。

3. 人力资源管理　即人员管理，是对组织各岗位人员进行恰当而有效的选择、培训、使用及考评，其目的是为了配备合适的人选能更好地胜任组织机构中的不同岗位，从而实现组织目标。人力资源管理是否高效而合理，直接影响到组织的目标能否实现与实现程度。

4. 领导　是使各项管理职能有效实施、运转并取得成效的统率职能，是对组织成员的行为进行有效引导，提升领导影响力，激励个体和群体均能自觉、自愿、有信心地为实现组织目标而努力工作。它与管理者的素质、领导行为与艺术、人际关系与沟通、激励与协调等多方面密切相关。

5. 控制　是按既定目标和标准对组织活动进行监督、检查，以便发现偏差，采取纠正措施使组织活动能按原计划进行，或适当调整计划以达到预期目的。控制工作是一个连续不断、反复发生的过程，其目的在于保证组织活动及成果与预期目标一致。

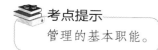

考点提示
管理的基本职能。

五个职能是统一的有机整体，是一个系统的网络，各职能之间相互联系、相互交叉的循环过程（图 1-1）。

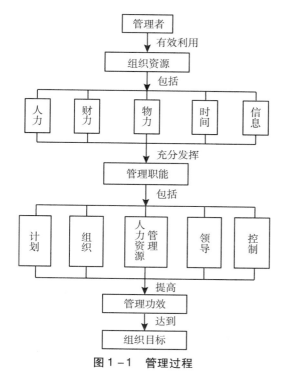

图 1-1　管理过程

（四）管理的方法

管理者为了贯彻管理思想、执行管理职能、实现管理目标所采取的一切措施和手段称为管理的方法。管理的方法主要有以下四种。

1. 法制方法 通过制定和实施法律、法令、条规等进行有效管理的方法。具有规范性、权威性、强制性、稳定性等特点。俗话说"没有规矩，不成方圆"。在任何组织中，除了遵守国家制定的法律外，还需制定各级组织内部的规章制度、规范、常规和纪律等。运用法制的方法，能够让管理系统中各子系统明确自己的职责、权利和义务，使其之间渠道畅通并能正常发挥各自的职能，让整个管理系统自动有效地运转。

2. 教育方法 遵循人的思想、行为活动的规律，运用沟通、激励、宣传、说服等方式，从多方面对受教育者进行多层次多方位教育引导，使其改变行为的一种有计划的活动。具有多样性、互动性等特点，在运用中要从实际出发，寓教于乐。它是增强组织凝聚力、调动成员积极性、提高管理效率的一种重要方法。如开展思想政治工作、文化建设和岗位培训等。

3. 行政方法 依靠行政组织权威，通过命令、指示、规定等行政手段，按照行政隶属关系，直接指挥下属实现组织目标的方法。具有权威性、垂直性、强制性、时效性等特点，在运用中要注意加强沟通与协调。其管理效果往往受决策者水平的限制与下属执行水平的影响；强制性强调的是下级对上级的服从，不利于发挥基层单位及下属的主观能动性，是最基本的、传统的管理方法。

4. 经济方法 以人们物质利益的需要为基础，依据客观经济规律，运用各种经济手段，来调节国家、集体、个人之间的经济利益而实施管理的一种方法。具有利益性、关联性、交换性的特点，在运用中应注意避免"一切向钱看"。其实质是贯彻按劳分配的原则，从物质利益方面调节各种经济关系，以调动各方面的积极性，让人们从物质利益上主动关心组织的成效。

二、管理学的概念

管理学是一门系统研究管理过程的普遍规律、基本原理及一般方法的科学，是自然科学和社会科学相互交叉而产生的一门综合性的应用学科。其交叉主要体现在科学与艺术知识的交叉以及多学科的综合交叉。社会各种组织的管理活动都是按照一定的规律进行的。管理活动的基本规律，包括一般原理、理论、技术和方法，构成了一般管理学。管理学就是研究有效利用资源，整合资源，并最终创造资源的一门实践科学。

> **知识链接**
>
> **管理学诞生的标志**
>
> 1954年，美国克莱蒙特研究生大学教授彼得·德鲁克所著《管理实践》的问世，标志着管理学的诞生。"现代管理之父"彼得·德鲁克教授创建了管理这门学科，并精辟地阐述了管理的本质："管理是一种实践，其本质不在于'知'而在于'行'；其验证不在于逻辑，而在于成果；其唯一权威就是成就。"

三、管理学的性质

管理学是一门具有实践性、艺术性、综合性、应用性的发展中学科。管理作为一种特殊的实践活动，具有其独特的性质。

（一）管理具有二重性

管理的二重性，即自然属性和社会属性。

1. 管理的自然属性　管理与生产力、社会化大生产相联系，具有自然属性。管理具有有效指挥共同劳动、组织社会生产力、社会化大生产的特性，它反映社会化大生产过程中协同劳动本身的要求，这种功能不以社会制度、生产关系为转移。

2. 管理的社会属性　管理与生产关系、社会制度相联系，具有社会属性。管理作为人类的社会活动，必然体现出社会形态中生产资料占有者的意志，受一定的社会制度和生产关系的影响和制约。

认识管理的二重性，有利于指导具体的管理实践。①根据管理的自然属性，可以大胆借鉴国外先进的管理经验和方法，以提高管理水平；②根据管理的社会属性，要求在借鉴国外经验的同时，必须要结合我国的实际情况，创立具有中国特色的科学管理体系，从实际出发开展各种管理活动。

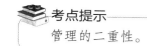

考点提示

管理的二重性。

（二）管理是科学性与艺术性的有机统一

管理的科学性和艺术性是相辅相成的。科学性是艺术性的基础，艺术性是科学性的发挥。实践证明，最有成效的管理艺术来自于丰富的实践经验和渊博的科学知识。

1. 管理的科学性　管理学是一门科学，具有规律性、理论性、规范性等一般科学的属性，体现客观规律的要求。成功有效的管理必须有科学的理论、方法来指导，管理活动应遵循管理的基本原理和原则，按照管理的客观规律来分析问题和解决问题。管理科学还包括从经验、技能提炼发展而来的管理技术。

2. 管理的艺术性　管理学是一门艺术，必须结合情境，灵活、创造性地运用，管理才会成功。表现为在原则基础上的灵活性、在非常情况下的应变性、在管理活动中的创造性。在管理的实践中，应针对不同的管理情境，因地制宜地采取不同的管理方法和技能，创造性地进行有效管理。

（三）管理具有共同性、目的性与普遍性

1. 管理或管理者任务的共同性　组织内的管理者虽然可以分为高、中、基层等不同层级，也因各自的工作不同而处于不同的地位，责、权也不同，但其任务具有共同性，均是设计和维持组织体系，并共同工作，用尽可能少的支出（包括人、财、物、时间、信息等）去实现预定的目标。如护理部主任比护士长更侧重于计划与组织，但两者都需要为组织创造一种环境，让成员可以努力地去实现组织目标。

2. 管理的目的性和普遍性　管理是人类一项有意识的、有目的的活动，是为实现既定的组织目标而进行的，通常表现为社会劳动和社会团体的共同目的。管理普遍存在于各种活动之中，人们的社会活动、家庭活动等各种组织活动都与管理息息相关。

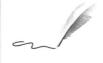

四、管理学的研究对象和内容

（一）管理学的研究对象

根据管理的二重性，管理学的研究对象可概括为三个层面。

1. 生产力方面 主要研究如何合理组织生产力，包括如何合理分配和充分利用组织中的人、财、物、时间、信息，以适应组织目标的要求和社会的需要，使之获得最佳经济效益和社会效益。

2. 生产关系方面 主要研究如何正确地处理组织内部人与人之间的新型人际关系，如何建立和完善组织结构和各种管理体制，充分调动各方面的积极性和创新性，为实现组织目标而服务。

3. 上层建筑方面 主要研究如何使组织内部环境与外部环境相适应，使组织的各项规章制度、劳动纪律、行为规范、价值观念、文化氛围与社会的政治、经济、道德、法律等大环境保持一致，从而维持正常的生产关系，促进生产力的发展。

（二）管理学的研究内容

1. 管理学的研究有三个侧重点

（1）从管理的二重性出发，着重从研究对象的三个方面，即生产力、生产关系、上层建筑方面研究管理学。

（2）着重从历史的方面研究管理实践、思想、理论的形成、演变和发展，知古鉴今。

（3）着重从管理者出发研究管理过程，主要有：管理活动职能及主要要素；执行职能遵循的原理，采取的方法、程序、技术；执行职能可能会遇到的困难以及如何克服。

2. 管理学的研究有三个层次

（1）基础管理是管理中带有共性的基础理论和基本技术，主要包括管理心理学、管理经济学、管理组织学、管理决策学、管理史学等。

（2）职能管理是将管理基础与特定的管理职能相结合，例如人力资源管理、计划管理、护理管理、科技管理、公共行政管理等。

（3）战略管理包括战略的制定和实施，以管理基础和职能管理为基础，还包括政治学、法学、社会学等多方面的知识。

（三）管理学的研究特点

1. 实践性 管理学是一门应用学科，具有较强的实践性。①其理论直接来源于管理的实践活动，又要通过管理实践来检验其有效性；②有效的管理理论与方法只有通过实践，才能带来实效，发挥其在管理中的作用，并在反复的实践中，不断发展和完善；③其研究方法偏重实证、案例、实验研究与系统分析等，注重运用理论联系实际的研究方法。

2. 综合性 管理学是一门综合性学科。①体现在内容上，综合社会活动的各个领域、各个方面以及各种不同组织类型的管理实践，概括了管理学科具有普遍指导意义的管理思想、原理和方法；②体现在方法上，综合运用自然科学、社会科学的成果，研究管理活动中普遍存在的基本规律和一般方法。

3. 社会性 构成管理过程主要因素的管理主体与管理客体，都是社会最有生命力的人，决定了管理的社会性；同时管理在很大程度上带有生产关系的特征，也体现其社会性。

4. 广泛性 管理学涉及的领域十分广阔，管理学已经发展形成各门具体的或专门的管

理学科，表现在每个领域都已经形成了专有的管理学。如为医院护理服务而形成的护理管理学，为管理过程心理服务而形成的管理心理学等。

第二节 管理理论

扫码"学一学"

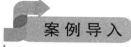

案例导入

　　某医院的消化内科护理管理工作成绩突出，多次被护理部评为优秀护理单元。于是，护理部安排该科李护士长在全院护士长大会上作经验交流。李护士长将主要做法归纳为：①采用民主参与型领导方式管理科室，应用信息技术，完善了护士的绩效考核方案；②重视护理人员的激励与培训，加强沟通并充分调动其工作积极性；③以患者为中心，转变了护理工作模式，护理工作以小组制护理为主，对患者实施全面护理。

　　请思考：

　　1. 案例中应用了哪些管理理论？

　　2. 如果你是该科护士长还将应用什么管理理论去采取什么管理措施？

　　3. 管理理论主要有哪些学派及特点，如何应用在护理管理中？

　　管理伴随人类的共同劳动而产生，是人类共同劳动的产物。人类在漫长的发展过程中，积累了大量的管理实践经验，形成了一些宝贵的管理思想。在19世纪末20世纪初，随着科技和生产力的飞速发展，出现了科学管理，标志着人类系统管理理论的诞生。在之后的多年里，管理理论得到了快速发展。管理理论的发展可分为四个阶段：即管理理论起源阶段（早期管理思想）、古典管理理论阶段（20世纪初至20世纪30年代）、行为科学理论阶段（20世纪30年代至20世纪60年代）和现代管理理论阶段（20世纪60年代至今），后三个阶段为科学管理的三个阶段。

一、管理理论起源

（一）中国古代的管理思想

　　中华民族的悠久历史积累了丰富的管理实践和许多影响深远的管理思想，为人类社会的进步和管理理论的发展做出了重要贡献，但由于缺乏系统的研究和探索，未形成科学的管理理论。中国古代的管理思想主要体现在以下几个方面。

　　1. 系统管理思想　中国历史上许多杰出的建筑活动，都在不同程度上反映了朴素的系统管理思想。如举世闻名的万里长城是人类历史上的奇迹，据《春秋》记载，当时的修建计划很周密，修筑任务分配十分明确，充分体现了系统管理的思想。再如，战国时期修建的都江堰水利枢纽工程，巧妙地利用了地形、地势等自然地理条件，成功地解决了灌溉、蓄水、排洪、排沙等一系列问题，堪称系统管理思想的典范。

　　2. 社会管理思想　《论语》《管子》中有"君子不器"，即上层官吏不应该陷于具体事务之中；儒家思想中有"君君、臣臣、父父、子子"，表明君臣各自的地位和层次与各自的职责和任务，还有"其身正，不令而行；其身不正，虽令不行"，表明从政者应当身为表率，方能令行禁止，否则虽有法令，也不能推行。

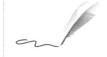

3. 战略管理思想 著名的《孙子兵法》共十三篇，被推崇为中外"兵学圣典"，涉及的竞争和谋略问题，被后人应用于竞争战略、竞争手段、经营决策、生产运筹、组织建设等方面。如《孙子兵法·谋攻》中有"知彼知己，百战不殆；不知彼而知己，一胜一负；不知彼，不知己，每战必殆"，指出未战先算、知彼知己思想对管理运筹、组织改革、企业战略、市场策略和管理决策条件选择的指导意义。到目前为止，《孙子兵法》已出版了英、日、俄、德、法、捷等多种译本，成为国外许多企业培养管理人才的必修课程。

4. 用人思想 人是管理的关键问题。中国古代的思想家们提出了一系列用人思想。如墨子提出"察其所能而慎予官"，强调确立"唯贤不用亲"的制度，倡导"不辨贫富、贵贱、远近、亲疏，贤者举而尚之，不肖者抑而废之"；荀子提出"无私人以官职事业"，告诫执政者切不可任人唯亲，而主张任人唯贤，唯才是举。

（二）西方早期的管理思想

西方的管理实践活动及管理思想也有着悠久的历史。如埃及人首先意识到"管理跨度"；古希腊的部落管理体制中，可看到"议会制"的某些端倪；雅典城邦及其议会、人民法庭、执政官的存在均表明那时已意识到了管理职能；古罗马帝国兴盛统治了几个世纪，归功于采用了较为分极的组织管理形式。中世纪（476—1500）时，城市的兴起、贸易的发展和威尼斯造船厂（兵工厂）的管理实践丰富了管理思想。早在15世纪的威尼斯兵工厂即采用流水作业的生产和管理活动，并由领班和技术顾问全面管理生产，是现代管理思想的雏形。

18世纪中叶到19世纪末，是西方资本主义工厂制度的兴起到资本主义自由竞争发展的时期，人们已朦胧地意识到管理的重要性，并力图摆脱传统管理的桎梏，以寻求适合资本主义企业生存发展的管理，出现了一些有代表性的人物及管理思想。如亚当·斯密在其代表作《国民财富的性质和原因的研究》提出"劳动分工"和"生产合理化"的概念，认为只有分工才能提高劳动生产率；查尔斯·巴贝奇在其代表作《论机器和制造业的经济》中发展了亚当·斯密劳动分工理论，分析了分工能提高劳动生产率的原因，提出"边际熟练"原则，认为应对技术劳动强度做界定，作为付酬的依据，还提出"管理的机械原则"，认为应以科学方法分析工人工作量、原材料及利用情况，以提高工作效率，把数学计算引入管理，这些都为后来古典管理理论的形成提供了一定的思想依据；罗伯特·欧文提出"人是环境的产物"，认为有什么样的环境就会产生什么样的人，其在人事管理方面的理论与实践对后来的行为科学理论产生了很大影响。

二、古典管理理论

（一）泰勒的科学管理理论

1. 代表人物 科学管理理论主要的创始人是弗雷德里克·泰勒，出生于美国，早年考入哈佛学院，18岁时因眼疾辍学。随后当过学徒、技工、工长、总技师、总工程师，并获得斯蒂芬工艺学院的机械工程学位。19世纪末20世纪初，泰勒在工作期间，以工厂管理为对象，以提高工人劳动生产率为目标，通过三个著名的实验"搬运铁块实验""铁砂和煤炭的挖掘实验""金属切削实验"，主要解决两个问题：①如何提高工人的劳动生产率；②如何提高组织的管理效率。1911年，泰勒出版了《科学管理原理》一

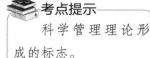

考点提示

科学管理理论形成的标志。

书，标志着科学管理理论的形成，他也被称为"科学管理之父"。

2. 主要内容　科学管理理论的中心问题是提高劳动生产率，其主要内容如下。①实行标准化管理：要求工人采用标准方法化的工具、器材和材料，并使作业环境标准化，消除不合理因素，从而有能力完成较高的工作定额，即著名的"3S"管理。②挑选第一流的工人：是指最适合做且又愿意去做这项工作的人。通过挑选或培训第一流的工人，使其有最合适的工作，激励其尽最大的力量来完成工作任务。③实行激励性的付酬制度：通过工时研究和分析，制定出恰当的工作定额或标准；采用差别计件法，按照工人是否完成定额采取不同的工资率，刺激工人提高劳动生产率。④精神革命原理：改变过去工人和雇主的兴趣焦点都在于如何分配盈利，把注意力转移到增加盈余的量，使其共同努力创造大量的盈余，这样足够给工人大量增加工资，并给雇主大量增加利润。⑤管理职能与作业职能分离：主张设立专门的管理部门，专门研究、计划、调查、训练、控制和指导，工人只负责第一线操作。⑥实行例外管理原则：将管理中的大量事务性工作尽可能规范化，授权给下级管理人员去处理，高级管理人员只保留对例外事项的决策权和监督权，至今仍是管理中极为重要的原则之一。

3. 在护理管理中的应用　①在护理分工方式上，实行功能制护理，流水作业，提高了工作效率；②在护理操作上，制定了规范化的护理技能操作流程和动作、时间标准，作为考核护理人员技术水平的标准；③在护理工作职责上，分清了各级护理管理者的职责功能，如护士长负责业务统筹、规划、控制等，护理人员负责具体的护理工作。

（二）法约尔的管理过程理论

1. 代表人物　管理过程理论的代表人物是亨利·法约尔，是法国杰出的管理思想家。法约尔1860年毕业于圣埃蒂安国立矿业学院后，进入一家矿冶公司工作，从采矿工程师到矿井经理，直至公司总经理。与泰勒不同的是，在漫长而卓有成绩的职业生涯中，法约尔一直从事管理工作，因此他的研究侧重于管理职能和高层次管理工作的原则。1916年，法约尔出版《工业管理与一般管理》一书，阐述了他的管理过程理论，被后人称为"管理过程之父"。

2. 主要内容　管理过程理论对后来管理理论的研究具有深远影响，主要内容如下。

（1）企业的经营活动　任何企业的经营都可概括为6种基本活动，即管理活动、技术活动、商业活动、业务活动、会计活动和安全活动。在不同阶层的工作中，各项活动所占的比例各不相同。如在高阶层工作中，管理活动所占的比例最大；而在基层工作中，技术活动所占的比例最大。

（2）管理的基本职能　管理活动是6种基本活动的核心，具有5项职能，即计划、组织、指挥、协调和控制。

（3）管理的一般原则　成功管理应遵循的14项基本原则：即合理分工、权利和责任的一致、纪律严明、统一指挥、统一领导、个人利益服从集体利益、个人报酬公平合理、集权与分权相适应、明确的等级制度、良好的工作秩序、公平公正的领导方法、人员任用稳定、鼓励员工的创造精神、增强团体合作和协作精神。

3. 在护理管理中的应用　①形成了护理管理的组织系统，各层次护理人员的职责与权力对等；②确定了护理管理者任务，承担计划、组织、指挥、协调和控制等工作；③建立了奖罚制度、人员留任措施，并注意发展护理人员的创造精神和团队精神。

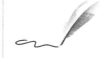

（三）韦伯的行政组织理论

1. 代表人物　行政组织理论的代表人物是马克斯·韦伯，是德国著名的经济学家和社会学家。他的研究侧重于行政管理组织理论，在其代表作《社会和经济组织的理论》一书中，提出了"理想的行政组织体系"理论，目的是解决管理组织结构优化问题。因此，他被称为"组织理论之父"。

2. 主要内容

（1）权力与权威是组织形成的基础　韦伯认为社会上有三种权力类型：①法定权力，是理性、法律或制度规定的正式权力；②传统权力，是传统惯例或世袭得来；③超凡权力，来源于别人的崇拜与追随。只有法定权力才能成为管理行政组织的基础，才能带来最高的效率。

（2）理想行政组织体系的特点　韦伯认为"理想的行政组织体系"至少应具备：①明确的职位分工；②自上而下的权力等级系统；③人员任用通过正式考评和教育实现；④严格遵守制度和纪律；⑤建立理性化的行动准则，工作中人与人之间只有职位关系，不受个人情感和喜好的影响；⑥建立管理人员职业化制度，使之具有固定的薪金和明文规定的晋升制度。

3. 在护理管理中的应用　①护理管理的组织系统采用层级结构，即护理部正副主任—科护士长—护士长—护士，每一职位设立相应的职权；②建立明确的规章制度，如奖罚制度、人员考评制度、劳动纪律，并按章执行；③人员晋升除考虑学历、经历外，还参考工作表现和奖罚记录。

古典管理理论（表1-1）后来被许多管理学者研究、传播和发展，并加以系统化，但也存在以下局限性：①对人的研究仅仅存在于"经济人"的范畴，没有强调以人为中心的管理；②研究重点放在企业内部，忽视企业的发展环境。

表1-1　古典管理理论及应用要点比较

理论学派	代表人物	主要观点	护理管理应用
科学管理理论	泰勒，美国科学管理之父	中心：提高劳动生产率"3S"管理、3大实验	功能制护理方式、技能操作规范标准、工作职责分级管理
管理过程理论	法约尔，法国管理过程之父	提出管理活动5项职能和14项原则	组织系统逐渐完善、明确各级管理职能、建立奖惩等制度
行政组织理论	韦伯，德国组织理论之父	行政管理方面，3种权力类型、理想行政组织体系	组织系统层级结构、建立执行各项制度、人员晋升综合评定

三、行为科学管理理论

行为科学作为一种管理理论，开始于20世纪20年代的霍桑实验，真正形成却在20世纪50年代。主要有三种管理理论学派，分为两个阶段，前期为人际关系学说，后期为行为科学，这两者之间既有区别又有联系（表1-2）。

（一）人际关系学说

1. 代表人物　乔治·埃尔顿·梅奥，美国管理学家、哈佛大学教授。通过历时8年的"霍桑试验"开启了管理学对人本性的关注，提出了"人是社会人"的观点。1924~1932年，以梅奥为首的一批学者进行了霍桑试验，分为四个阶段：照明试验、福利试验、访谈试验以及群体试验阶段，分别研究照明、工作条件、访谈试验和计件奖金对生产效率的影响。1935 年，梅奥出版了《工业文明中人的问题》一书，并提出了著名的人际关系学说。

2. 主要内容　霍桑试验的结论：①工人是社会人，非"经济人"。除了有物质收入方面的需求外，还有社会、心理方面的需求，如人际感情、安全感、归属感和受人尊重等，后者更为重要。②企业中不但存在着正式组织，还存在着非正式组织。非正式组织与正式组织相互依存、相互影响，左右成员的行为，影响生产效率的提高。③新型领导能力应重视提高工人的满意度。管理者应善于倾听和沟通，善于理解工人，多方面满足工人的需求，提高工人的满足感。这些结论构成了后期行为科学的理论基础。

（二）人性管理理论

1. 代表人物　道格拉斯·麦格雷戈，美国麻省理工学院教授、行为学家。于 1960 年出版的《企业与人》一书中提出管理过程中"人性"的两种假设，即 X－Y 理论。

2. 主要内容　麦格雷戈认为，管理者对员工有两种不同的看法，相应就会采取两种不同的管理方法。麦格雷戈将两种不同的人性假设概括为 X 理论和 Y 理论。

X 理论基本上是一种关于人性消极的观点。该理论认为，人是好逸恶劳、尽可能逃避工作的，仅用奖赏的办法不足以抑制其厌恶工作的倾向，必须进行强制、监督、指挥；一般人都胸无大志，通常满足于平平稳稳的工作，不喜欢具有"压迫感"的困难工作。

Y 理论是一种关于人性积极的观点。该理论认为，人并非懒惰、厌恶工作，在适当情况下，一般人都愿意承担责任，并热衷于发挥其才能和创造性；管理者要创造一个能多方面满足工人需要的环境，使其智慧、能力得以充分发挥，更好的实现组织目标和个人目标。

（三）群体行为理论（又称群体力学理论）

1. 代表人物　库尔特·卢因，美籍德国心理学家，"群体动力论"的开创者。主要研究组织中的非正式组织以及人与人之间的关系问题。

2. 主要内容　卢因的"群体行为理论"认为：①群体是一种非正式组织，是由活动、相互影响以及情绪三个相互关联的要素组成；②群体的存在和发展有自己的目标；③群体的内聚力可能会高于正式组织的内聚力；④群体有自己的规范；⑤群体的结构包括群体领袖、正式成员、非正式成员和孤立者；⑥群体领导方式有专制式、民主式和自由放任式三种；⑦群体的规模一般较小，以利于内部沟通；⑧群体领导是自然形成的，他要创造条件促使他人为群体出力；⑨群体中的行为包括团结、消除紧张、同意、提出建议、确定方向、征求意见、不同意、制造紧张、对立等。

（四）行为科学理论在护理管理中的应用

行为科学理论给护理管理带来了新的启示：人既是"经济人"，更是"社会人""复杂人"；应针对不同的人、不同的工作性质灵活采用不同的管理方法。主要表现在：强调以人为本的护理管理和临床护理，重视人的多种需要的满足；重视非正式组织对护理管理的作用和影响，把正式组织和非正式组织、管理者和被管理者作为一个整体来把握；重视组织内部的信息流通和反馈，用沟通代替指挥监督，注重参与式管理和护理人员的自我管理。

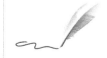

表 1－2　三种行为科学管理理论学派要点比较

理论学派	代表人物	代表作	主要观点
人际关系学说	梅奥，美国	1933 年《工业文明的人类问题》，正式创立学说；1945 年出版《工业文明的社会问题》	霍桑试验与霍桑效应：工人是"社会人"；组织中存在非正式组织；领导重视提高工人的满意度
人性管理理论	麦格雷戈，美国	1960 年出版《企业与人》提出 X－Y 理论	人性假设与管理方法 X 理论与 Y 理论
群体行为理论	卢因，德国	1951 年出版《社会科学中的场论》，研究非正式组织及人与人之间关系问题	群体是非正式组织，三要素 群体的结构、内聚力、领导方式 群体的领导、行为、规范

四、现代管理理论

第二次世界大战以后到 20 世纪 80 年代，随着社会生产力的发展以及社会学、系统科学、计算机技术在管理领域日益广泛的应用，关于现代管理的研究日益增多，形成了多种管理学派，从不同的角度阐明了现代管理的有关问题。美国管理学家孔茨，形象地将现代管理理论的各学派称为"管理理论丛林"。

（一）现代管理理论的主要学派

1. 管理过程学派　又称管理职能学派，是在法约尔管理思想的基础上发展起来的，代表人物哈罗德·孔茨，美国管理大师。该学派围绕管理过程或管理职能来研究管理问题，认为管理是一个过程，包括计划、组织、人事、领导、控制等若干个职能。这些管理职能对任何组织的管理都具有普遍性。管理者可以通过对各个职能的具体分析，归纳出其中的规律与原则，指导管理工作，提高组织的效率和效益。

2. 社会系统学派　代表人物切斯特·巴纳德，美国管理学家。该学派的主要观点：①社会的各级组织都是一个协作系统，组织的产生是人们协作愿望导致的结果；②组织应包括三个基本要素，即共同的目标、协作的意愿和信息的沟通；③管理人员的职能主要有 3 项，建立和维持一个信息联系和沟通的系统、确定组织目标、使组织成员为实现组织目标而努力工作；④提出权威接受论，即管理人员权限的大小取决于下属对他的接受程度。

3. 系统管理学派　代表人物弗里蒙特·卡斯特、理查德·约翰逊和詹姆士·罗森茨韦克。系统管理学派是在一般系统论的基础上建立起来的，用系统论的观念考察组织结构和管理的基本职能。该学派的主要观点：①组织是一个整体的系统，它由若干子系统组成，系统的运行是通过各子系统相互作用决定的；②任何组织都是一个开放的系统，与周围环境相互作用、相互影响，并通过内部和外部信息的反馈，不断进行自我调节，以维持动态平衡；③组织中任何子系统的变化都会影响其他子系统的变化，为了更好地把握组织的运行过程，就要研究这些子系统和它们之间的相互关系，以及它们如何构成一个完整的系统。

4. 决策理论学派　代表人物赫伯特·西蒙，1978 年诺贝尔经济学者。该学派的主要观点：管理就是决策，决策贯穿管理的整个过程。决策过程包括 4 个阶段：搜集情况、拟定计划、选定计划和评价计划，每一阶段就是一个复杂的决策过程。

5. 权变理论学派　代表人物琼·伍德沃德、弗雷德·费德勒。该学派的主要观点：组织和组织成员的行为是复杂多变的，环境的复杂性也给有效的管理带来困难，所以没有一种理论和方法适合于管理的所有情况，管理方式应随环境的改变而变化。也就是说，管理具有不确定性，应因人、因事、因时选择适当的管理方式。

6. 管理科学学派　又称数理学派，是泰勒科学管理理论的继承和发展，代表人物美国的埃尔伍德·潘赛·伯法。该学派的主要观点：管理过程是一个合乎逻辑的系统过程，管理活动可运用数学的方法来分析和表达；主张广泛应用计算机技术，并建立一套决策程序和数学模型以增加决策的科学性；强调管理的合理性，实行定量分析，准确衡量；创设了若干管理研究的定量分析方法，如决策树、线形规划、网络技术、动态规划方法等。

以上现代管理理论学派各具特点，分别从不同的角度阐述不同的主要观点（表1-3）。此外，还有其他学派，如行为科学学派、经验主义学派、经理角色学派、社会技术学派和经营管理学派等。现代管理理论在护理管理中的应用带来的启示是：管理是系统的，又是权变的，只有不断地创新发展、自我超越，才是管理的生命之源。

表1-3　六种现代管理理论学派要点比较

理论学派	代表人物	主要观点
管理过程学派	孔茨，美国	主要研究管理职能及其执行过程和原则
社会系统学派	巴纳德，美国，现代管理理论之父	组织是协作系统、3个要素、权威接受论
系统管理学派	卡斯特与罗森茨维奇	组织是整体系统、开放系统，协同与绩效，重视环境因素
决策理论学派	西蒙，美国	管理就是决策，分为程序化和非程序化决策
权变理论学派	伍德沃德与费德勒	管理具有不确定性，强调管理的随机应变
管理科学学派	伯法，美国	强调合理性，定量分析，标志着管理从定性走向定量阶段

（二）现代管理理论的新发展

进入20世纪80年代以后，尤其是90年代以来，世界的政治、经济、技术和社会环境都发生了剧烈的变化，管理理论也得到了飞速发展。主要介绍目前比较关注的三个理论。

1. 学习型组织理论　由美国哈佛大学教授佛睿斯特在系统动力学原理基础上首次提出，在由他的学生美国学者彼得·圣吉于1990年出版的《第五项修炼——学习型组织的艺术与实践》一书中得到完善。学习型组织是指通过弥漫于整个组织的学习气氛而建立起来的一种符合人性的、有机的、扁平的组织。学习型组织具有持续学习的能力，是可持续发展的组织。其特征：①组织成员拥有一个共同愿望；②组织由多个创造性团体组成；③善于不断学习；④"地方为主"的扁平式组织结构；⑤自主管理；⑥组织边界将被重新界定；⑦员工家庭与事业的平衡；⑧领导者的新角色为设计师、仆人和教师。圣吉认为组织演变成学习型组织，保持持久的竞争优势，必须进行五项修炼，即自我超越、改善心智模式、建立共同愿景、团队学习、系统思考，其中系统思考是五项修炼的基石。

2. 创新理论　由美籍奥地利经济学家约瑟夫·阿洛伊斯·熊彼特于1912年在其代表作《经济发展理论》中首次提出，由1987年诺贝尔经济学奖获得者罗伯特·索罗以及英国经济学家密尔顿·弗里曼发展完善。进入21世纪以来，创新已成为组织在竞争中决定成败的因素，成为决定命运和前途的关键。熊彼特创新理论的内容：①产品创新，引入一种新产品；②技术创新，采用一种新的生产方法；③市场创新，开辟一个新市场；④资源配置创新，获得原料或半成品的新供给；⑤组织创新，建立一个新的组织。创新理论的基本观点：①创新是生产过程中内生的；②创新是一种"革命性"变化；③创新同时意味着毁灭，新组合意味着对旧组织通过竞争而加以消灭；④创新必须能够创造出新的价值；⑤创新是经济发展的本质规定；⑥创新的主体是"企业家"。也就是说，企业家的核心职能不是经营或

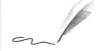

管理，而是看其是否能够执行这种"新组合"。这一观点说明了创新活动的特殊价值。

3. 企业再造理论 企业再造也译为"公司再造""再造工程"，由美国学者迈克尔·哈默于1990年在其发表的"再造，不是自动化，而是重新开始"一文中首次提出，是20世纪90年代初发展起来的一种全新的企业管理理论。它以一种再生的思想重新审视企业，并对传统管理学赖以存在的基础分工理论提出了质疑，被称为管理学发展史上的一次革命。该理论强调企业为了能够适应新的世界竞争环境，必须摒弃已成惯例的运营模式和工作方法，以工作流程为中心，重新设计企业的经营、管理及运营方式。企业再造的主要程序：①对原有流程的功能和效率进行全面的分析，发现存在的问题；②设计新的流程改进方案，并进行评估；③对制定与流程改进方案相配套的组织结构、人力资源配置和业务规范等方面进行评估，选取可行性强的方案；④组织实施与持续改进。

（三）现代管理理论实践的新特点

在现代管理理论实践活动中，要求管理者具有现代的管理理念和管理思想，建立科学的管理组织机构、运用先进的管理理论、方法和手段进行管理活动，组织才能得以高效、持续地发展。在现代管理理论实践活动中还应体现如下新特点。

1. 注重人的因素 管理活动的过程中对人的管理要全面考虑到人的生理需要、心理和社会的需求，尽量激发员工的工作热情和共同劳动的协作精神，最大限度地实现组织的目标。

2. 注重信息分析 "信息也是生产力"，在现代管理系统中应设立高效的信息系统，加强对信息准确、及时地采集、分析、反馈和运用，使信息发挥其"生产力"的作用。

3. 注重实践能力 运用现代管理理论指导具体的管理实践活动，从组织绩效、预测能力、前馈控制等整体角度去判断、分析和处理实际问题，从而提升有效的管理决策水平。

4. 注重创新发展 为适应新时代、新发展、新常态，现代管理理论与实践不能安于惯性运行的现状，必须强调创新和变革，使组织更适应社会条件的变化。

新管理理论的主要特征是：①管理思维从常规管理到创新管理；价值取向从有形资产到无形资产。②管理目标从追求经济指标到创造整体价值；管理导向从企业主体性到市场与社会主体性。③管理中心从物本管理到人本管理；管理边界从清晰到模糊。④管理技术从单一管理到集成管理；业务流程从分工到再造。⑤管理方式从突出刚性管理到柔性管理；市场竞争从你输我赢到竞争合作。⑥管理视角从实物到知识；管理纬度从理性与非理性管理的震荡交替到两者深度融合。

（四）现代管理理论在护理管理中的应用

现代管理理论对护理管理产生了巨大影响，主要表现在：①运用系统的方法和权变的方法指导护理管理和护理实践工作，用全局的观点思考问题，不忽视每一位护理人员、每一位患者、每一个细节对整体的影响，并根据护理工作的复杂性，因事、因人采取不同的管理方式；②强调学习型组织，不断创新和不断重设医院的经营、管理及运营方式的作用；③强调护理管理者的学习意识、创新意识、决策意识和决策的科学化；④强调信息反馈和计算机信息技术管理在护理工作中的应用，使护理管理更加科学化和现代化。

本章小结

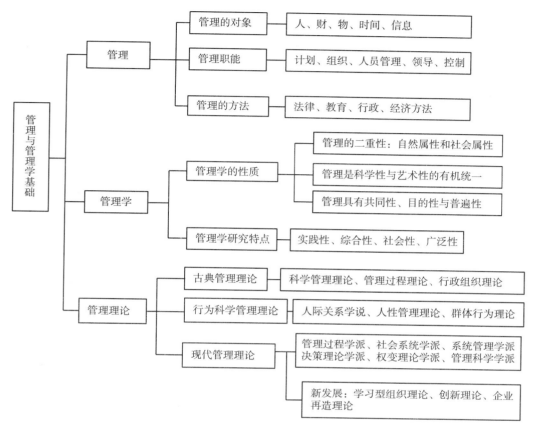

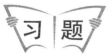

一、选择题

【A1/A2 型题】

1. 管理职能中最基本的职能是

　　A. 计划职能　　　　　　B. 组织职能　　　　　　C. 领导职能

　　D. 控制职能　　　　　　E. 人力资源管理

2. 管理的主要作用是

　　A. 计划　　　　　　　　B. 组织　　　　　　　　C. 领导

　　D. 控制　　　　　　　　E. 保证计划目标的实现

3. 管理的 14 项原则是由谁提出的

　　A. 泰勒　　　　　　　　B. 韦伯　　　　　　　　C. 法约尔

　　D. 卢因　　　　　　　　E. 梅奥

4. 行为科学把人视为

　　A. 工具人　　　　　　　B. 机器人　　　　　　　C. 经验人

扫码"练一练"

D. 社会人   E. 经济人

5. "科学管理之父"是

 A. 泰勒   B. 韦伯   C. 法约尔

 D. 西蒙   E. 梅奥

6. 首次提出"在正式组织中存在着非正式组织"观点的是

 A. 泰勒的科学管理理论   B. 法约尔的管理过程理论

 C. 梅奥的人际关系学说   D. 马斯洛的人类需要层次理论

 E. 韦伯的行政组织理论

7. 被誉为"组织理论之父"的是

 A. 泰勒   B. 韦伯   C. 法约尔

 D. 德鲁克   E. 梅奥

8. 目标管理法的创始人是

 A. 泰勒   B. 韦伯   C. 法约尔

 D. 德鲁克   E. 梅奥

9. 人际关系学说创始人是

 A. 泰勒   B. 韦伯   C. 法约尔

 D. 西蒙   E. 梅奥

10. 《工业管理和一般管理》的作者是

 A. 泰勒   B. 韦伯   C. 法约尔

 D. 西蒙   E. 梅奥

11. 首先提出"标准作业方法"的是

 A. 泰勒   B. 韦伯   C. 法约尔

 D. 德鲁克   E. 梅奥

12. 开展了"霍桑试验"的是

 A. 泰勒   B. 韦伯   C. 法约尔

 D. 德鲁克   E. 梅奥

13. 《科学管理原理》的作者是

 A. 泰勒   B. 韦伯   C. 法约尔

 D. 西蒙   E. 梅奥

14. 管理的二重性是

 A. 自然属性和社会属性 B. 群体属性和个体属性 C. 系统属性和独立属性

 D. 动态属性和静态属性 E. 科学属性和严谨属性

15. "以钢铁般的纪律管理企业,用慈爱般的爱心关怀员工"体现的是科学管理的

 A. 制度化   B. 程序化   C. 数量化

 D. 人性化   E. 艺术性

16. 某医院胸外科病房有16名护士,其中3名护士需休产假,护士长面临的管理对象中,急需解决的最主要的因素是

 A. 财   B. 人   C. 时间

 D. 物   E. 空间

17. 某医院护理部主任根据各科室护理工作的实际情况变化，及时调整管理工作方法，遵循的管理理论认为"管理方式或方法应随情况不同而改变"，是哪一学派的观点

　　A. 管理科学学派　　　　B. 领导行为理论学派　　　　C. 权变理论管理学派
　　D. 系统理论管理学派　　E. 行为科学管理学派

18. 根据目前不断发展的新的管理现象，形象地提出"管理理论丛林阶段"的管理学家是

　　A. 泰罗　　　　　　　　B. 西蒙　　　　　　　　　C. 梅奥
　　D. 赫茨伯格　　　　　　E. 孔茨

【A3/A4 型题】

（19～21 题共用题干）

关于管理的概念，各管理理论学派均有不同的解释。如管理决策学派认为"管理就是决策"；管理职能学派认为"管理就是计划、组织、指挥、协调和控制"；现代管理学派认为"管理是指同别人一起，或通过别人使活动完成得更有效的过程。"

19. 提出"管理就是决策"观点的管理学家是

　　A. 德鲁克　　　　　　　B. 西蒙　　　　　　　　　C. 泰勒
　　D. 韦伯　　　　　　　　E. 梅奥

20. 法国管理学家亨利·法约尔提出的管理观点是

　　A. 管理就是领导　　　　　　　　B. 管理就是决策
　　C. 管理是一种社会活动　　　　　　D. 管理是一种文化
　　E. 管理是由计划、组织、指挥、协调和控制等要素组成的活动过程

21. 管理对象中的人是指

　　A. 被管理的下属　　　　　　　　B. 被管理的劳动者
　　C. 社会系统中的所有人　　　　　　D. 被管理的劳动者及下属管理人员
　　E. 被管理的社会人

二、思考题

某医院护理部刘主任发现，近期产科病房新生儿脐感染发生率有增高趋势。与医院感染管理科沟通后，刘主任与产科病房王护士长及科室护理骨干讨论对导致新生儿脐感染的可能因素进行了认真分析，要求王护士长立即召开科室全体护士会议，将近期感染情况通报；明确病房主要护理措施；提出护士的具体工作要求。结合科室讨论结果，王护士长与护士一起制定了针对性的护理措施。在执行期间由护理部质控组和院感部门共同对该病区进行监督检查。对计划落实的情况采取不定期抽查法进行检查，每个月护理部对反馈结果及时进行总结、分析、针对问题制定改进措施，不断通过相对封闭回路解决问题以促进护理质量阶梯式提高。

请问：案例中对于减少新生儿脐感染的管理，护理管理的组织系统相应层级是如何发挥各自管理职能的？

（傅学红）

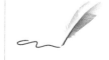

第二章 护理管理与护理管理学

护理管理是医院管理的重要组成部分，其管理水平直接影响到医疗护理质量及医院的管理水平。护理管理者必须研究护理管理的特点、内容等，明确新形势下我国护理管理面临的挑战以及发展方向，以提高管理水平。

扫码"学一学"

第一节 护理管理概述

案例导入

某医院领导不重视护理工作，认为医生是主角，护士是配角，医护比例严重失常。医院护理部隶属于科教科，其职能不能很好的发挥；病区实行科主任负责制，护士长的责、权、利没有明确。在这种背景下，护理质量可想而知。

请思考：

1. 护理管理具有哪些特点？
2. 护理管理研究哪些内容？

一、护理管理的概念

世界卫生组织认为护理管理是为提高人类健康水平，系统地发挥护士的潜在能力及有关人员或设备、环境及社会活动作用的过程。管理中要对护理工作诸要素（人员、技术、设备、物资、信息、时间等）进行科学的计划、组织、领导、控制、协调，以便使护理系统处于最佳状态。

二、护理管理的特点

护理管理的特点源自护理工作特性，因此，护理管理除了具有一般管理的特点外，还有以下特点。

（一）独特性

现代护理学已经发展成为一门独立的学科，护士的角色由过去单纯的协助医生进行诊断治疗、执行医嘱，发展成为独立地进行护理诊断和处理人们现存的或潜在的健康问题，具有自身独特的理论知识和技术规范。广大护理人员已成为人们健康的保持者、促进者和恢复者。

（二）广泛性

广泛性体现在护理管理对象范围和参与管理人员的广泛。护理管理的范围包括组织管理、人员管理、业务管理、病区环境管理、质量管理、经济管理、物资管理、教学和科研管理、信息管理等。参与护理管理的人员除了不同层次的护理管理者外，各个部门各个班次的护理人员均参与护理管理，不同层次的护理人员担负不同的管理责任，这就需要广大护理人员既要学习护理管理知识，具备一定的管理能力，还要协调医院与社会方面的关系，具备广泛的社会人文科学知识。

（三）综合性与实践性

护理管理学是一门综合性应用科学。护理管理以管理学的理论为基础，同时综合了多学科的知识和研究成果，将管理的原理及原则运用于护理实践，从而达到最佳的经济效益和社会效益。

三、护理管理的研究内容及意义

（一）护理管理的研究内容

护理管理研究的内容非常广泛，涉及护理领域的各方面，包括临床护理、护理教育、护理科研、护理理论中的许多问题。

1. 护理管理服务模式　传统的护理管理属于行政事务的管理，注重对事控制，而现代护理管理强调以人为中心，注重人与事相宜，以达到人、事、职能效益最大化，在护理实践中用护理理念引导护士转变观念，凝练护士的职业精神，构筑高质量服务品质，规范护士工作的行为标准。"以人为本"的服务模式是现代管理科学发展和研究的必然趋势。

2. 护理质量管理　护理质量是衡量医院医疗服务水平的重要标志，也是护理管理的核心。我国医院普遍实行质量分级负责制，通过自我控制、同级控制、逐级控制、前瞻性和回顾性控制等方法，研究各种护理质量、管理方法和手段以保证优质服务。

3. 护理人力资源管理　护理人力资源的合理配置与优化是护理管理改革研究的一项重要内容。护理人力资源管理要从建立规范入手，逐步实现从行业规范管理为主到依法管理的转变，建立适宜护理人力资源管理的体系和考核的指标体系。对医院和科室护士进行科学合理的测算，制订各级护士的聘任标准和岗位职数。建立护理人才库，研究探讨各级护士继续教育培训机制和内容。

4. 护理经济管理　随着经济全球化的发展，护理经济学研究成为护理领域中一个全新的课题。护理管理者应关注护理成本、市场需求及护理相关政策方面的研究，增强成本管理意识，对成本进行正确评估与控制，重视成本效益，通过成本核算合理使用护理资源，减少护理资源浪费和不足共存的现象，以适应护理科学现代化的需求。

5. 护理文化建设　现代医院服务中的文化设备，文化附加值越来越高，经济与文化"一体化"是医院发展趋势中的重要内容。医院护理文化内涵包括了人文科学、思想意识、沟通技巧、行为规范等，体现了医院护理的文化素质、护理特色和服务意识。

（二）护理管理的意义

1. 护理管理在现代医院管理中起重要作用　护理系统是医院系统的子系统，护理人员

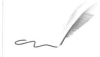

占卫生技术人员的50%，分布在医院3/4的部门，在医院各项工作中承担着重要的任务。护理工作的质量直接影响到整个医院系统的医疗质量和工作效率，是护理管理的核心。护理管理水平是医院管理水平的重要体现。

2. 科学的护理管理是提高护理质量的保证　在提高护理质量方面，护理管理与护理技术是相辅相成的，二者缺一不可。护理管理贯穿于护理工作的整个过程和所涉及的各个方面，如患者的管理、环境的管理等，在护理管理中，每位护理人员均具有管理的职责，精湛的护理技术结合科学的护理管理才能为患者提供高质量的护理服务。

3. 科学的护理管理可促进现代护理事业的健康发展　当今，医疗卫生和护理范围不再局限于医院，而是逐步向社区、家庭和社会延伸，护理管理的范围也进一步拓宽。随着医学的发展，服务技术和分工协作更加精细化、复杂化，且医院管理的信息化，这些都对护理管理工作提出了更高的要求。因此，现代的护理管理对提高护理质量，推动护理事业的发展起着极大的促进作用。

第二节　护理管理学

扫码"学一学"

案例导入

李红同学对《护理管理学》特别感兴趣，立志将来成为一名出色的护理部主任。因此，她除在课堂上认真学习外，在课外还阅读了许多护理管理类书籍。学习后她发现，每本书研究的内容也有很多不同之处，自己虽学习很认真，识记了很多的概念、原理，但仍然很难理清思路，把握要领。

请思考：

1. 护理管理学研究哪些内容？

2. 如何学好护理管理学呢？

一、护理管理学的概念

护理管理学是管理科学的一般原理与方法在护理管理实践中的具体运用，是一门系统而完整的管理分支学科。它既属于专业领域管理学，是卫生事业管理中的分支学科，又是现代护理学科的一个分支。

二、护理管理学的研究对象

护理管理学研究的范围即护理学研究领域和护理实践所涉及的范围，在这些范围中，护理管理作为一个活动过程，其基本规律（包括一般原理、理论、方法和技术）与基本职能都是护理管理学的研究对象。护理管理过程应包括资料收集、规划、组织、人事管理、领导与控制。卓越的护理管理者若具备规划、组织、领导、控制的能力对人力、财力、物力、时间和信息做最经济有效的运用，必能达到最高效率与收到最大效果。

三、护理管理学的性质

（一）护理管理学是一门科学

护理管理工作经过一个多世纪的研究、探索和总结，逐渐形成了一套比较完整的、反映护理管理过程客观规律和一般方法的理论知识体系，为指导护理管理实践提供了根本的原理、原则和方法。这种指导护理管理实践的科学称为护理管理学。护理管理科学可以给不同层次的护理管理者提供必要的帮助和指导。

（二）护理管理学是一门综合性的交叉学科

护理管理学既有自然科学性质又有社会科学属性。护理学是诊断和处理人的健康问题的科学，它的研究必然涉及人体的各器官、组织的结构和功能，以及其维护和康复。护理学研究的方法通常采用自然科学的研究方法和手段，因此具有自然科学的属性。而管理学本身就是一门既具有社会属性又有自然属性的科学。管理学理论、技术和方法是人类长期实践的产物，可以在不同社会制度下、不同的国家、不同的组织中使用，这就是管理的自然属性。管理的社会属性指管理是在一定社会条件下，在组织与组织之间、组织内部的人与人之间进行的，必然会体现管理者的管理意志。这样在管理中就形成了属于社会关系范畴的内容，如组织目标、组织道德、领导作风、管理理念、组织文化等。

四、护理管理者的角色及要求

（一）护理管理者的角色

根据亨利·明茨伯格的一项被广为引用的研究，管理者扮演着十种角色，这十种角色可被归入三大类：人际角色、信息角色和决策角色。

1. 人际角色

（1）领导者　护理管理者对所在单位、部门护理工作的效果和效率负重要责任，所以他们必须在工作小组内承担领导者角色。对这种角色而言，护理管理者应履行领导职能，充分调动护士的工作积极性，并和她们一起工作，通过护士的共同努力来确保组织目标的实现。

（2）代言者　作为各级护理管理人员，不可避免要作为本部门、本单位或本专业的代表，参加所在单位和专业内组织举行的各种会议、活动、仪式，行使一些具有礼仪性质的职责。例如医疗机构的团拜会、工作会、工作协作部门领导之间的协调和交流活动、护理学会的各种活动等。

（3）联络者　护理管理者无论是在与部门内的个人和工作小组一起工作时，还是在与部门外的利益相关者建立良好关系时，都起着联络者的作用。管理者必须对重要的组织问题有敏锐的洞察力，从而能够在组织内外建立和谐的关系和工作网络。

2. 信息角色

（1）监督者　作为监督者，护理管理者应持续关注组织内外、部门内外环境的变化，以获取对工作有用的信息。护理管理者通过信息系统或接触下属、深入具体工作岗位等手段获取信息，也可以从个人关系网中获取信息。根据这些信息，管理者可以识别工作小组和本部门已经存在的和潜在的问题与机会。

（2）发言者　护理管理者必须把相关信息传递给单位或组织以外的个人，例如向本医疗机构的领导人或政府卫生行政主管部门的主管人员汇报本单位、本系统的工作状况和发展方向，以便使本系统的上级领导随时掌握护理服务的状态。

（3）传播者　作为传播者的角色，护理管理者把他们从各种途径所获取的大量信息，如上级的意图、指示、指令，下级的意见、建议，同级的经验、建议，组织外部的各类信

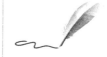

息传递出去，把重要信息传递给部属，以保证护理人员掌握必要的信息，切实有效完成工作。

3. 决策角色

（1）协调者 在日常护理工作中，或多或少会发生一些非预期的问题或变化，例如护士之间或护患之间的冲突、护理资源损失、突发危重患者抢救等。护理管理者就要及时有效地处理非预期问题，维持正常工作秩序，创建和谐工作氛围。这就要求护理管理者善于观察环境中的变化，对工作中可能出现的危机进行预测，对护理工作中的矛盾或突发事件及时采取应对措施。

（2）资源分配者 护理管理者负责并监督护理组织资源的分配系统，结合组织的整体目标及决策，有效利用资金、时间、材料、设备等资源，例如根据不同护理单元所承担的工作量及工作难度，评估和制定其所需的人力资源和其他资源，从而保证护理工作顺利进行。

（3）创业者 在前述的监督者角色中，护理管理者密切关注组织内外环境的变化和专业的发展，及时掌握专业的新动向，开发新业务、新技术，并积极争取上级管理部门对新业务、新技术的准入、开发的支持，以便推进本部门护理专业的发展和向服务对象提供新的护理服务。

（4）谈判者 护理管理者常代表组织和其他管理者与组织内外成员进行正式、非正式的协商和谈判，如向上级申请调整护士数量、增添医疗仪器设备、与护理院校商谈临床教学合作方式及法律责任等。护理管理者还需平衡组织内部资源分配的要求，尽力使各方达成共识。

（二）护理管理者的要求

根据罗伯特·卡茨的研究，作为一名管理者应该具备三种技能，即专业技能、概念技能、人际技能。

1. 专业技能 指管理者运用自身所掌握的某些专业领域内的有关工作程序、技术和知识来完成一项特定工作任务所具备的能力。如护理管理者必须具备熟练的护理专业临床技能、医院护理工作程序、护理质量管理标准与方法以及洞察安全隐患的风险管理能力。

2. 概念技能 是指其观察、理解和处理各种全局性的复杂关系的抽象能力，包括感知和发现环境中的机会与威胁的能力；对全局性、战略性、长远性重大问题的处理与决断能力；对突发事件、危机处境的应变能力等。近年来也有人将其称之为管理者的决策技能。

3. 人际技能 指管理者处理人事关系及人际关系的技能。能够理解、激励他人，与他人沟通并和谐相处的能力。护理管理者面对的人际关系纵向上包括上级和下级关系，横向上包括护理组织系统与其他职能部门、其他专业领域的关系，有时还涉及组织中的其他斜向关系和组织以外的相关组织关系。

通常而言，专业技能，对于基层管理者需要的程度较深，而高层管理者则只需要有些粗浅了解即可；人际关系技能，对于高、中、低层管理者有效地开展管理工作都是非常重要的，因为各层次的管理者都必须在与上下左右进行有效沟通的基础上，相互合作，共同完成组织的目标；管理者所处的层次越高，其面临的问题就越复杂、

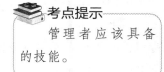

考点提示

管理者应该具备的技能。

越具有多变性、越无先例可循，也就越需要概念技能。

第三节 护理管理常用原理及原则

扫码"学一学"

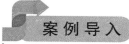

　　某医院的外一病区与外二病区被评为先进病区。两病区病房环境均整洁有序，护理服务质量方面成绩均在全院排名前列。外一区主任对护士长的管理能力甚为称赞，只要护士长一天不在班，病房就会乱套，病房管理非她莫属。外二区主任也称赞护士长管理有方，不论护士长在班与否，病房护理管理一样井井有条。据反映，外一区护士长管理以扣分为主，工作稍有疏忽便扣分，分数直接与奖金挂钩，病区中护士人人自危，没有一个敢偷懒。外二区护士长懂得调动每位护士的积极性，按照他们的专长分给不同任务，共同管理好病房，定期召开民主生活会，鼓励护士畅所欲言，积极提出建议，改进工作。

请思考：

1. 根据上述案例请你分析哪一种管理方法较好？

2. 此案例给你哪些启示？

　　现代管理原理是我国管理活动的根本依据和准则，是管理学的基本理论，它是管理学在不同业务领域都需应用的概念、理论、准则和方法，反映了管理的基本规律。认真研究和掌握管理原理对做好护理管理工作有着普遍的指导意义。

一、护理管理常用原理及应用

（一）系统原理及应用

1. 系统原理　系统是由若干个相互区别又相互联系、相互作用的要素组成的具有特定功能的有机整体。其特征有目的性、整体性、层次性、环境适应性、相关性和集合性。在自然界和人类社会中，一切事物都是以系统的形式存在的。任何事物都可以看作是一个系统，而不是一个孤立分割的部分，必须从整体看待部分，使部分服从整体，同时还应明确，不仅管理对象是一个整体系统，而且这个系统还是更大系统的一个构成部分，应该从更大的全局考虑，摆好自身位置，使之为更大系统的全局服务。

2. 系统原理在护理管理中的应用　系统原理在护理管理中被广泛应用，如护理系统是由不同层次的护理部门分工合作而形成的。护理系统的总目标和总效率是单个护士或单个护理部门独立活动所无法达到的，各级护理部门必须分工协作，并需要有明确的权利范围和责任制度来保证。同时，护理部门还是医院大系统中的一个子系统，护理部门的各项工作应与医院目标一致，并且与相关部门协调一致，而不能过分强调护理的独立性，只有与其他部门协调发展、通力合作，才能更好地完成医院的工作目标。再比如医院护理系统中从上至下有护理部主任、护理部副主任、科护士长、护士长、副护士长以及护士，不同的职位有着不同的职责、权利和待遇。从最高管理层一直贯穿到组织最低层，做到责权分明，分级管理，护理组织内部权责对应才能确保组织系统的高效运转。

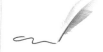

（二）人本管理原理及应用

1. 人本管理原理 管理作为一种社会活动，其主体和客体都是人，人是管理过程的关键和根本。一个组织的竞争力主要取决于人，人的积极性和创造性的充分发挥，是现代管理活动成功的保证。人本管理观点认为：在管理中应当把人看作最主要的管理对象和最重要的资源，一切管理活动都要围绕调动人的工作积极性、自主性和创造性进行，在实现组织目标的同时，最大限度地实现组织成员的自我价值。与人本原理对应的原则包括能级原则、动力原则和行为原则。

2. 人本管理原理在护理管理中的应用

（1）加强护理文化建设 通过组织文化的综合功能，提高护理人员对所在组织的认同感，在遵循人本管理原理的基础上，充分发挥护理人员在护理工作中的主观能动性，提高部门护理工作效率。同时，让护理人员在良好护理文化氛围中感受更多的人本关怀。

（2）能级原则应用 从能级原则需要出发，在组织护理人力资源管理中做到：①准确全面掌握下属的能力结构和特长；②对各种工作岗位进行科学的职位分析；③员工能力与岗位匹配及能力与岗位的动态变化调整；④不同岗位层次承担不同的责任并赋予相应的权力和利益。

（3）动力原则应用 护理管理者激发下属努力工作的关键是：分析不同护理人员的行为基础和工作动机，了解下属的个人和职业发展需要，掌握不同行为动力对护理人员产生不同作用，建立有效的护理人员激励机制。以此有效调动人员的工作积极性，使护理人员的行为方向与组织目标保持一致，达到组织动力资源利用的最大化。

（三）动态原理及应用

1. 动态原理 管理的动态原理观点是：组织和管理处于动态变化的社会大系统中，由此带来管理主体、管理对象、管理手段和方法上的动态变化。为了保证组织在外界环境不断变化的情况下维持自身的稳定和发展，组织管理应该做到：随机制宜、原则性与灵活性相结合、有预见和留有余地。

2. 动态原理在护理管理中的应用 护理管理活动千头万绪，具有复杂性、不确定性、突发性、风险性等特点。针对这些特点进行有效的预见性管理，可以帮助护理管理者在管理活动中对内外环境变化做出适应性反应，避免由于其他因素变化给管理带来的被动局面。动态管理的主要措施包括具备动态管理观念、用动态管理原理指导具体管理实践、增强组织和部门的适应能力。管理者在制订工作计划、做管理决策、配置人力资源、执行改革创新等方面工作时都应该遵循弹性和随机制宜的原则，保持组织的稳定和发展活力。

（四）效益原理及应用

1. 效益原理 效益原理是指组织的各项管理活动都要讲究实效，以最小的消耗和代价，获得最佳的经济效益和社会效益，把追求高效益作为目标的一项管理原理。经济效益是人们在社会经济活动中所取得的收益性成果；社会效益是人们的社会实践活动对社会发展所起的积极作用和所产生的有益效果。

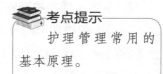
考点提示
护理管理常用的基本原理。

2. 效益原理在护理管理中的应用 管理的效益原理指在管理中要讲求实际效益，以最小的消耗和代价，获取最佳的社会效益和经济效益。护理管理者在工作中往往对效益原理重视不够，例如在质量管理中，国内大多医院的护理部倾向于抽调专职的护士进行质量的监督和检查，浪费了大量的人力、物力、财力，检查的重点往往是结果质量，而忽略对过

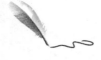

程质量的管理，造成很多结果质量指标缺乏循证证据，尤其缺乏这些指标与护理质量相关的依据，而这些付出是否真正提高了护理服务的质量，其结果并不确定。因此，在质量指标和评价方法的选择上，同样需要进行成本－效果和成本－效益等分析，选取与护理服务质量相关的指标，采用适宜的评价方法和频次，避免质量管理中不必要的资源浪费。

二、护理管理常用原则及应用

原则是指对客观事实基本原理的认识，要求人们共同遵循的行为准则。现代管理的原则是与现代管理的原理相对应的，是各领域管理者在管理工作中需要遵守的行为规范。

（一）整分合原则及应用

1. 整分合原则　现代管理活动必须从系统原理出发，把任何管理对象、问题，都视为一个复杂的社会目的组织系统。在深入了解如何完成整体工作的基础上，将总体任务分解为一个个基本组织单位，明确分工，建立责任制，然后进行有效的组织综合。这种对系统"整体把握、科学分解、组织综合"的要求，就是整分合原则。

概括地说，整分合原则，是指为了实现高效率管理，必须在整体规划下明确分工，在分工基础上进行有效的综合。在这个原则中，整体是前提，分工是关键，综合是保证。因此，管理必须有分有合，先分后合，这是整分合原则的基本要求。

2. 整分合原则在护理管理中的应用　护理系统是由不同层次的护理部门分工合作而形成的。护理系统的总目标和总效率是单个护理人员和单个护理部门独立活动所无法达到的。各级护理部门必须分工协作，并需要有明确的权力范围和责任制度来保证。如护理部从整体出发，把工作规划、年度计划、总目标按护理组织的层次和职责层层分解，各科室、各病房又把目标分工到人、责任明确、上下贯穿、相互关联，汇成一个整体、动态地进行严密有效的协作，个人工作按质、按量完成，使科室分目标完成，最终达到医院的总目标。

（二）能级原则及应用

1. 能级原则　是指管理组织内的职权和责任应按照明确而连续不断的系统，从最高管理一直贯穿到组织最底层，做到责权分明、分级管理。从宏观管理的角度来讲不同层次的人才一般是不能相互代替，必须通过科学的工作分析和人才分析把人才配置在最适合他实际技能的层次上。同时，要通过人才制度的改革，消除不良偏见，保证不同层次上的杰出人才都能得到重视和重用，从而使各层次人才都能保持其事业上的相对恒稳性。

2. 能级原则在护理管理中的应用

（1）护理管理必须按层次进行，要求具有稳定的组织结构　任何管理系统，都必须按照能级层次形成稳定的组织形态。理论和实践都证明：稳定的管理结构应当是正三角形或正宝塔形，倒三角形、梯形或菱形之类的结构是不合理、不稳定的机构。

（2）护理管理不同的能级应该授予不同的权力、责任和利益　权力、责任和利益是能量的一种外在体现，必须与能级相对应，在其位、谋其政、行其权、尽其责、取其酬、获其荣，失职者要惩其误。有效的管理不是拉平或消失这种权力、责任和利益上的差别，恰恰必须对应合理的能级，给予相当的待遇。

（3）护理管理各类能级必须动态的对应　不同的护理管理岗位有不同的能级，人也有不同的才能，现代管理必须知人善任。比如指挥型人才，应具有高瞻远瞩的战略眼光，具有出众的组织才能，善于识人用人，善于判断决断，有永不衰竭的事业进取心；反馈人才，

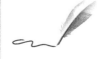

思想活跃敏锐，知识兴趣广泛，吸收新鲜事物快，综合分析能力强，敢于直言，必须具有追求和坚持真理的精神，没有权力欲望等。现代科学管理必须善于区别不同才能和素质的人，不要用错，只有混乱的人才管理，没有无用的人才。

（三）动力原则及应用

1. 动力原则　管理的动力原则是指管理必须有正确的动力（推动力、拉动力、内驱力），以促使各种管理要素发挥作用，产生强大的合力，使管理活动持续有效地进行。管理动力是指为实现管理目标，能够推动管理系统运动和发展的力量。这里的动力是一个广义概念，既是管理的能源，也是一种制约因素，没有它，管理和组织就不能有序的运动。动力原则在很大程度上决定其他原理、原则的效能。例如，能级原则必须有充分的动能才能实现，没有强力的动力因素，能级就可能退化为封建等级或官僚等级；如果动力不足，员工就没有积极性，组织也没有活力。

2. 动力原则在护理管理中的应用

（1）三种动力协调综合运用　任何一个部门，三种动力是可以同时存在的，但又是各有差异不是绝对平均的。在护理管理活动具体应用中，要结合实际灵活掌握，坚持以物质动力为基础，特别重视发挥精神动力和信息动力的作用。

（2）正确处理科室动力与个人动力　每个护理单元都是由护理人员组成的，科室和个人是不可分割的，是相互影响、相互联系的，在护理管理中要以科室动力为基础，充分发挥护理人员个人动力的作用，以获得最佳的管理效果。

（3）正确掌握刺激量　管理的三种基本动力，都有一个适量的问题。刺激量过小，起不到激励作用；刺激量过大，会产生抑制或干扰作用，同样起不到激励作用。在护理管理中只有掌握了各种动力的高效量，因地制宜才能发挥最大的激励作用。

（四）反馈原则及应用

1. 反馈原则　管理实质上就是一种控制系统，所以必然存在着反馈问题。反馈是控制论的一个极其重要的概念。反馈就是由控制系统把信息输送出去，又把其作用结果返送回来，并对信息的再输出发生影响，起到控制的作用，以达到预定的目的。反馈是为了完成一个共同的功能目的，如护理部下达任务后，要定期检查各科室执行的效果，及时发现存在的问题，作出有效的反应，并提出相应决策的建议，及时反馈。面对着永远不断变化的客观实际，管理是否有效，关键在于是否有灵敏、准确和有力的反馈。

2. 反馈原则在护理管理中的应用

（1）通过信息反馈的途径能在护理管理中发现问题和薄弱环节，使之得以及时协调解决、调整目标、制订计划进入下一个护理管理工作的 PDCA 循环（计划、执行、检查、处理），避免护理管理的盲目决策造成管理工作上的误导，促进护理质量的良性循环。

（2）通过信息反馈，制定下一周期的工作措施、业务计划、教学培训等。

（3）通过信息反馈，便于总结经验。护士长、护理部把反馈信息记录在册，有利于发现临床护理人才，并为调配、奖惩等提供依据。

（4）在信息反馈中，不同医院、不同科室可以组织学术交流会，互相交流经验，护理人员了解护理专业的新进展、新知识、新技术，其基本素质会得到进一步提高。

（五）弹性原则及应用

1. 弹性原则　弹性指物体在外界力的作用下，能作出反应并维持自身稳定性的能力与特性。这种特性必须是一方面能够有所变化（例如弹簧通过伸缩变形），而另一方面又能不被破坏（如伸缩后的弹簧，仍然是原来的弹簧，一旦外力撤走即恢复自身原本面目）。管理的弹性原则是指管理应具有伸缩性，要求决策和处理问题时留有余地，组织结构设计上应富有弹性。在临床护理工作中，各种病区之间患者的症状护理、生活护理难易区别很大，且护理人员在单位时间内工作量存在明显差异，忙闲不均，加之突发的紧急情况，如病事假、住院高峰、进修学习、急危重患者抢救等给护理管理者在现有人员安排上带来很大难度。在护理管理工作中就需要采用弹性原则排班。

2. 弹性原则在护理管理中的应用

（1）增强组织的弹性 组织系统的弹性必须通过弹性管理来实现，既包括增强组织内各组成部分的局部弹性，如护理部确定各科室、各环节的职能时留有余地，还包括增强组织系统的整体弹性，如通过调整组织系统内各组成部分的相互关系来增强组织系统的应变能力。

（2）增强计划、目标、战略的弹性 护理管理者在制订计划时，既充分考虑到各种有利与不利因素，指标既不过高、又不过低，充分留有余地的同时根据外部环境及内部条件的变化，适时、适当地加以调整。在制定组织系统的目标和方案时要留有充分的余地，计划和决策的制订要充分考虑需要与可能，从最坏处着想，从最好处入手，指标的确定不能过高或过低，应以平均先进水平为准。方案和目标的制订与实施要有阶段性、灵活性，要根据不同条件进行调整，防止形而上学。

（3）增强管理者随机应变、灵活管理的能力 针对管理过程中可能出现的各种新情况、新问题，管理者必须运用自己的经验、智慧，审时度势、随机应变、巧妙应对，提高管理的艺

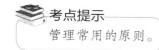
考点提示
管理常用的原则。

术性，要做到这一点的关键是提高管理者的素质。这就需要护理管理人员培养自己应付环境变化、处理意外管理实践的应变能力，从而提高管理的弹性水平。

第四节　护理管理现状及发展

一、护理管理现状

随着护理改革的不断深化，护理管理工作也在不断得到加强，但护理管理工作仍存在较多问题，严重影响到临床护理工作，不利于医院的长远、可持续发展。

（一）护理管理者受教育程度不高，管理素质偏低

我国的护理管理者的教育层次偏低，且大多数没经过专业的管理课程培训，因而管理素质低，这是阻碍护理管理水平提高的一大因素。近些年来已引起了卫生管理部门的重视，并逐渐有了管理课程教育及学位教育。

（二）护理人员知识结构不合理

长期以来，我国护理学科教育以中专教育为主，受过高等教育的护理人员为数甚少，以致出现护理人员基础知识贫乏、专业知识老化、知识面狭窄的现象，护理学科的学术水平和科研得不到发展和提高，成为护理管理发展的障碍。

（三）护理人员编制严重不足

随着医学科学的不断发展，新业务、新技术的不断开展及护理工作范畴的不断拓宽，

扫码"学一学"

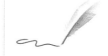

护理人员的工作量明显增加。但临床一线的护理人员却严重缺编，床护比例严重失调，造成护理人员超负荷工作。护理人员需要把主要精力用于完成治疗，而基础护理工作多由家属代劳，制约了护理质量的提高。

（四）护理管理体制不完善

自引进护理程序以来，已出现不少与之相适应的现代护理管理方法。但由于历史及主观认识的原因和我国护理管理体制不够健全、人员不足、管理水平偏低等因素，导致护理管理发展缓慢，至今尚未形成完整而合理的护理管理体系，严重影响了我国护理学科的发展及护理质量的提高。

（五）护理改革不断深化

随着我国卫生事业改革力度不断加大，医院内外环境均发生了较大改变。医院想要在激烈的市场竞争中立于不败之地，必须要提高自身的治疗、护理与管理水平。护理改革作为现代卫生改革的重要组成部分，其重要性不言而喻。因此，医院应该在新护理理念的指导下对其护理工作进行科学、有效的管理，以满足人们对临床护理服务的要求与期望。

二、护理管理的发展趋势及面临的挑战

（一）护理管理的发展趋势

1. 医院护理管理企业识别化　该系统由企业经营管理、企业行为规范和企业视觉识别三大支柱组成，是企业内在形象和外部形象的传播工具。医院作为经营福利型事业单位，目前虽然还不属于企业的范畴，但市场经济的发展使其成为独立运营的经济主体，仍然面临着市场经济的强烈冲击。医院之间存在着激烈竞争，要在市场经济体制下和激烈竞争中保持不败，就必须突出医院自身形象，因此，把企业识别系统战略引入医院管理尤其是护理管理将成为历史发展的必然趋势。

2. 护理服务模式多元文化　21 世纪是多元化的世纪，其趋向就是多元文化护理，以满足不同文化背景患者的需要。文化护理是从健康服务文化中延伸出来的一个新概念，它既包括适应不同国家和种族的跨国文化护理，也包括适应个体文化差异的本土文化护理。每个患者都有自己独特的情感、痛阈和人生观，护士必须意识到护理人员的文化态度对患者有很大的影响。多元文化护理拓展了传统护理服务领域，使人本服务、个性化护理有了新的发展。因此，护理管理应适应多元文化护理服务。

3. 护理人员管理以人为本　建立人性化、信息化、开放化的组织结构，减少管理层次，扩大管理幅度，充分发挥个人的主观能动性，发挥护士潜能，人尽其才。通过沟通、激励、疏导等形式来创造和谐的工作环境，使每个护士有效发挥团体合作功能，主动参与全面、全过程的管理，使护理管理进入更高层次的循环。

4. 护理资讯信息管理系统化　信息化管理以信息网络为基础，对广泛的信息进行数字挖掘，知识提取，提供虚拟现实和强大的决策管理功能。医疗机构将信息技术应用到重症病情监护、护理程序实施、日常护理事务的处理、护理质量管理等护理管理方面，使护理管理更加客观、准确、标准和现代化。现代信息网络是 21 世纪护理管理信息系统发展的方向，以计算机参与管理为手段的护理质量保证管理模式将逐步形成。这就要求护理管理者与时俱进，加强计算机相关知识、技能的学习和运用。

5. 护理管理人员专业化　随着护理专业化分工的发展，护理管理人员也将成为一支专业的队伍，活跃在护理服务第一线。由于目前护士不但要履行基本职责，还在承担大量的

非护理、非技术性工作，既降低了护理工作的专业性，影响了护理质量，又阻碍了护理专业的发展。因此，为了提高护理质量，护理管理工作必须朝着护理专业化分工的方向发展，让专业的人做专业的事，提高管理水平，进而提高护理质量。

（二）护理管理面临的挑战

随着社会的发展，人们对健康需求增加，期望值提高，对护理服务的质量提出了更高的要求，给护理管理带来新的挑战。

1. 社会环境变迁的挑战

（1）信息化时代的影响　云计算、移动互联网、大数据等信息化技术的快速发展，为信息收集、优化医疗卫生服务流程、提高工作效率等提供了有利条件，这也必将推动护理服务模式和管理模式的深刻转变。

（2）疾病谱和人口结构变化的影响　随着社会经济和医疗技术的发展，疾病谱及社会人口结构均发生了明显的变化。慢性非传染性疾病的发病率逐年增高，已成为威胁社会人群健康和生活质量的重要因素之一。人口老龄化进程不断加快，对康复护理、老年护理等的需求日益突出，同时，随着全面两孩生育政策的实施，对妇产、儿童、生殖健康等护理服务亦提出了更高的要求，因此，发展适于我国国情的护理服务和管理模式迫在眉睫。

（3）经济全球化的影响　随着护理领域的国际交流与合作日益扩大，我国护理事业的发展面临着许多机遇与挑战。经济时代的到来，改变了传统的护理工作模式、卫生保健服务形式以及护理教育的方式。

2. 医疗卫生体制改革的挑战

（1）护理经营模式　护理作为不可替代的医疗服务项目，由其工作价值带来的经济效益一直未得到应有的体现。护理服务成本在很大程度上反映了护理服务的社会效益和经济效益，是反映医院工作质量的一个重要指标。管理者要重视护理价值的研究，将经济学的经营管理理念和知识渗透到护理管理工作中，利用现代化信息管理手段，构建我国的成本核算模型，真实体现护士的工作价值。

（2）护理人力资源　“十二五”期间，我国护理人才队伍总数增长迅速，整体素质显著提升。但相比广大人民群众日益提高的健康服务需求以及国家对医疗卫生服务体系的要求，我国的护理人力仍处于相对缺乏的状况，不仅表现在护士整体数量上，在高素质护理人才，尤其是学科带头人方面也存在严重不足。此外，由于日前我国护理管理者大多来自基层护士，缺乏专门系统的管理培训，与国际上科学化和专业化的护理管理队伍间仍存在较大差距。

（3）护理管理体制　随着医疗卫生体制改革的深化，卫生服务由医疗卫生组织内扩展到医疗卫生组织外，工作内容也由单纯的医疗性服务扩大到对人群生活方式的保健性服务，护理工作重点从医院延伸至社区，从患者扩展到健康人群成为必然的发展趋势。护理管理体制也将从以往单一的临床护理管理体制扩展为针对医院、社区、家庭的全方位管理，尤其是要进一步完善老年护理、慢性病护理、临终护理等领域的行政管理体制建设。因此，改革护理行政管理体制成为护理管理者需深入思考的问题。

3. 护理学科发展的挑战

（1）临床护理实践　随着护理学科范围的扩展及专业方向的细化，临床护理工作内容及形式也日趋多样化和专业化，尤其是精准医疗的提出，使临床护理工作日益向专科化方向发展。近些年来，专科护士的培养和使用已成为护理管理者关注的重要议题。此外，随着循证护理在临床实践中的重要性日益被认可，如何将护理科研成果与临床护理实践进行有机结合，

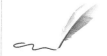

如何在遵循证据的基础上规划临床实践和管理活动，也是管理者面临的重要挑战。

（2）护理教育改革　护理学成为一级学科后，护理教育更加注重以实践和社会需求为导向的人才培养，强调发展具有护理专业特色的学科和教育模式，以培养科研和专业能力并重的实用型护理人才为目标，而这也对护理管理者提出了更高的要求，毕竟具有丰富临床经验的护理管理者是学科体系构建和教育改革队伍中不可或缺的重要力量。此外，国家卫生计生委于 2016 年颁布了《新入职护士培训大纲》，进一步推动了"院校教育、毕业后教育、继续教育"三阶段临床医学人才培养体系，也使得护理管理者面临诸如培训模式、轮转计划、绩效考核等一系列新的问题。

（3）护理研究　护理服务技术性强、内涵丰富且具有一定的风险性，需要有科学的理论和研究作为基础或指导。尽管近些年来，护理研究发展迅速，但具有学科特色的理论研究仍相对滞后，研究问题、研究方法等在深度和广度上也存在较大局限。

本章小结

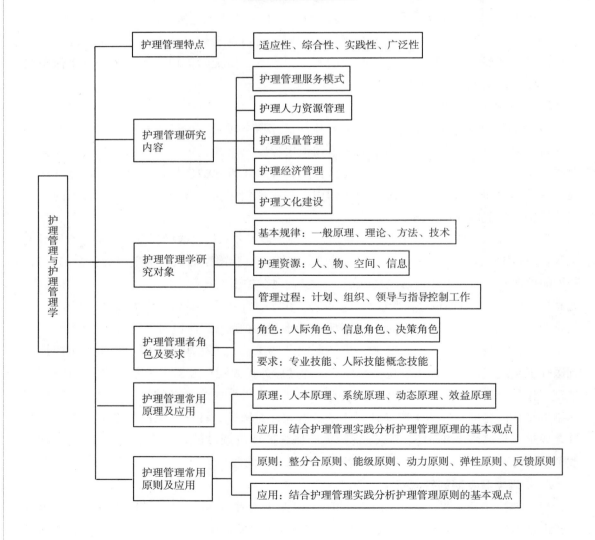

一、选择题

【A1/A2 型题】

1. 管理者的技能结构认为管理者应具备的基本技能是
　　A. 人际技能　　　　　　　B. 操作技能　　　　　　　C. 概念技能
　　D. 技术技能　　　　　　　E. 学习技能

2. 管理者的技能结构认为对于各层次管理者都很重要的技能是
　　A. 人际技能　　　　　　　B. 操作技能　　　　　　　C. 概念技能
　　D. 技术技能　　　　　　　E. 学习技能

3. 管理者的技能结构认为对于较高职位中的管理者重要的技能是
　　A. 人际技能　　　　　　　B. 操作技能　　　　　　　C. 概念技能
　　D. 技术技能　　　　　　　E. 学习技能

4. 现代管理的基本原理中的系统原理最基本的思想是
　　A. 整体功能大于部分功能之和
　　B. 各要素具有各自特性
　　C. 与环境进行物质、能量、信息的交流
　　D. 每一个系统都有其明确的目的
　　E. 系统的各要素之间都是相互联系的

5. 管理主体、管理对象等处于动态的变化，重视收集信息，及时反馈，对管理目标及管理方式随时进行调整的原理是
　　A. 系统原理　　　　　　　B. 人本原理　　　　　　　C. 动态原理
　　D. 效益原理　　　　　　　E. 激励原理

6. 高层管理者的主要精力和时间应用于
　　A. 监督、检查、协调基层管理工作，起承上启下的作用
　　B. 直接指挥，现场监督
　　C. 能动地进行管理活动
　　D. 协调基层管理
　　E. 策划考虑组织的全局问题和战略问题

7. 病房护士长应该是
　　A. 高层管理者　　　　　　B. 中层管理者　　　　　　C. 基层管理者
　　D. 不属于管理者　　　　　E. 医院工作中最重要的管理者

8. 对整个组织或者组织活动的某一个方面负有全面责任的管理人员是
　　A. 高层管理者　　　　　　B. 中层管理者　　　　　　C. 基层管理者
　　D. 不属于管理者　　　　　E. 医院工作中最重要的管理者

9. 护理管理主要指
　　A. 是医院管理的组成部分　　　　　　B. 是对护理人员的管理
　　C. 是对护士的管理　　　　　　　　　D. 是对患者的管理

E. 是以提高护理质量和工作效率为主要目的的活动过程

10. 下列哪项陈述反映了现代管理的系统原理

    A. 管理活动中以做好人的工作为根本

    B. 管理活动中重视处理人际关系

    C. 管理活动要把握全局、总体规划

    D. 管理活动要注意讲求实效

    E. 管理活动中要注意事态发展变化

11. 田力是某医院护理部主任，你认为下列哪项与她的领导职能无关

    A. 向下属传达她对护理管理工作目标的认识

    B. 与医疗器械商谈判以期达成一项护理用品购货协议

    C. 召集各科护士长讨论和协调评估工作的落实情况

    D. 筹备护理技术竞赛活动

    E. 以上都不是

12. 在临床护理管理中，护士长强化护理质量意识，规范护理操作流程，反映了护理管理的

    A. 广泛性   B. 实践性   C. 创新性

    D. 专业性   E. 重要性

13. 护士长在处理行政、业务工作中，代表科室参加院里或护理部召开的各种会议，代表科室接待来访者等，体现了护理管理者的何种角色

    A. 传播者   B. 监督者   C. 联络者

    D. 代言者   E. 领导者

14. 某医院护理部根据护理专业的发展变化及时调整工作模式，遵循的管理原理是

    A. 人本原理   B. 系统原理   C. 效益原理

    D. 动态原理   E. 都不是

15. 护理人员的"按职称上岗"体现了管理的

    A. 动力原则   B. 能级原则   C. 整分合原则

    D. 弹性原则   E. 反馈原则

16. 根据患者多少及护理工作量的变化来随时调整工作排班，体现了管理中的

    A. 弹性原则   B. 整分合原则   C. 反馈原则

    D. 动力原则   E. 能级原则

17. 护理管理者在处理与组织成员和其他利益相关者关系时所扮演的角色是

    A. 人际角色   B. 信息角色   C. 决策角色

    D. 监督角色   E. 都不是

18. 护士长组织护理查房、考核护士工作成绩，属于护士长角色的

    A. 教育者   B. 监督者   C. 管理者

    D. 联络者   E. 都不是

【A3/A4 型题】

（19～20 题共用题干）

某医院护理部于 2013 年初制定了详细的年度工作计划，对全年的日常工作和特殊工作

进行计划和部署。但随着医疗环境的不断变化，医院要调整自身发展方向，改变了工作重心，随后护理部对年度工作计划进行相应调整，以适应医院总体的发展规划。

19. 与现代管理相对应的基本原理是

    A. 人本原理　　　　　　B. 动态原理　　　　　　C. 系统原理

    D. 效益原理　　　　　　E. 都不是

20. 相对应的现代管理原则是

    A. 弹性原则　　　　　　B. 能级原则　　　　　　C. 反馈原则

    D. 动力原则　　　　　　E. 整分合原则

二、思考题

某医院实行院科两级管理。临床科室的管理采取科主任负责制，平时科室护士长做了大量的管理工作，但未得到科室的重视与肯定。前段实践该科护士长因病请假，需休息治疗2个月，于是科主任安排一名年资高的李护士暂时代管科室护理工作，虽然李护士责任心强，工作也吃苦耐劳，但由于不熟悉护理管理工作，结果科室护理文书书写质量下降、基础护理工作也难以落实，护理差错时有出现，护患纠纷发生较多，日常护理忙乱无序，科室护士深感身心疲惫。李护士简单地以为护士长工作只是每个月排一次班，却没想到不仅要安排科室值班，而且还要检查护理质量，组织科室业务学习，联系设备科维修仪器，召开工休座谈会征求患者意见等。

请结合护理管理的基本知识谈谈为什么李护士代理期间该科室出现一系列问题？

（徐桂娜）

第三章 护理计划管理

学习目标

1. **掌握** 计划、目标管理、时间管理的概念。
2. **熟悉** 计划的步骤、目标管理的实施方法和时间管理的方法。
3. **了解** 计划的分类和形式。
4. 学会制订合理的计划及合理安排好时间。
5. 具有科学、合理制订计划和安排时间的素质。

"凡事预则立，不预则废。"这句话出自《礼记·中庸》，意思是：任何事情，事前有准备就可以成功，没有准备就要失败。科学而周密的计划是成功的一半。计划是管理职能中最基本的职能，也是首要职能。计划工作为管理活动提供基本依据，周密详细的计划是有效管理活动的重要前提。

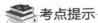

考点提示

计划职能在管理职能中的地位与作用。

第一节 计划管理

案例导入

某二级甲等医院地处二级市，共有床位 350 张，其中肿瘤科病房床位 40 张，患者平均住院日约 20 天，除护士长以外，有护士 16 人，其中主管护师及以上职称 5 人。近日，护士长准备开展 PICC 置管业务，但科室护理人员无人接受过 PICC 置管方面的培训，仅有护理从省级医院转回带管患者的经验。据调查，该市其他医院均未开展 PICC 置管业务，省内只有两家省级医院和一家肿瘤专科医院开展该项业务较为成熟。

请思考：

1. 如果您是肿瘤科的护士长，如何分析开展 PICC 置管新业务的可行性？
2. 如果该项业务可行，请完成 PICC 置管业务计划书。

一、计划概念

计划是指为实现组织目标而对未来的行动进行设计的活动过程。计划有广义和狭义之分。广义的计划是指制订计划、执行计划和检查评价计划执行情况三个阶段的工作过程。狭义的计划仅指制订计划的活动过程，即指为实现组织目标而对未来的行动作出具体的安排，通过科学的预测与决策，合理安排组织内的一切管理活动，有效利用人力、物力、财力等各种资源，以期达到决策目标的过程。

扫码"学一学"

通常用"5W1H"来概括一个有效的工作计划，其具体内容包括：

1. Why——为什么做　即明确制订计划的宗旨、目标。只有目标明确，才能使计划的执行者在计划实施过程中充分发挥主观能动性，避免主观意志行事。

2. What——决定做什么　即明确一定时期内计划工作的具体任务和要求。

3. Who——由谁来做　即确定完成计划工作的监督者和执行者。

4. When——什么时间做　即规定计划中各项工作开始与完成的时间和实施进度，以便有效地控制和监督。

5. Where——在什么地方做　即计划实施的地点或场所，以便掌握计划实施的环境条件，合理安排计划实施空间和布局。

6. How——如何做　即为实现组织目标，制订实施计划的具体措施、相应的政策和规则。

制订计划时，以上六个方面必须全盘考虑，才能保证计划实施、可行。

> **考点提示**
>
> 计划的概念和内容。

知 识 链 接

计划的基本特征

1. 目的性　所有的计划都应该有助于组织目标的完成。
2. 纲领性　计划贯穿、影响于所有的管理活动中。
3. 普遍性　计划工作是每一位管理者必须进行的职能工作。
4. 效率性　计划工作可以提高组织的运行效率。
5. 前瞻性　计划工作针对需要解决的新问题和可能发生的新变化作出决定。

二、计划分类和形式

（一）计划分类

计划工作是人类活动的一种形态。按照不同的分类标准，从不同角度，可以对计划进行不同的分类。

1. 按计划作用的时间分类　可以分为长期计划、中期计划和短期计划。

（1）长期计划　一般指 5 年以上的计划。其特点为：时间跨度长，不确定因素较多，具有战略性，一般由高层管理者制订，多以问题为中心。长期计划是一个决策过程，要建立在对未来发展趋势的充分预测、论证和研究的基础上，是组织发展的蓝图，对组织具有战略性、纲领性的指导意义。如《十三五卫生与健康规划》《全国护理事业发展规划（2016－2020 年）》等。

（2）中期计划　一般指 1～5 年的计划。其特点为：时间跨度较长，具有战役性，一般由中层管理者制订，多以时间为中心。中期计划是根据长期计划提出的阶段性目标和要求，结合计划期内实际情况制订的计划，它既是长期计划的具体化，又是短期计划的依据。在制订中期计划时，注意中期计划与长期计划和短期计划的衔接。如某医院为创建"优质服务医院"制订的工作计划、某医院创建三级甲等医院达标计划等。

（3）短期计划　一般指 1 年或 1 年以下的计划。其特点为：时间较短，具有战术性，一般由基层管理者制订，是对未来较短时间内工作的具体安排和部署，内容比中期计划更加详细具体。如医院护理人员年度业务学习工作计划、医院科室月工作计划等。

2. 按计划的规模分类 可以分为战略性计划和战术性计划。

（1）战略性计划 是指制订整个组织目标和发展方向的计划。通常由高层管理者制订，具有长远性、全局性、稳定性等特点，一般是长期计划。如国家"十三五"发展规划、中国护理事业发展规划等。

（2）战术性计划 是指为实现战略性计划而采取的手段，在较小范围和较短时间内实施的计划。具有局部性、阶段性特点。它是将战略计划中具有广泛性的目标和政策，转变为确定的目标和政策。如护理人员排班计划、护理人员年度继续教育计划等。

3. 按计划的约束程度分类 可以分为指令性计划和指导性计划。

（1）指令性计划 是指由主管部门制定，以指令的形式下达给执行部门，规定出计划的方法和步骤，要求严格遵照执行，具有强制性的计划。如国家的政策、法规等。

（2）指导性计划 是指上层管理阶层下达给各执行部门，需要以宣传教育及经济调节等手段来引导其执行的计划。指导性计划一般只规定完成任务的方向、目标及指标，对完成的任务不做强制性规定。如医院各科室业务学习计划等。

> **考点提示**
> 计划的分类及特点。

（二）计划形式

美国著名管理学家哈罗德·孔茨指出："只要记住，计划包含有将来任何的行为过程，我们就能认识到计划的多样性。"计划的表现形式多种多样，主要有宗旨、目的或任务、目标、策略、政策、程序、规则、规划或方案、预算等。

1. 宗旨 是组织或系统对其信仰和价值观的表述，也是组织存在的基本职能和基本使命，是组织的最高原则。明确组织宗旨，是发展具体计划的前提条件。如医院的宗旨是"治病救人，救死扶伤。"

2. 目的或任务 是指组织机构的作用，是社会赋予一个组织的基本职能。如世界卫生组织护理专家委员会规定护士的任务是"保持健康、预防疾病、减轻痛苦、促进健康。"各国护理组织都以这一任务为依据确定具体目标。

3. 目标 是指在任务的指导下，组织活动所要达到的预期结果，这种结果通常是具体、可测量、可评价的。如某医院护理人员年度考核合格率达到97%以上；某医院全面提高护理质量要求护士护理技术操作考试合格率达到95%以上等。

4. 策略 是指为实现组织目标而采取的对策，是实现目标的指导方针和行动方针。策略指出工作的重点及顺序，人力、财力、物力等资源的分配原则，可以避免资源浪费，为行动指明方向。如医院通过加强重点学科建设，聘请知名专家，培养学术带头人等，以获取良好的经济效益和社会效益。

5. 政策 是组织为实现目标而制订的一种限定活动范围的计划，它规定了组织成员行动的方向和范围，保证组织成员活动协调一致，树立和维护组织的尊严，比目标更加明确、具体，也更有可操作性。如医院的专业技术职称晋升办法、科研工作奖励办法等。

6. 程序 是按照时间顺序确定的一系列相互关联的活动，它规定了处理问题的例行方式、步骤。程序规定的是办事细则，是执行政策的具体实施方法。一般情况下，越是基层，规定的程序就越详细，数量也越多。管理者一般把反复出现的业务工作编制成相对确定的程序，执行人员只要按照程序去做，就能完成工作任务。如护理程序、各项操作流程等。

7. 规则　是根据具体情况，对是否采取某种特定行为而作出的规定。规则没有酌情处理的余地，在应用中不允许有自由处置权，便于人们遵循。规则也可理解为规章制度和行为准则，如医院的"禁止吸烟""严禁非工作人员入内"等警示牌。

8. 规划或方案　是一种最常见、最典型的计划形式，包括为实现既定目标所采取的政策、程序、规则等。如制订护理人员培训方案，包括培训对象、培训时间、培训内容、经费保证等。

9. 预算　是对组织活动从经济角度进行的一种计划形式。它是组织在一定期限内将预期收入和计划支出用数字形式表现出来的计划，是控制组织活动的重要组成部分。如医院的实验室建设资金预算、医疗设备购买资金预算等。

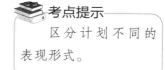
考点提示
　区分计划不同的表现形式。

三、计划的步骤

计划是一种连续不断的程序，计划制订的科学性、合理性会影响到计划的执行情况，也会影响到组织目标的实现。制订计划大致可以分为以下 7 个步骤。

（一）分析评估

是计划的第一步，此阶段需要管理者对组织现存的形势和有关内、外部环境进行全面评估。外部环境是指组织之外能够对该组织的绩效产生影响的因素和力量，如政治、经济、技术、人口、社会文化、法律法规等。内部环境包括组织内部的人力资源、组织文化、技术力量、物资供应、经费支持等。管理者需要重点做好社会发展需求、社会竞争、组织的资源情况和服务对象的需要四个方面的评估。

护理管理者应当充分分析组织自身的优势与劣势，以及组织内外部环境中存在的机会与威胁，可以采取"SWOT 分析法"进行分析。S（superiority）指组织内部的优势；W（weakness）指组织内部的劣势；O（opportunities）指来源于组织外部可能存在的机遇；T（threats）指来源于组织外部的可能的威胁或不利影响。例如，某社区卫生服务中心计划开设家庭护理服务项目，经评估，S——人力资源可以得到保障，该中心拥有一批经验丰富的护理人员；W——建立家庭护理服务中心的场所难以确定；O——可以向上级部门申请经费支持；T——其他社区卫生服务中心已有开设家庭护理服务的机构。

（二）确定目标

目标通常是指组织预期在一定时间内要达到的数量和质量指标。目标为组织指明了发展方向，可以激励组织成员，也可以促使管理者合理决策，并可以作为衡量组织绩效的标准。目标的设定一般遵循自上而下的过程，通常在确定组织的总目标后，组织中的各部门会按照总目标拟定各部门的分目标。明确的目标应包括时间、空间、数量三个方面的内涵，即目标的优先次序、达到目标的时间安排、目标的结构。例如，某医院提出一年之内要达到 70% 的患者按照护理程序进行护理。

（三）拟定备选方案

一个计划往往同时有好几个可供选择的方案，应在分析评估基础上，拟定尽可能多的方案。通常，可供选择的方案数量越多，对选中的方案的相对满意度就越高。拟定备选方案时应考虑到以下方面：①方案与组织目标的相关程度；②可预测的投入与效益之比；

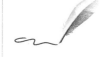

③公众的接受程度；④下属的接受程度；⑤时间因素等。例如，某医院护理部的目标是提高护理人员的业务能力，拟定的备选方案是：①聘请专家来医院做专题讲座；②招聘高学历护理人员；③开展护理操作技能考核；④鼓励护理人员外出参加学习、培训；⑤加强护理人员的学历教育等。

（四）比较备选方案

计划工作具有可变性和不确定性特点。在方案比较阶段，需要对备选方案进行分析、比较和评价。在对备选方案进行优先次序排序时，应考虑到以下因素：①所期望的社会效益和经济效益；②是否符合相关的政策规定；③公众的接受程度；④社会关系的有关因素；⑤时间安排的可行性。

（五）选定方案

这是计划步骤中最关键的一步。对备选方案的合理性、可操作性、可接受性和经济性等进行取舍，选择出可行性强、满意度高、低投入、高收益的一种方案作为执行计划，其余作为备选计划。

（六）制订辅助计划

选定方案后，还要制定一系列的辅助计划，以辅助和扶持总体计划的贯彻和落实，即在总计划下制订分计划，辅助计划是保证总计划按时有效执行并达到预期目标的必要措施。例如，在建立社区家庭护理服务的总计划中，需要制订设备配置计划、资金使用计划等分计划。

（七）编制预算

计划的最后一项工作是把决策和计划转化为预算，通过编制预算，使计划数字化，使计划的指标体系更明确，便于管理的控制。编制预算实际就是资源的分配计划，主要包括人员、

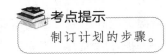

考点提示

制订计划的步骤。

设备、经费、时间等内容。科学、合理的预算编制可以成为汇总各种计划的一种手段，也可以成为衡量计划完成的重要标准（图3-1）。

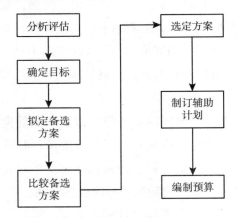

图3-1 计划的步骤

四、计划管理在护理管理中的应用

（一）有利于护理活动组织目标的实现

计划为护理组织活动中各级人员的工作指明了方向和目标，有利于护理管理者统筹安

排工作，以实现总目标。如医院护理人员引进与培训发展规划。

（二）有利于应对变化带来的问题

随着护理专业的不断发展、医学护理模式的转变及人们对健康的需求不断增加，促使护理工作必须应对变化、适应变化，需要做好护理管理的计划工作，体现计划的预见性和创新性，从而使护理工作更加完善。如护理人员的选用、培养计划。

（三）有利于合理使用有限的资源

良好的计划可以最大限度地合理使用拥有的各种资源，减少护理活动中不必要的浪费与重复，从而使护理工作协调、有序地进行。如物资计划、成本效益计划。

（四）有利于评价、控制、提高护理质量

科学的管理计划可以保证各项工作正常有序地进行，医院的护理管理制度、护理常规、质量标准等都是计划的表现形式，这些计划可以使护理管理者做到有章可循，减少护理差错事故发生，保证患者和护理工作安全，有利于护理质量的提高。

以某市级医院制订开设社区医疗保健护理服务项目为例说明计划在护理管理中的应用（表3-1）。

表3-1 某市级医院开设社区医疗保健护理服务项目编制计划

计划步骤	工作内容
分析评估	①评估医院所处的地理位置；评估社会和医院所处社区对社区医疗保健护理服务的需求 ②评估开展社区医疗保健护理服务政策支持力度，人、财、物资源情况及其他医院开设社区医疗保健护理服务的相关信息资料 ③根据内外部环境条件，明确医院是否具备开设社区医疗保健服务项目的条件
确定目标	医务部、护理部等组织有关科室主任、护士长、行政科室负责人等进行论证与讨论，确定医院在半年内建立社区医疗保健服务机构
拟定备选方案	方案① 在医院和社区内各设立一个社区医疗保健服务中心 方案② 在社区中心设立社区医疗保健服务门诊 方案③ 在医院内设立社区医疗保健服务中心 确定开设地点后，配置社区服务医护人员，开展培训，完善社区服务体系，以社区为中心开展健康体检，建立社区居民健康档案，建立具有预防、医疗、保健、康复、健康教育、计划生育功能的"六位一体"服务模式
比较备选方案	对以上三种方案进行可行性比较
选定方案	经研究，方案①更为合理，设立两个社区服务点，方便社区居民，充分利用医院的医疗资源，更好地为社区居民开展社区医疗护理服务。医院根据需要，有能力配备医护人员
制订辅助计划	在社区医疗保健护理服务总计划基础上，制订社区医护人员培训计划、医疗护理设备添置计划等
编制预算	预期目标完成时间，成果和收益；费用支出，如业务用房、设备购置、医护人员工资、水电费等

第二节 目标管理

目标管理由美国著名管理大师彼得·德鲁克最先提出，是彼得·德鲁克提出的最重要、最有影响的概念，目标管理已成为现代管理学理论体系的重要组成部分。目标管理既是一种管理思想，也是一种管理方法。实行目标管理，对于充分调动护理人员工作的积极性和创造性，加强组织全面计划管理，提高组织的经济效益和社会效益具有重要意义。

扫码"学一学"

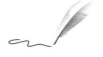

知识链接

现代管理之父——彼得·德鲁克

彼得·德鲁克（1909—2005）出生于奥匈帝国统治下的维也纳，祖籍荷兰。其家族在17世纪时就从事书籍出版工作。父亲是奥匈帝国负责文化事务的官员，母亲是奥匈帝国率先学习医科的妇女之一。德鲁克从小生长在文化氛围浓厚的环境之中，曾先后在奥地利和德国接受教育，1929年在伦敦任新闻记者和国际银行的经济学家，1931年获法兰克福大学法学博士。1954年，德鲁克在其名著《管理实践》中提出了一个具有划时代意义的概念——目标管理。

德鲁克被尊称为"大师中的大师""现代管理之父"。2002年6月20日，美国总统乔治·布什宣布彼得·德鲁克成为当年"总统自由勋章"获得者，是美国公民获得的最高荣誉。

一、目标管理概述

（一）目标的概念与作用

目标是在宗旨和任务指导下，组织所要达到的最终的、具体的、可测量的成果。每个组织都有目标，这是组织宗旨的具体体现。目标具有以下作用：

1. 标准作用　目标是评价和衡量组织成员工作结果的尺度，是组织成员绩效考核的客观依据。组织目标实现与否，可作为对组织各部门及成员进行考核的依据。

2. 主导作用　目标是组织的预期成果，对组织的发展规划、管理活动、成员行为方向等起着导向作用。每一个组织都必须设立明确的目标，才能使组织成员为追求共同的目标而奋斗。

3. 协调作用　目标对组织各部门和成员的思想及行为具有统一和协调作用，可以增加组织成员的集体荣誉感和归属感，使部门和成员思想行为协调一致，提高工作效率。

4. 激励作用　具体明确而又切实可行的组织目标，可以将个人需要与组织目标有机结合起来，激励组织成员在实现组织目标的同时充分发挥个人潜能，在工作中获得更大发展。

故事点睛

旁白： 有个人经过一个建筑工地，问那里的三个石匠在干什么？

第一个石匠回答："我在做养家糊口的事。"

第二个石匠回答："我在做全国最出色的石匠工作。"

第三个石匠回答："我在建造一座大教堂。"

三个石匠的回答给出了三种不同的目标。

第一个石匠是一个短期目标导向的人，只考虑自己的生存需求，没有远大的抱负。

第二个石匠是一个职能思维导向的人，做工作时只考虑本职工作，很少考虑完成组织的目标。

第三个石匠是一个经营思维导向的人，把自己的工作和组织的目标相关联，这样的员工才会获得更大的发展。

人物：由三名学生分别担任故事人物，进行即兴表演。

请问：

1. 目标管理的作用是什么？

2. 目标管理如何在工作中实施？

（二）目标管理概述

1. 目标管理的概念　目标管理是指组织中的管理者和被管理者共同参与目标制定，在工作中实行自我管理、自我控制并努力完成工作目标的管理方法。

2. 目标管理的特点

（1）强调管理者与被管理者共同参与　目标管理强调管理者与被管理者共同参与制定总目标，然后将总目标进行分解，通过上、下级协商，制定各部门及个人的分目标，从而使组织各层次、各部门及组织成员个人都明确自己的任务、方向、考评方式，共同为实现组织目标而努力。

（2）强调自我管理　目标确定后，组织中的各部门及成员会自觉地对照目标进行自我检查、自我控制和自我管理。目标管理旨在用"目标管理"替代"压制性管理"，提高组织成员的工作积极性与创造性，增强工作责任感。

（3）强调整体性管理　目标管理把组织的总目标逐层进行分解，落实到每个部门和每个成员，各自的分目标以总目标为导向，明确各自分目标与组织总目标的关系，从而相互合作，共同努力，实现总目标。

（4）注重工作效果，强调自我评价　目标管理以实际效果为目的。工作效果既是评定目标完成程度的依据，又是奖惩和人事考核的依据。通过工作效果评价，摆脱了传统管理方法中容易根据印象、个人思想和对某些问题的态度进行评价的弊端，对组织成员的评价和奖励更为客观、合理。因此，目标管理又叫效果管理，离开工作效果，就不能称之为目标管理。

> **考点提示**
>
> 目标管理的特点及含义。

二、目标管理实施

目标管理的实施一般分为目标确定、目标实施和目标评估三个阶段，这 3 个阶段周而复始地呈螺旋状上升，不断达到更高目标。

（一）目标制定

实施目标管理的第一步是制定一套完整的目标体系，也是目标管理最重要的一步。如果目标制定的合理、明确，则后阶段的管理和评价就会更加的客观、有效。这一阶段主要包括以下 4 个步骤：

1. 高层次管理者制定组织总目标　根据组织的长期发展规划和环境条件，高层管理者和下级经过充分讨论研究后制定出总目标。

2. 审议组织结构和职责分工　目标管理要求每一个目标都要有明确的责任主体，总目标确定后，需要重新审查现有组织结构是否合理，能否满足目标管理的要求，根据目标要

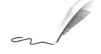

求明确各项职责分工。

3. 制定分目标 在总目标的指导下，自上而下层层分解，制定下级目标和个人目标，构成目标分解体系。分目标与总目标应始终保持一致，个人目标应与组织总目标协调。

4. 协议授权 管理者和下级就实现各目标所需要的支持条件、权力及实现目标后的奖惩事宜达成协议，并授予下级完成目标所需的、相应的支配人、财、物及对外联络等的权力。双方意见一致后，写成书面协议。

（二）组织实施

目标分解体系确定后，每个目标执行者都明确自己在实现总目标过程中应当承担的责任及职责范围。在实施过程中，执行者采取自我管理方法，按照目标总体要求，根据自己的权责范围，调动各种积极的因素，发挥自己的聪明才智，全面组织实施。管理者定期检查、指导，及时反馈，纠正计划和目标之间的偏差，对执行者提供必要的支持和帮助。

（三）检查评价

检查评价是指在达到规定的期限，以各自目标为依据，采取自下而上的检查方法，对目标实施情况及时进行考核、评价绩效。根据考评结果，对照目标及协议实施奖惩措施，并且总结经验教训，找出不足。在检查评价阶段，各部门应主动自检，

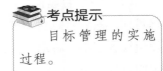

考点提示

目标管理的实施过程。

总结目标管理中的经验和教训，主动承担必要的责任，同时共同制定新的工作目标，为下一轮的目标管理循环奠定基础。

三、目标管理在护理管理中的应用

护理管理中的目标管理是将护理组织的整体目标转化为各部门、各层次及各组织成员的个人目标，建立组织管理的目标体系，实施相应的护理管理行为，最终实现总目标的过程。将目标管理应用到护理管理中可以起到以下作用。

（一）提高各级护理人员的自我管理能力

护理人员的自我管理能力主要表现为能够根据目标要求自觉完成本职工作，并主动与其他护理人员合作，共同完成本部门的目标。如果护理人员缺乏自我管理能力，即使已经规定了其努力的方向和目标，也难以完成，从而影响到本部门目标和组织总体目标的实现。

（二）构建护理组织的价值理念

价值理念是一个组织处事与行为准则，不同的组织价值理念不同。护理的价值理念会渗透到护理组织的总目标和分目标中，并对护理人员的行为产生影响。因此，护理管理者在实施目标管理之前，要充分考虑护理的价值理念。

（三）目标设置合理

护理目标的设置不应太高或太低，还应明确具体的工作任务和要求，以及完成任务的具体时间和效果。

（四）实施前应宣传教育

在应用目标管理前，要对各级护理人员开展有关目标管理方法的培训，让护理人员知道总目标的宗旨、任务、资源及限制因素等，明确个人工作职责及工作任务，统一思想。

（五）实施目标管理期间护理管理者应定期了解工作进度，对下属的工作给予必要的支持、帮助和鼓励。检查评价时从目标的完成情况、目标的难易程度及个人实现目标过程中

的努力程度 3 个方面进行。

（六）护理管理者应努力寻求组织目标和个人目标之间的结合点，并创造机会使护士在完成组织目标的同时实现个人目标。

以某医院护理部年度护理工作实施目标管理为例说明（表 3 - 2）。

表 3 - 2　护理部年度护理工作目标

工作目标	工作指标
护理质量优化	杜绝事故，护理差错发生率≤1‰ 急救物品完好率达到100% 住院患者压疮发生率≤0.08‰
业务能力提高	护理人员理论考试成绩优良率（≥85 分）达到80%以上 选派 10 名护理骨干进修 组织 6 次业务学习讲座
护理科研进步	申报 4 项厅级以上科研项目 发表护理论文 20 篇 参与 8 次院外学术交流

第三节　时间管理

扫码"学一学"

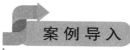

案例导入

王某为某医院血液科病房护士长，自上任以来，每天工作兢兢业业，从早忙到晚，她每天的工作包括安排值班表、参加医院各种会议、处理医嘱、为患者静脉输液等，病房里总是看到她忙碌的身影，但是病房里的护士都认为她不是一名合格的护士长，工作组织杂乱无序，科里还多次出现被投诉的情况，患者满意度也很低。

请思考：

1. 为什么王护士长努力工作，却得不到同事的认可、患者的满意？

2. 王护士长应该如何运用时间管理的知识和方法，安排自己的工作时间？

时间对每一个人都是公平而宝贵的，有人说时间就是金钱、就是生命、就是知识等，管理大师彼得·德鲁克曾说"时间是最宝贵而有限的资源。"莎士比亚有句名言："放弃时间的人，时间也会放弃他。"有的人利用好时间，可以做到事半功倍；有的人虚度光阴，一事无成。护理管理者应该学会管理时间，提高时间的有效性和利用率，从而有利于组织目标的实现。

一、时间管理概述

（一）时间与时间管理的概念

1. 时间　是物质存在的一种客观形式，是不可再生的无形资源，具有客观性、恒常性、无替代性、无储存性等特点。

2. 时间管理　是指在同样的时间消耗下，为提高时间的利用率和有效率而进行的一系列活动。它包括对时间进行有效的计划和分配，以保证重要工作的顺利完成，并留出足够

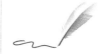

的余地处理突发事件或紧急变化。

（二）时间管理的意义

1. 有效利用时间，提高工作效率 作为管理者来说，影响工作效率最大的因素就是来自外界的干扰太多，随时要放下手中的事情，去处理干扰，会影响工作思路和工作进程。通过时间管理，管理者可以通过研究时间消耗的各种规律，寻找科学安排和使用时间的有效方法，并在实践中克服时间的浪费，以提高时间的效率和价值，让时间发挥最大的效用，从而提高工作效率。

2. 激励个人事业心，满足自我实现的需要 通过时间管理，可以有效地安排利用时间，使个人获得更多的成功与业绩，激发个人成就感，调动工作积极性，满足自我实现的需要。

二、时间管理的实施

如何科学、合理地安排时间，使其得到最恰当的分配及最充分的利用，从而获得最好的工作效果，是时间管理的主要内容，可以应用以下步骤实施。

（一）评估

1. 评估时间使用情况 管理者可以将自己每日工作中有多少事务、每项事务花费多少时间等记录下来，评估时间是如何消耗的，时间分配是否合理。

2. 分析浪费时间的因素 浪费时间是指把时间花费在对实现组织目标或个人目标毫无意义的活动上。很多管理者在工作中都会遇到主观或者客观浪费时间的现象（表3-3）。

表3-3　浪费时间的十大因素

主观因素	客观因素
1. 缺乏有效使用时间的意识和技巧	1. 计划外的电话或来访
2. 工作计划安排不周全	2. 会议过多
3. 缺乏明确的目标	3. 无效的社交应酬过多
4. 不会授权或授权不足	4. 信息来源不足
5. 不善于拒绝	5. 沟通无效
6. 处理问题犹豫不决，缺乏果断	6. 缺乏反馈
7. 文件、物品无序，缺少条理与整洁	7. 协调能力低
8. 工作时精神不集中，有拖延习惯	8. 政策程序要求不清晰
9. 缺乏决策力	9. 文书工作过多
10. 随时接待来访者	10. 突发事件

3. 确定个人最佳工作时间 根据人体生物钟学说，每个季度、每周、每日不同时间的脑力、体力有所不同，每个人都有自己的最佳工作时区。从生理学角度讲，25～50岁为最佳工作年龄，作为管理者一般35～55岁为最佳工作年龄。因此，管理者应掌握自己的生活周期变化，充分利用个人精力最佳的时间做重要的、创造性思考的工作。在效率中等的时间段，可以与他人交换意见、处理回信等；在效率低的阶段，可以处理例行性事务、电话联络、接待访客等。

（二）时间管理方法

1. ABC时间管理法 是由美国著名管理专家艾伦·莱金在《如何控制你的时间和生

命》一书中提出，其核心内容就是要抓住工作中的主要问题、解决主要矛盾，保证做好重点工作，有效利用时间，提高工作效率。莱金提出，每个人都需要制订三个阶段的工作目标：长期目标（5年以内达到的目标）、中期目标（半年内实现的目标）、短期目标（现阶段要达到的目标）。将各阶段的目标分为ABC三个等级：A类是最紧急、最重要，必须完成的工作；B类是较为重要、很想完成的工作；C类是不重要，可以暂时搁置的工作。ABC时间管理法的实施步骤如下。

（1）列出清单　每天工作开始前，把全天的工作任务列出清单。

（2）工作分类　对清单上的工作进行分类，常规、固定工作按程序办理。

（3）工作排序　根据事件的特征、重要性及紧急程度分成ABC三个等级（图3-2、表3-4）。

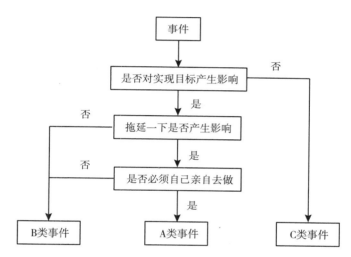

图3-2　确定ABC类事件流程图

表3-4　ABC时间管理法的特征及管理要点

分类	占工作总量 百分比（%）	特征	管理要点	时间分配
A类	20~30 每日1~3件	最重要 最迫切 后果影响大	必须做好 必须现在去做 必须亲自去做	占工作总时数的60%~80%
B类	30~40 每日5件以内	重要 一般迫切 后果影响不大	一般管理 最好亲自去做或授权给下属做	占工作总时数的20%~40%
C类	40~50	无关紧要 不迫切 后果影响小或无影响	不必管理 有时间就去做，也可延迟或授权委托下属完成	0

（4）做出分类表　按ABC类别分配工作项目、安排各类工作预计完成的时间及记录实际完成的时间（表3-5）。

（5）实施　首先全力投入A类工作，全部完成后再进行B类工作，大量减少或暂时搁置、委派他人去完成C类工作。如有人催问C类工作，要将其转入B类工作完成。实施过程中，要记录每项工作的实际完成时间。

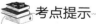

考点提示

ABC时间管理法的实施步骤及运用。

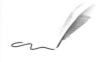

（6）评价　将计划分配时间和实际完成时间进行对比，分析时间运用效率及目标完成情况，并及时做出合理调整，提高时间管理效率。

表3-5　ABC工作分类表

类别	工作项目	时间预分配	实际完成时间
A类	（1）……		
	（2）……		
	……		
B类	（1）……		
	（2）……		
	……		
C类	（1）……		
	（2）……		
	……		

2. 四象限时间管理法　由美国管理学家科维提出，它是指将工作按照重要和紧急两个不同的维度进行划分，基本上可以分为4个"象限"。

第一象限：是指既紧急又重要的工作。这类事务需要马上处理，具有时间的紧迫性和影响的重要性，无法回避也不能拖延，必须首先处理、优先解决。工作中，应当尽量减少这类事务的比例，避免使自己陷入"救火队员"模式中。平时要多关注重要但不紧急的事务，使之尽量不要转变为重要且紧急的事务。如抢救患者、人员短缺、资源缺乏等。

第二象限：是指重要但不紧急的工作。这类事务时间上不具有紧迫性，但是具有重大的影响，对于个人或者组织目标的实现很重要，但不需要立刻去处理。管理者在这类工作上花费时间，可以减少紧急状态下所需的时间，必须把主要精力和工作时间有重点地放在此类工作上，这样可以做到未雨绸缪，防患于未然，可以避免把此类事务转变为重要且紧急的事务。如质量安全检查、护理人员培训、制定防范措施等。

第三象限：是指不重要但紧急的工作。这类事务具有一定的欺骗性，很多人在认识上有误区，认为紧急的事情都显得重要，使得管理者感到忙而无功，大量的时间都花费在这类事务上。管理者应善于运用委托或授权的艺术处理此类事务。高明的授权或委托，会让管理者拥有更多的时间去处理重要但不紧急的事情，也让被委托方或被授权方感到领导对其的重视和承担完成此项工作的价值。如家属到护士站询问病情、会议等。

第四象限：是指既不重要也不紧急的工作。这类事务通常是些琐碎的杂事，没有时间的紧迫性，也没有任何的重要性，却是造成时间浪费的主要原因之一，应当尽量放弃或留到空闲的时候处理。如琐碎事务、处理重复性文件等。

> **考点提示**
> 四象限时间管理法的运用。

这四个象限的划分有利于个人对时间进行深刻的认识及有效的管理（图3-3）。

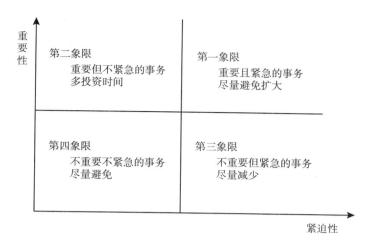

图 3-3　时间管理的 4 个象限

（三）时间管理评价

时间管理评价是指根据人们运用时间管理的实际状况，通过定向和定量进行鉴别与测定，对时间管理的效果进行综合分析、系统评价，从而把管理与效果有机结合起来，以提高工作效率的过程。时间管理评价过程中应遵循以下原则。

1. 时间管理评价是对成果的评价，而不是对活动的评价　成果大小是衡量时间管理水平的标志，其评价标准是工作成果与工作目标相对照的比率。

2. 评价对象不同，时间管理评价的重点不同　可以通过效率和质量对有形劳动的时间管理进行评价；通过效能，即有效性和共享性，来评价无形劳动的时间管理。

3. 时间管理评价讲求效果　追求效果是一切管理活动的中心，也是时间管理的目的所在，分析"投入 - 产出"是时间管理评价的关键，即能否使用最少的时间获得最大的效益和效果。

（四）时间管理的策略

1. 学会授权　授权是指在不影响个人原有工作责任的情形下，将自己的某些责任改派给另一个人，并给予执行过程中所需要的职务权力。在授权时要遵循合理授权、量力授权、带责授权、授中有控等原则。

2. 学会拒绝　"拒绝"是一种"量力"的表现，护理管理者掌握拒绝的艺术是合理使用时间的有效管理手段之一。护理管理者在面临各项工作时，要权衡利弊，学会选择，有所取舍，学会拒绝。拒绝是一门艺术，但要注意时间、地点及场合，巧妙果断地说不，不要害怕因为拒绝别人而影响同事间的关系，处理得当反而会让别人看到你的机智。

3. 养成良好的工作习惯　时间管理强调自我管理，只有形成良好的工作习惯，才能提高时间的利用率和有效率，保证任务完成和目标实现。

三、时间管理在护理管理中的应用

护理工作内容复杂多样，工作中不确定的因素较多，因此在护理管理工作中，应充分发挥时间管理的优势，运用时间管理的方法，提高时间利用效率和工作效率。应用中应注意以下几点：①护理管理者应具备时间成本效益观念与时效观念，培养个人控制自己有限时间的能力；②熟练掌握节约与灵活运用时间的技巧，如授权、委托、拒绝等；③为自己和管理的部门设定工作目标及完成目标的具体时间；④制订每日工作计划时，要将工作目

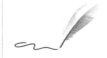

标和实现工作目标的具体事务进行排序，确保最重要的目标和最重要、紧急的事务优先完成。

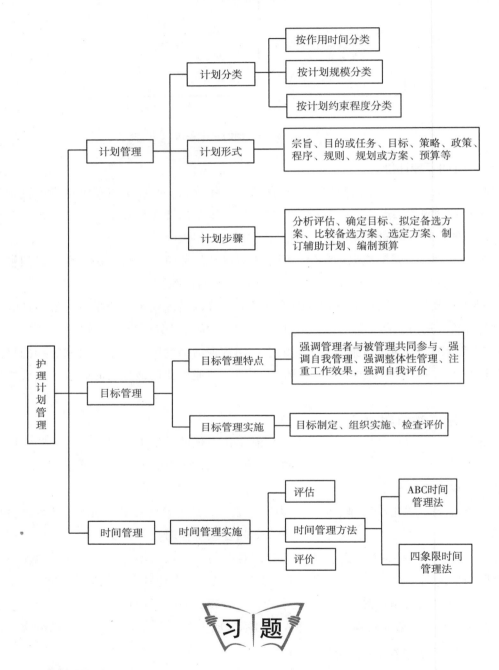

本章小结

- 护理计划管理
  - 计划管理
    - 计划分类
      - 按作用时间分类
      - 按计划规模分类
      - 按计划约束程度分类
    - 计划形式
      - 宗旨、目的或任务、目标、策略、政策、程序、规则、规划或方案、预算等
    - 计划步骤
      - 分析评估、确定目标、拟定备选方案、比较备选方案、选定方案、制订辅助计划、编制预算
  - 目标管理
    - 目标管理特点
      - 强调管理者与被管理共同参与、强调自我管理、强调整体性管理、注重工作效果，强调自我评价
    - 目标管理实施
      - 目标制定、组织实施、检查评价
  - 时间管理
    - 时间管理实施
      - 评估
      - 时间管理方法
        - ABC时间管理法
        - 四象限时间管理法
      - 评价

习题

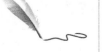

一、选择题

【A1/A2 型题】

1. 在管理的职能中，最基本的职能是

A. 计划职能　　　　　　B. 组织职能　　　　　　C. 控制职能

D. 领导职能　　　　　　E. 人力资源管理职能

2. 医院病房的护理工作年度计划属于

 A. 长期计划　战略性计划　 B. 长期计划　战术性计划　 C. 中期计划　战略性计划

 D. 中期计划　战术性计划　 E. 短期计划　战术性计划

3. 在管理职能中，计划是

 A. 保证　 B. 手段　 C. 关键

 D. 前提　 E. 任务

4. 在计划的定义中，狭义的计划是指

 A. 确定目标　 B. 制订计划的活动过程　 C. 执行计划

 D. 检查计划　 E. 评价计划执行情况

5. 按照计划的时间划分，短期计划的时间在

 A. 1~2 年　 B. 1 年或 1 年以下　 C. 6 个月至 1 年

 D. 3 个月以下　 E. 3~6 个月

6. 用数字来表示预期效果的一种数字化计划称之为

 A. 宗旨　 B. 目标　 C. 任务

 D. 预算　 E. 策略

7. SWOT 分析法中，S 是指

 A. 组织内部的劣势　 B. 组织外部可能存在的机遇

 C. 组织内部的优势　 D. 组织外部可能存在的威胁

 E. 对组织外部不利的影响

8. 目标管理的创始者是

 A. 彼得·德鲁克　 B. 泰罗　 C. 韦伯

 D. 法约尔　 E. 艾伦·莱金

9. 目标管理的基本精神是

 A. 以人际关系为中心　 B. 以经济为中心　 C. 以社会为中心

 D. 以自我管理为中心　 E. 以人为中心

10. 下列目标的描述中，正确的是

 A. 全院护理人员掌握健康教育技能

 B. 本年度大多数护理人员接受一次业务培训

 C. 大部分护理文书书写合格

 D. 本年度全院护士护理技术操作考核合格率≥95%

 E. 全院大多数护理人员理论考核成绩优秀

11. ABC 时间管理方法中，A 类目标是指

 A. 较重要的目标　 B. 可以暂时搁置的目标

 C. 可以授权或委托他人完成的目标　 D. 很想完成的目标

 E. 最重要、优先完成的目标

12. 四象限时间管理法中，四个象限划分的两个维度分别是

 A. 集体性和个人性　 B. 战略性和战术性　 C. 重要性和紧急性

 D. 重要性和时间性　 E. 权威性和重要性

13. 四象限时间管理法中的第四象限是指

A. 重要且紧急的事务　　　B. 不重要但紧急的事务　　　C. 重要但不紧急的事务

D. 多投资时间的事务　　　E. 不重要不紧急的事务

14. ABC 时间管理法中，A 类目标需要

A. 授权　　　　　　　　B. 委托　　　　　　　　C. 亲自去做

D. 不用做　　　　　　　E. 明天再做

15. 某社区卫生服务中心拟开设护理特色服务项目，第一步应是

A. 确定目标　　　　　　B. 选定方案　　　　　　C. 拟定备选方案

D. 评估形势　　　　　　E. 编制预算

16. 某科室按照考核结果对护士的工作进行奖惩，并将考核结果与护士的职称晋升相结合，这属于目标管理步骤中的

A. 授权或委托阶段　　　B. 评价阶段　　　　　　C. 制定阶段

D. 实施阶段　　　　　　E. 执行阶段

17. 患者王某，男性，45 岁，因遇车祸外伤导致脾破裂。患者入院时大汗淋漓、面色苍白，脉搏细数。依据四象限时间管理法，对患者进行抢救处理属于

A. 重要但不紧急的事务　　B. 不重要且不紧急的事务　　C. 重要且紧急的事务

D. 不重要但紧急的事务　　E. 影响不大的事务

18. 某医院新上任的呼吸内科病房护士长小高，在工作中经常感到手头的事情太多，没有头绪，总感觉时间不够用，经常加班到很晚。请帮助小高分析，下列不属于浪费时间的主观因素是

A. 不善于拒绝　　　　　B. 缺乏决策力　　　　　C. 缺乏条理与整洁

D. 不会授权或授权不足　E. 对上级政策要求不清晰

【A3/A4 型题】

(19～20 题共用题干)

某医院护理工作 2015 年出现一般差错 10 件，严重差错 3 件。为提高护理服务质量，减少工作差错，护理部提出 "2016 年全院护理工作一般差错较 2015 年减少 50%，杜绝出现严重差错" 的目标。通过管理，2016 年该医院仅发生 2 件一般护理差错，较去年减少 80%，未出现严重差错，达到了预期目标。

19. 为提高医院的护理服务质量，该医院护理部采用了

A. 时间管理　　　　　　B. 目标管理　　　　　　C. 决策

D. 授权　　　　　　　　E. 战略管理

20. 这种管理方法的特点，除以下哪一点之外

A. 以自我管理为中心　　　　　　B. 管理者与被管理者共同参与

C. 强调整体性管理　　　　　　　D. 注重工作效果，强调自我评价

E. 具有短期性

二、思考题

某二级乙等医院护士主要为中专和专科学历，本科护士只占 3%。今年将有 12 名护士退休、6 名护士需要休产假，医院在如何补充护理人员问题上，不同部门存在不同的看法。人事管理部门认为全部招聘高学历层次的本科毕业生，以提高护理人员质量；院长认为面

向社会公开招聘有工作经验的护士，以便新入职护士能够尽快适应上岗；护理部认为可以招聘一半有经验的护士和一半应届护理专业本科毕业生。

请问：您认为哪个方案比较合理，为什么？请运用本章学习的内容，帮助该医院制定一份切实可行的护理人员招聘工作计划。

（李文杰）

第四章　护理组织管理

第一节　组织管理

扫码"学一学"

　　组织管理是管理的职能之一，指通过设计和维持组织内部的结构以及相互之间的关系使人们为了实现组织目标而有效地协调工作的过程。组织管理在现代管理中具有十分重要的作用，它是落实计划任务的必要条件，是统一组织成员行动的重要手段。

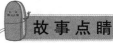

故事点睛

　　旁白：小李和小王是高中同学，同时考入某高校护理专业，她们经常在一起学习、聊天、逛街，班里有些同学也喜欢跟她们相处，小李在她们中间说话也有一定的影响力，成为"领导"的角色。

　　人物：由两名学生分别担任故事人物，进行即兴表演。

　　请问：

　　1. 她们这些人在一起可以称为"组织"吗？

　　2. 什么叫组织？组织的类型有哪些？

一、组织的概念及类型

（一）组织的概念

　　组织是指为了达到某些特定目标经由分工与合作及不同层次的权力和责任，而构成的人的集合。理解组织的概念，需要注意以下三点。

　　1. 组织必须具有明确的目标　任何组织都是为目标而存在的，不论这种目标是明确的，还是隐含的，目标是组织存在的前提。医院的目标是治病救人，大学的目标是为了培养高层次科技人才。

　　2. 没有分工与合作不能称其为组织　分工与合作关系是由组织目标限定的。企业为了达到经营目标要有采购、生产、销售、财务和人事等许多部门，每个部门的人都专门从事某种特定的工作，各个部门又要相互配合。只有把分工与合作结合起来才能产生较高的集团效率。

3. 组织要有不同层次的权力与责任制度　这是由于分工之后，就要赋予每个部门乃至每个人相应的权力和责任，以利于实现组织的目标。完成任何一种工作，都需要具有完成该项工作所必需的权力，同时又必须让其负有相应的责任。仅有权力而无责任，可能导致滥用权力，而不利于组织目标的实现，权力和责任是达成组织目标的必要保证。

（二）组织的类型

1. 正式组织和非正式组织　正式组织是指为了有效地实现组织目标而明确规定组织成员之间职责范围和相互关系的一种结构。非正式组织是人们在共同的工作或活动中，基于共同的兴趣和爱好，以共同的利益和需要为基础而自发形成的群体。比如，学校是个正式组织，但由喜欢打篮球的爱好者组成的篮球队，这个篮球队就是非正式组织。正式组织和非正式组织的特点及作用（表4－1）。

表4－1　正式组织和非正式组织的特点及作用

组织的类型	特点	作用
正式组织	1. 有共同的目标 2. 明确的信息沟通系统 3. 协作的意愿，即人们在组织内积极协作，服从组织目标 4. 讲究效率 5. 分工专业化且强调协调配合 6. 赋予职权，下级必须服从上级 7. 强调团队，不强调工作人员的独特性，组织成员的工作及职位可以相互替换	1. 能有效实现组织目标 2. 组织制度和规范对成员具有正式的约束力
非正式组织	1. 没有法定的职位 2. 是共同的兴趣、观点、思想自发形成的 3. 有较强的内聚力 4. 有不成文的奖惩办法 5. 组织领袖有一定的影响力 6. 信息交流和传递，渠道畅通，传递快	1. 有利于组织成员间的相互理解、信任和同甘共苦等，保持良好的氛围 2. 有利于提供更多沟通渠道 3. 有利于增强正式组织的凝聚力

在正式的组织结构中，存在着非正式组织，一个员工可能属于正式组织，必须听从组织的命令，按照组织的规章制度行动，但他同时可能也与其他同事一起组成了某种非正式组织。对管理者来说，非正式组织的存在有其积极及消极两个方面的意义。当非正式组织的活动与正式组织的目标一致时，对正式组织具有积极的意义；当非正式组织与正式组织的目标相违背时，会出现消极的意义。因此，管理者必须根据具体情况对非正式组织进行积极的引导及有效的控制。

2. 实体组织和虚拟组织　实体组织是为了实现某一共同目标，经由分工与合作，及不同层次的权力和责任制度而构成的人群集合系统。即一般意义的组织，例如企业、政府、学校、医院、军队等。按照定义，作为实体组织有三个特点：①组织必须有共同目标。因为目标是组织存在的前提和基础；②组织必须有分工与协作。因为要实现组织目标，组织需要有许多部门，并且各部门之间要进行协作和配合，以提高效率；③组织要有不同层次的权力与责任制度。组织在分工的基础上要赋予各部门及每个人相应的权力和责任，以便于实现组织目标。虚拟组织最初的形态就是实体组织，而随着社会及组织的发展，尤其是数字化网络出现之后，虚拟组织更为大众所认同和接受。虚拟组织虽然不是因为国际互联网的出现才产生，但在国际互联网出现之后才得以全方位的发展。网络是虚拟组织产生的

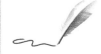

必要但并非充分条件，网络也不仅仅是指国际互联网，传统意义上的邮政网、电信网（包括电话、电报、传真）等都导致一定程度和数量的虚拟组织的产生。在许多企业中，低层次的虚拟组织为实体组织的目标实现也曾发挥难以替代的作用。虚拟组织不同于实体组织主要表现在以下几个方面（表4-2）：①组织结构的虚拟性；②构成人员的虚拟性；③办公场所的虚拟性；④核心能力的虚拟性。

表4-2 虚拟组织和实体组织的区别

比较项目	虚拟组织	实体组织
组织结构	网络型	有法人，金字塔
构成人员	不属于该组织	属于该组织
办公场所	无	有集中场所
核心能力	易重组、高速度、低成本	自身核心能力难以大幅度提高

3. 学习型组织 是20世纪80年代初，美国麻省理工学院彼得·圣吉提出，其核心理念是创新。学习型组织是一个能熟练的创造、获取和传递知识的组织，是以共同愿景为基础，以团队学习为特征的组织，同时也要善于修正自身的行为，以适应新的知识和见解。学习型组织的内涵，包括5项修炼：①自我超越关注个人成长，做事要精益求精，努力实现心灵深处的愿望；②改善心智模式是思维根深蒂固的定式反应；③建立共同愿望是组织中全体成员的全人愿景的整合和融汇；④团队学习同时强调终身学习、全员学习、全过程学习，提倡工作学习化、学习工作化；⑤系统思考是整体而不是片面，要求整体地、动态地、本质地思考问题。

一个理想的学习型组织应具有以下特征：①组织具有适应性；②成员具有学习的欲望和能力；③组织具有强大的团队精神和优异的业绩。

二、组织设计的含义

组织设计是管理者将组织管理中涉及的目标、任务、权力、操作等相互关系组合成结构以实现组织目标的过程，是管理者有意识的建立组织中正规有效关系，以形成组织结构的过程。组织设计是有效管理的必备手段之一。通过组织设计，可以协调组织内各成员、各部分的关系，建立组织中明确的沟通渠道，减少组织中各部门及成员之间的冲突及矛盾，使组织内目标、责任、权力等要素的组合发挥最大的效应，从而提高组织的整体功效。

三、组织设计的原则

（一）目标明确原则

指组织的设计及建立，必须有明确的总目标，各部门及单位也必须有明确的分目标，整个组织的活动要始终围绕组织的总目标运转。

考点提示

组织设计的八大原则主要内容。

（二）分工及合作原则

分工合作原则要求在建立组织结构时必须根据组织内部的职责类型、专业化要求及分工协作的需要建立组织，并制定相应的规章制度，以保证组织的有效运转。

（三）统一指挥原则

这项原则要求在设计组织结构时使组织内的权力要相对集中，一般要求实施一元化管理，即按照管理层次建立统一的命令、统一的指挥系统，使组织结构中上下级的联系必须按照一定的层次，形成从上到下的指挥管理链，各级组织和各级管理人员原则上只接受一个上级的直接命令及指挥，只向一个上级负责。

（四）权责相称原则

权责指职权和职责。职权是管理职位所具有的发布命令及保证命令得到执行的一种权力；职责是对应职权应承担的相应责任。在设计组织结构时，对每个层次上的职位，必须明确划分职责范围，并赋予完成该职责所必需的权力，使岗位职务与职权及职责相对应，做到责任及权力一致。

（五）层幅适当原则

组织的管理指挥是在划分层次的基础上建立起来的，而管理层次是在组织规模相对稳定的前提下，根据管理幅度来决定的。管理层次是组织结构中从最高的管理者到基层员工之间应该划分的隶属管理的数量，有几个级别的隶属关系，就有几个管理层次，不同的管理层次，有不同的管理职能。管理幅度是一个管理者能有效管理下属人员的数目。组织设计中要考虑管理层次及管理幅度的关系。一般情况下，管理层次与管理幅度成反比关系，即管理层次少，管理的幅度宽，而层次多对应幅度窄。

（六）动静结合原则

要求在设置组织结构时，既考虑组织的稳定性，又要注意在内外环境变化时，组织结构的调整及改革，使组织有一定的发展弹性及适应性。

（七）精简效率原则

精简效率原则指在健全的组织机构中，各个部门、各个环节及各个组织成员必须组合成精简、高效的组织结构形式。

（八）弹性例外原则

是指组织设计时需要考虑的一种分权原则。在组织设置时，将权力及责任的分配标准化，使上级将部分权力授予下级。这样，各级管理者在处理日常工作事务时，能及时处理属于自己职权范围内的工作，不必事事请示上级，下级可以见机行事，上级对下级的工作不需要过多的干涉，只保留组织制度中没有明确规定事项的决定权或既定制度的监督权。

四、组织设计的步骤

组织结构设计是一个复杂的工作过程。无论是设计新的组织结构，还是对原有的组织结构进行调整和完善，通常包括以下基本步骤。

（一）设计前的评估

即收集及分析有关资料，以确定目标。①收集同类组织结构的形式，以及他们的经营管理思想和人员配备等方面的资料；②收集外部环境的各种资料；③组织内部的状况：组织现有的资源、规模、形式、运行状况及存在的问题。通过对这些资料的收集及分析，以确定组织的发展趋向及基本的组织结构框架。

（二）工作的划分

研究工作的性质和范围，根据组织的目标，将组织的生产、经营及管理活动分成若干个相对独立的单元，并确定其业务范围及工作量，进行部门化的工作划分。

（三）提出组织结构框架

按照组织设计的要求，决定管理层次及部门结构，形成层次化的组织管理系统，这是

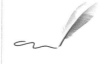

组织设计中非常重要的一步，决定着组织的效能。在设计组织框架结构时，应注意认真处理好管理幅度及管理层次的关系，纵向与横向的协调关系，同时要注意信息的上下传递及反馈。

（四）确定职责

即决定组织的管理中集权及分权的程度，先决定组织中各层次、各部门的职责，再对各部门内部的业务进行分工，并以此为基础确定相应的职务、岗位、权限及责任，一般采用职务说明书或岗位职责等文件形式表达。

（五）设计组织的运作方式

包括单元的工作程序、它们之间的协作关系及信息沟通方式。

（六）决定人员配备

按照职务、岗位及技能的要求，选择配备恰当的管理人员及员工。

（七）评价及确定组织结构

根据组织目标及设计要求对组织设计进行审查、评价及修改，并确定正式的组织结构及组织运作程序，颁布实施。组织设计是组织正常高效运转的基本保证，在组织设计完成后，必须根据组织的运行状况及内外环境的变化，做出适当的调整，以完善组织结构。

第二节　我国医疗卫生组织

扫码"学一学"

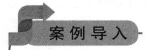

案例导入

小张是护校即将进入医院实习的一名护理专业学生，她跟老师说她想去离家比较近的一所社区医院，老师告诉她那所医院不能满足实习的要求。

请思考：

1. 我国卫生组织的类型是如何划分的？

2. 社区医院属于哪一层卫生组织机构？

3. 对护生的实习医院有何要求？

一、医疗卫生组织系统及类型

（一）医院卫生组织系统设置

我国卫生组织是贯彻实施国家的卫生工作方针政策，领导全国和地方卫生工作，制定具体政策，组织卫生专业人员和群众运用医药卫生技术，推行卫生工作的专业组织。它是以行政体制建立为基础，在不同行政地区设置不同层次规模、大小不一的卫生组织。每个层次的卫生组织都是按医疗、预防、保健、教育和科研等主要职能配置的。

（二）医疗卫生组织类型

按照性质和职能，我国的卫生组织大致可分为三类：卫生行政组织、卫生事业组织和群众性卫生组织

1. 卫生行政组织　2018 年 3 月国务院组建国家卫生健康委员会，不再保留国家卫生和

计划生育委员会。其主要职责是，拟订国民健康政策，协调推进深化医药卫生体制改革，组织制定国家基本药物制度，监督管理公共卫生、医疗服务、卫生应急，负责计划生育管理和服务工作，拟订应对人口老龄化、医养结合政策措施等。根据政府组织法规定，国家卫生行政机构按行政区划分设立。从中央、省（自治区、直辖市）、行政署、省辖市、县（市、省辖市所辖区）直到乡（镇）各级人民政府均设有卫生健康委员会。

2. 卫生事业组织　是具体开展卫生业务工作的专业机构。按工作性质分类如下。

（1）医疗预防机构　医疗预防机构是以承担治疗疾病任务为主的业务组织，是分布最广、任务最重、卫生人员最多的卫生组织。包括综合医院、专科医院、医疗保健所、门诊部、疗养院、康复医院等。

（2）卫生防疫机构　卫生防疫机构是预防疾病任务为主的业务组织。预防疾病，并对危害人群健康的影响因素进行监测、监督。包括各级疾病控制中心、寄生虫病、地方病、职业病防治机构及国家卫生检疫机构。

（3）妇幼保健机构　妇幼保健机构承担保护妇女儿童健康的任务。我国妇女儿童占人口的三分之二，所以这是很重要的机构。包括妇幼保健院（站、所）、产院、儿童医院等。计划生育专业机构，如计划生育门诊部、咨询站等属于妇幼保健机构。

（4）有关药品、生物制品、卫生材料的生产、供销及管理、检定机构　包括药品检定所，生物制品研究所等，承担并保证全国用药任务及用药安全。

（5）医学教育机构　医学教育机构由高等医学院校、中等卫生学校及卫生进修学院（校）等组成，是培养和输送各级、各类卫生人员，对在职人员进行专业培训的专业组织。

（6）医学研究机构　医学研究机构主要任务是推动医学科学和人民卫生事业的发展，为我国的医学科学的发展奠定基础。包括中国医学科学院、中国疾病预防控制中心等。此外，各省市自治区有医学科学院的分院及各级研究所、医学院校及其他卫生机构也有附属医学研究所（室）。

3. 群众性卫生组织　群众性卫生组织是由专业或非专业人员在行政部门的领导下，按不同任务所设置的机构。

（1）由国家机关和人民团体的代表组成的群众卫生组织　其主要任务是协调有关方面的力量，推进卫生防病的群众性卫生组织。如爱国卫生运动委员会、血吸虫病或地方病防治委员会。

（2）由卫生专业人员组成的学术性团体　各级党政组织负责人参加，组织有关单位、部门，支持共同做好工作。卫生专业人员组成的学术性团体包括如中华医学会、中华学药会、中华护理学会等。

（3）由广大群众卫生积极分子组成的基层群众卫生组织　这类组织的主要任务是组织会员学习，开展学术活动，提高医药卫生技术，交流工作经验，对提高学术水平尤为重要。由广大群众卫生积极分子组成的基层群众卫生组织，主要任务是发动群众开展卫生工作，宣传卫生知识，组织自救互救活动，开展社会服务活动和福利救济工作等为主要活动内容。在各级政府领导下，在中国红十字会统一指挥下，遍布全国城乡基层单位的红十字会，是人民群众团体，是国际性组织，对开展外交活动也有积极作用。

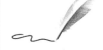

二、医院组织系统及结构

（一）医院概念

医院是对个人或特定人群进行防病治病的场所，备有一定数量的病床设施、医疗设备和医务人员等，运用医学科学理论和技术，通过医务人员的集体协作，对住院或门诊患者实施诊治与护理的医疗事业机构。

（二）医院分类

根据不同划分标准，可将医院划分为不同类型（表4-3）。

表4-3 医院类型

划分标准	类型
按收治范围	综合医院、专科医院、康复医院、职业病医院
按特定任务	军队医院、企业医院、医学院校附属医院
按地区	城市医院（市、区、街道）、农村医院（县、乡、镇）
按所有制	全民所有制医院、集体所有制医院、个体所有制医院、中外合资医院
按运行目标	非营利性医疗机构、营利性医疗机构
按分级管理制度	一级医院（甲、乙、丙等）、二级医院（甲、乙、丙等）、三级医院（特、甲、乙、丙等）

注：表中有的医院兼有几种类型

知识链接

医院等级评定

一级医院：直接为一定人口的社区提供医疗、预防、保健和康复服务的基层医院，包括农村乡、镇卫生院和城市街道医院。

二级医院：向多个社区提供综合医疗卫生服务，并承担一定教学、科研任务的医院，包括一般市、县医院、省辖市的区级医院和相当规模的厂矿、企事业单位的职工医院。

三级医院：是向几个地区提供高水平、专科性医疗卫生服务，并承担高层次教学和科研任务的医院，包括国家、省、市直属的市级大医院和医学院校的附属医院。

（三）医院的组织机构

1. 党群组织系统　党群组织系统包括党组织书记、党委办公室、工会、共青团、妇女、宣传、统战、纪检、监察等部门。

2. 行政管理组织系统　行政管理组织系统包括院长、院长办公室、医务、科教、防保、护理、设备、信息、财务、总务、膳食、门诊等部门。

3. 临床业务组织系统　临床业务组织系统包括有内、外、妇、儿、眼、耳鼻喉、口腔、皮肤、麻醉、中医、传染等临床业务科室。

4. 护理组织系统　护理组织系统包括病房、门诊、急诊、供应室、手术室及有关医技科室的护理岗位。

5. 医技组织系统　医技组织系统包括药剂、检验、放射、理疗、超声、心电图、核医学、中心实验室、营养室等部门。

（四）医院的组织系统

建立护理管理组织系统，可保证护理工作的高效运转和护理事业的稳定发展。

第三节　我国护理管理组织

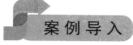

案例导入

某三级医院接收了一批车祸患者，这批患者在医院有关部门的医生和护士的全力抢救、密切配合，精心护理下，转危为安。

请思考：

在本次抢救过程中，护理部、护士长的职责是什么？起到了什么作用？

一、医院护理组织系统

按照国家卫生健康委员会的规定，医院护理管理组织系统设置情况是：300张病床以上的医院可设护理副院长，护理部主任1名，副主任2～3名；300张病床以下的医院，如县或县以上的医院，可设护理部总护士长1名。如果是医疗、教学、科研任务繁重的专科医院，可设护理部主任1名，副主任1～2名；100张病床以上或3个护理单元以上的大科，以及任务繁重的手术室、急诊室、门诊部设科护士长。

目前，我国医院护理管理体制主要有以下三种。

1. 在院长领导下，护理副院长—护理部主任—科护士长—病室护士长，实施垂直管理。

考点提示

床位数与等级管理关系。

2. 在医疗副院长领导下，护理部主任—科护士长—病室护士长，实施半垂直管理。

3. 床位不满300张，规模较小的医院，不设护理部主任，只设总护士长。

二、护理组织结构

建立护理管理组织系统，可保证护理工作的高效运转和护理事业的稳定发展。

（一）各级卫生行政部门的护理管理组织机构

卫健委医政司护理管理处是我国护理行政管理的最高机构。职责是负责为全国城乡医疗机构制定和组织实施有关护理工作的政策、法规、人员编制、规划、管理条例、工作制度、职责和技术质量标准等；组织实施上述制定工作的规定，确保贯彻落实；配合教育部门、人事部门加强对全国护理人员的护理策划、护理人事等项目；通过卫健委医院管理研究所护理中心（原卫生部护理中心）进行护理质量控制、技术指导、专业骨干培训和国际合作交流等。

（二）各级地方卫生行政部门的护理管理机构

各省、自治区、直辖市卫生厅（局）均设有厅（局）长分管理护理工作，负责所管辖范围内的护理管理机构和人员。地（市）以上卫生厅（局）的护理管理干部，全面负责本地区的护理管工作。部分县卫生局也配备有专职护理管干部。各级卫生行政部门护理管理机构的职责是负责组织落实卫健委有关护理工作的规定；根据上级的要求，并结合本地区的实际情况，为本地区医疗机构制定护理工作的具体方针、政策、法规、技术质量标准等，以利于有效地贯彻执行上级的要求；提出并组织实施本地区的发展规划、工作计划，检查执行情况，组织经验交流，深入基层听取护理工作汇报，及时研究解决执行过程中的问题；加强与中华护理学会各分会的沟通联系，相互合作，共同完成本地区的护理工作任务。

三、护理组织文化

护理组织文化作为一种职业精神和柔性管理也形成自己完整的系统，主要包括以下内容：一个核心（组织精神和组织价值观）、二类范畴（护理哲理和护理形象，两者分别构成护理的内在文化和外在文化）、三个层面（精神层面、制度层面和物质层面）和五大内容（护理目标、护理价值观、护理群体意识与传统、护理职业形象、护理领导风格）。

（一）护理组织文化的定义

护理组织文化是在一定的社会文化基础上已形成的具有护理专业自身特征的一种文化。护理组织文化是在特定的环境中，全体护理人员在工作和生活中创造出来的物质成果和精神成果的集中表现，是在护理活动过程中形成的特定的文化观念和历史传统，以共同的价值标准、道德标准和文化信念为核心，最大限度地调动护理人员的积极性和潜在能力，将护理组织内各种力量聚集于共同宗旨和哲理之下，齐心协力地实现护理组织的目标。

（二）护理组织文化创建的过程

1. 分析、诊断 首先应全面收集资料，对组织存在的文化进行系统分析，自我诊断。确定组织已经形成的传统作风、行为模式和工作特点；现有的文化中有哪些是积极向上的，哪些是保守落后的，哪些是要发扬的，哪些是应摒弃的，以确立文化建设的目标。

2. 条理化 在分析诊断的基础上，进一步归纳总结，把最优秀的内容文化加以完善和条理化，用富于哲理的语言表达出来，形成制度、规范、口号、守则。

3. 自我设计 在现有的组织文化基础上，根据护理组织的特色，以动员组织全体成员参与组织文化设计。通过各种设计方案的归纳、比较、融合、提炼，集组织成员的信念、意识和行为准则于一身，融共同理想、组织目标、社会责任和职业道德于一体，设计具有特色的组织文化。

4. 倡导、强化 通过各种途径大力提倡新文化，使新观念人人皆知。在组织管理过程中，管理者要通过各种手段强化新的价值观念，使之约定俗成，为广大成员接受和认可。

5. 实践、提高 用新的价值观指导实践，在活动中进一步把感性认识上升为理性认识，从实践上升到理论，不断提高组织文化的层次。

6. 适时发展 在组织发展的不同阶段，组织文化应有不同的内容、不同的风格，应根据形势的发展和需要，使组织文化在不断更新中完成再塑造和再优化。

组织文化坚持"以人为本"，强调文化认同和群体意识的作用。护理管理者可通过创造自己独特的护理组织文化，激发护理人员的工作积极性，为患者提供优质服务，赢得良好的社会效益和经济效益。

四、医院护理部的地位、职能

（一）护理部的地位

护理部是医院的一个管理职能部门，是医院护理指挥系统的中枢，在医院管理中相对独立，自成体系。护理部主任直接进入医院领导层，参与整个医院的管理活动，并具有相应的责任和权力。现在，护理部与医院行政、医务、医技、后勤等部门处在并列的地位，相互配合共同完成医疗、护理、预防、教学、科研等工作。护理部在护理副院长或业务副院长的直接领导下负责计划、组织、指挥、协调、控制全院的护理业务、行政管理、在职教育、科学研究等工作，在医院护理全过程中始终起着主导作用。

（二）护理部的管理职能

护理部在医院管理中的主要工作职能如下。

1. 在院长、分管护理工作副院长的领导下，负责全院护理工作，拟定护理工作的近、远期计划，具体组织实施，并定期进行检查及总结。

2. 制定全院护理管理标准，包括护理常规、质量标准、规章制度、工作职责、排班原则等，督促检查各级护理人员的执行情况。

3. 制定护理技术操作规程和护理文书书写标准（含护理病历、各种记录单、表格、交班报告等），做好护理资料的登记工作。

4. 加强对护士长的领导与培养，提高她们的业务水平和管理能力，对重、危、难患者的护理过程进行技术指导。

5. 调配院内护理力量，合理使用护理人员，发挥护理人员的积极性；协调处理与科主任、医技、后勤等部门的关系。

6. 负责全院护理人员的业务培训、技术考核、教学、进修等工作，建立护士技术档案；提出晋升、任免、奖惩意见；组织全院护理查房；领导护理人员学习先进护理经验，积极鼓励护理人员钻研业务，有计划地造就一支高素质的护理队伍。

7. 负责领导护理科研工作，组织制定规划，选定课题，提出措施，抓好落实；根据实际情况有计划地开展护理新业务、新技术，不断提高护理质量。

8. 组织护士长定期分析护理质量，采取措施减少护理差错，严防护理事故发生，并负责护理方面的医疗纠纷与事故的处理。

9. 负责提出有关护理物品、仪器、设备等的增配意见。

五、护士长管理

护士长是医院护理管理指挥系统中数量最多的管理人员，包括科护士长和病房护士长，而病房护士长常简称护士长。科护士长是护理管理系统中的中层管理者，起着上下信息沟通的桥梁作用，协调科室内外关系，担负着科室以及所属病房管理和专科护理业务技术的直接指导任务，为提高医院整体护理水平起着重要作用。护士长是医院护理管理层最基层的管理者，是病房或护理单元工作的具体领导者和组织者，在完成病房管理和基础护理业务技术管理中起着主导作用。

（一）护士长的工作职责

各级护理人员都有其相应的职责。护士长是医院护理系统中最基层的管理者，工作责

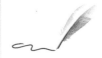

任大、涉及面广，既有带领本科室或本病区护理人员同心协力按要求完成护理工作任务而承担护理行政上的管理职责，又有指导下属护理人员的护理业务技术管理职责。因此，护士长职责包括护士长行政管理职责和业务技术管理职责。

1. 护士长行政管理职责　主要是对本病房的护理人员给予指导、进行沟通，运用各种方式统一意见，充分发挥护理人员的工作积极性，从而保证各项护理活动的顺利进行。其具体职责如下。

（1）在护理副院长、护理部主任及科护士长的领导下，负责病区护理方面的日常行政管理工作。

（2）根据护理部和科内工作计划，制订本病区具体工作计划，并组织实施，加强控制，按期做好总结，不断完善。

（3）认真落实医院各项行政规章制度，严格执行一日清单制度和物价制度等。

（4）负责本病区护理人员的政治思想工作，加强职业道德教育，遵守劳动纪律，加强责任心，改善服务态度。

（5）负责本病区人员的分工和排班工作，合理安排人力资源。

（6）定期召开由护士、患者及家属参加的座谈会，沟通思想、联络感情、征询意见和建议，不断改进工作。

（7）加强病房和患者、陪住、探视人员的管理，保持就医环境的整洁、安静、安全。

（8）督促检查卫生员（护工）、配膳员做好清洁卫生和消毒工作，预防院内感染。

2. 护士长业务技术管理职责　主要是督促本病区护理人员严格执行各级护理规章制度、技术操作规程和护理常规，组织和指导下属护理人员业务学习和技术训练，具体解决本病区护理技术上的疑难问题，做好病区护理新业务、新技术的引进和技术训练，积极开展护理科研活动，采取有效措施搞好病房管理，保证护理质量。其具体职责如下。

（1）在护理副院长、护理部主任及科护士长的指导下进行科室业务工作。

（2）根据护理部和科内业务技术管理要求，负责本病区业务技术管理计划的制订、实施、评价和改进，加强学习，不断训练，提高技术水平。

（3）负责检查护理质量。督促护理人员认真执行各项护理常规，严格执行各项规章制度和技术操作规程。

（4）组织病区护理查房和护理会诊，并积极开展新业务、新技术推广及护理科研。

（5）检查医嘱的执行情况，加强医护配合；严防差错事故。

（6）随同科主任和主治医师查房，参加会诊以及大手术或新手术前疑难病症和死亡病例的讨论。

（7）负责本病区物品的检查、保管和保养。

（8）负责护生的见习、实习和护士进修工作，并指定有经验和教学能力的护师或有护师职称以上的人员担任带教工作。

（二）护士长的工作方法

护士长是医院最基层的管理者，是病区护理工作的具体领导和组织者，护理质量的好坏，是护士长指挥效能的体现。护士长的工作方法，从大的范围上说有目标管理方法、重点管理方法、行政方法、思想工作方法、信息方法、科学统计方法等。在护士长的具体实践工作中也经常运用调查研究、组织学习、说服教育、会议交流、计划总结、表彰批评等措施。下面就护士长工作实际需要，介绍目标管理与重点管理。

1. 目标管理　目标管理的概念和特点等在前面的章节已进行了详细论述。护士长的目标管理是在护理人员能充分发挥的基础上，以工作目标为中心的管理。目标管理的目的是让护士长与下属护理人员，按护理部的总体目标要求，共同参与各层目标的制定，使护理人员既明确护理单元目标，又明确个人目标。目标的确定者就是目标的执行者。在工作中实现自我管理的控制，取代单纯的自上而下的命令和控制，增强护理人员责任心和压力感，激励下属努力完成工作目标。目标的实施方法及注意事项详见第三章第二节之目标管理。

2. 重点管理法　护士长的工作往往千头万绪，而要将自己从繁杂的工作中解脱出来，做到忙而不乱，这就要求护士长抓住关键，以解决主要矛盾，保证重点，实施重点管理。管理者常应用 ABC 分析法来找出事情的重点，既把要做的事情分成 ABC 三类，按轻重缓急不同而实施重点管理。在护士长实际工作中有许多工作挤到一起的时候，可以对应表 4 – 4 进行 ABC 分类处理。

表 4 – 4　ABC 事件分类特征及管理要点

类别	工作项目	特征	管理要点
A	某患者病情危重需派特护 病房厕所被堵	最重要 最迫切	重点管理 必须马上解决好
B	一患者约护士长谈话 患者被服报废，补充	重要 一般迫切	一般管理 最好自己去做亦可授权他人办理
C	年度总结 申请新的护理设备	无关紧要 影响小或无后果影响	暂可不必管理

在 A 类项目的事件中，既紧急又重要，护士长应当即该处理。B 类是重要的但不紧急，也要安排好。如患者的要求不满足而影响护理质量；被服不及时报废、补充，更换被服时，数量不够而成为紧迫工作。C 类虽不紧迫，暂可放一放，但也需处理完重点后进行处理。表格的使用可以提醒护士长按轻重缓急处理工作，对做过的可以注明情况，便于小结；对未做过的可预定完成的日期。同时，经常使用这种分类法可以帮助护士长对紧急、重要事件立即作出明确，提出处理措施，提高工作效率。

另外，在抓工作重点时，还可以参考"重要的少数与次要的多数"原理。意思是尽管是少数，但是很重要；虽然是多数，但都属次要。在护理管理中"绵羊皮"原理的应用也是十分广泛。比如，少数护理单元承担着大部分疑难危重患者护理任务，而多数护理单元承担的护理任务一般；少数护理人员成果多、论文多，而多数人成果和论文都很少；少数护理人员经常会发生护理差错，而多数人工作不出问题或很少出问题等。护理管理中，就是在总体中抓住重点而进行重点管理。其他详见第三章第三节之时间管理。

本章小结

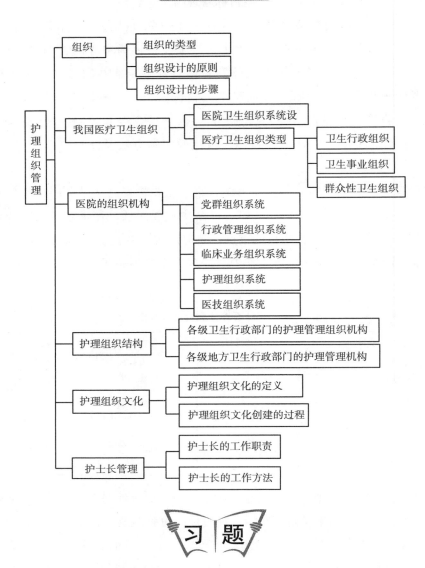

习 题

一、选择题

【A1/A2 型题】

1. 组织存在的前提是

    A. 分工   B. 合作   C. 目标

    D. 权力   E. 责任

2. 达成组织目标的必要保证是

    A. 明确的目标   B. 分工和合作   C. 权力和责任

    D. 管理和制度   E. 以上均是

3. 下列有关非正式组织的特点哪项是错误的

    A. 自发组成的团体   B. 有较强的内聚力   C. 具有行为一致性

    D. 有规章制度的约束   E. 有共同的思想和兴趣

4. 下列不属于虚拟组织特点的是

    A. 网络型结构   B. 构成人员不属于该组织   C. 有集中的办公场所

    D. 易重组   E. 低成本

5. 要求在建立组织结构时必须根据组织内部的职责类型、专业化要求及分工协作的需要建立组织，并制定相应的规章制度，以保证组织的有效运转是属于组织设计的

    A. 目标明确原则   B. 分工及合作原则   C. 统一指挥原则

    D. 权责相称原则   E. 层幅适当原则

6. 对于保证组织目标的实现和组织绩效的提高具有关键作用的组织设计原则是

    A. 统一指挥原则   B. 专业化分工与协作原则   C. 管理层次的原则

    D. 管理幅度的原则   E. 稳定性与适应性相结合的原则

7. 在组织设计中决定组织效能的步骤是

    A. 设计前评估   B. 工作的划分   C. 提出组织结构框架

    D. 确定职责   E. 决定人员配备

8. 按照卫生组织的性质和职能，属于卫生事业组织的是

    A. 妇幼保健院   B. 中华护理学会   C. 市卫生局

    D. 中国红十字会   E. 地方病防治委员会

9. 中华护理学会属于

    A. 卫生行政组织   B. 卫生事业组织   C. 群众性卫生组织

    D. 国际性组织   E. 医学研究机构

10. 全民所有制医院是按什么划分标准进行分类

    A. 按所有制   B. 按运行目标   C. 按特定任务

    D. 按收治范围   E. 按地区

11. 按收治范围划分的医院是

    A. 军队医院   B. 非营利性医院   C. 综合医院

    D. 农村医院   E. 企业医院

12. 三级医院的病床编设应不少于

    A. 100 张   B. 200 张   C. 300 张

    D. 400 张   E. 500 张

13. 病房、门诊、急诊、供应室、手术室及有关医技科室的护理岗位属于

    A. 党群组织系统   B. 行政管理组织系统   C. 临床业务组织系统

    D. 护理组织系统   E. 医技组织系统

14. 根据卫健委规定，有关护理指挥系统和管理体制以下哪项不正确

    A. 300 张以上病床的医院要设护理部

    B. 300 张以下病床的医院为总护士长、护士长二级负责制

    C. 护士长由院长提名、聘任

    D. 病房护理管理实行护士长负责制

    E. 100 张以上病床或 3 个护理单元以上的大科设科护士长一名

15. 护理部属于医院中的

    A. 护理组织系统   B. 临床业务组织系统   C. 医技组织系统

D. 行政管理组织系统　　　E. 党群组织系统

16. 300 张床位以上的医院应立专职的

A. 科护士长　　　　　B. 护理副院长　　　　　C. 护理院长

D. 护理部主任　　　　E. 总护士长

17. 县级以上医院采取的管理体制是

A. 五级管理体制　　　B. 四级管理体制　　　C. 三级管理体制

D. 二级管理体制　　　E. 一级管理体制

18. 在院长、护理副院长领导下，全面负责医院护理管理工作是

A. 护理部干事的岗位职责　　　　B. 总护士长的岗位职责

C. 护理部主任的岗位职责　　　　D. 护理副院长的岗位职责

E. 医务科科长的岗位职责

19. 定期召开由护士、患者及家属参加的座谈会，沟通思想、联络感情、征询意见和建议，不断改进工作是

A. 护理部干事的工作职责　　　　B. 护士长的工作职责

C. 护理部主任的工作职责　　　　D. 护理副院长的工作职责

E. 医务科科长的工作职责

20. 某病房近期出现护理投诉和差错，两位科护士长介入帮助整改，病房护士长针对问题和整改建议进行工作，但是对于两位科护士长的部分不同要求感到无所适从。从管理角度来说，违背的组织原则是

A. 管理层次的原则　　　　　B. 专业化分工与协作的原则

C. 有效管理幅度原则　　　　D. 职责与权限一致的原则

E. 等级和统一指挥原则

二、思考题

上任六个月的普外科护士长小张将辞职信交到了护理部。主任问其原因，小张陈述："这个工作我已经干不下去了，我有两个上司一个是外科护士长，一个是科主任，两个人意见经常不统一，比如科护士长说为了护理安全，病区不允许加床；而科主任说为了满足患者需要及增加科室的经济效益就应该加床；又比如护士长到病区质问我有两名护士不在岗，我告诉她急诊手术缺人手被主任调走了，护士长要求立即让我将两位护士叫回，一会她来检查。这样的事经常发生，我已经维持不下去了。"

请问：这家医院的组织结构是怎么样？该组织结构有问题吗？应如何改进？

（丁文颖）

第五章　护理人力资源管理

第一节　护理人力资源管理职能

扫码"学一学"

为适应扩大的医院规模和不断提高的医疗技术水平，各级医疗机构在护理人员招聘及管理方面重视程度越来越高。如何运用管理学原理及方法，进行人力资源的规划及开发，以人为中心充分调动护理人员的积极性，提高护理队伍的整体素质，为患者提供优质的护理服务，促进护理质量的提高和护理事业的发展，已成为护理管理者面临的重要研究课题。

故事点睛

旁白： 小芳是一名毕业后工作三年的护士，学妹丽丽向其询问"我今年毕业了，正在寻找就业单位，学校给我们推荐了招聘医院信息，可是我感到很迷茫，不知道我要做哪些方面的准备，通过怎样的手续，才能进入理想的医院工作？进入工作岗位后还有哪些管理要求呢？"，小芳根据自己的亲身经历告知了有关医院招聘人员的流程、应该注意的问题以及后期对新入职人员的一系列管理规定。

人物： 由两名学生分别担任故事人物，进行即兴表演。

请问：

1. 医院招聘护理人员的形式和内容是什么？

2. 新入职护士后期有哪些管理要求？

护理人力资源的管理是护理管理重要职能之一。随着医院规模的扩大，护理队伍人数也在不断增加。对护理人力资源进行科学化管理，是提高护理工作效率和护理质量的重要保证。

一、护理人力资源管理的目的

（一）护理人力资源管理的概念

1. 护理人力资源　是指经过正规专业教育和职业培训，通过注册取得护士职业证书，依据法律规定从事护理、预防、保健和康复服务的护士，以及协助注册护士承担患者生活护理的护士和护理员。

2. 护理人力资源管理　是医疗卫生服务组织为实现组织目标，提高服务水平，运用护理管理学与相关学科知识，对组织中的护理人员进行规划、培训、开发、利用的活动。护理人力资源管理的核心是降低人力成本，有效发挥人力作用，保证组织目标的实现。

（二）护理人力资源管理的目的

1. 运用科学方法，合理设计护理岗位并配置护理人员，解决组织中的护理人事问题，为实现组织目标提供保障。

2. 通过规范、统一护理人员的行为，为组织提供训练有素的护理人员，使人员适应岗位的要求，做到事得其才，才尽其用。

3. 充分发挥人员的特长，有效利用工作技能，提高医院护理服务的成效。

4. 不断完善组织中护理人力资源管理模式，提高管理效率，以适应社会的发展、内外环境的变化和患者的需求。

5. 营造良好工作氛围，发挥薪酬的有效激励机制，提高护理人员对工作的满意度。

6. 搭建护理人员发展平台，创造有利于人员成长的条件，满足护理人员多层次的需求，使护理人员职业生涯得到最大的发展。

二、护理人力资源管理的基本职能

医院护理人力资源管理在院委会的统一领导下，由医院负责人事工作的职能部门人事处（或办公室）与专业主管部门护理部共同完成对护理人力资源的规划、配置、教育、考评、薪酬管理、劳动保护、个人和组织发展。

1. 规划　是通过对人力资源的现状、需求、供给趋势等情况进行评估，结合组织的总体目标、功能定位、发展计划和工作任务，制定人力资源总体规划和子系统规划。规划既保证充足的人员数量，同时对人员的更新、调整、晋升、培养、开发进行规划，从而从质量上保证护理人力资源配备能适应医院的护理服务活动和医疗事业的发展。

2. 配置　是医院职能部门根据人力资源规划，进行工作设计和岗位分析、编制工作岗位说明书、选聘、岗位调配、人员安置等人力资源配置工作。对照工作岗位说明书中有关岗位的性质、任务、责任、内容、方法以及文化程度、岗位技术和能力要求、工作态度等具体规定，通过对符合条件的人员公开、公平、公正的理论、技能、心理等综合素质测试，使条件符合的人员与工作岗位匹配。

3. 培训　是通过对护理人员开展职业道德教育、制度学习、工作指导、业务技能培训，使护理人员的职业态度、工作能力和业务水平得到提升，以尽快适应岗位工作，高效率、高质量完成护理服务，并促进个人职业发展和组织目标实现。

4. 考评　是对护理人员一定时间内的工作成绩进行考核和评价。通过定期对护理人员工作表现、工作态度、工作业绩等进行量化考核和评价，可实现激励先进，调动护理人员积极性，不断完善自我，持续改进质量的目的。考评结果还可作为管理部门进行薪酬发放、培训学习、职务职称晋升、奖惩、解聘等人事决策的重要依据。

5. 职业生涯发展　针对个体发展特点，指导和帮助护理人员制定职业生涯规划，满足个体自我实现的需要，实现组织共同发展。通过关心员工的个体发展，激发工作热情，调动其工作积极性、主观能动性和创造性，稳定护理人才队伍，提高整体素质。

6. 薪酬管理　制定科学人力资源成本核算体系和薪酬管理制度，是满足护理人员需要的基本条件，也发挥着激励人才、吸引人才和留住人才的作用。管理者应在充分考虑护理岗位、工作能力、人员表现、完成业绩等因素的基础上，制定科学、合理薪酬管理制度并有效实施。

7. 劳动保护　根据国家有关政策，采取有效措施，为护理人员提供良好、安全的工作环境，重视护理人员在接触化学物品、有毒药品以及妇女特殊时期时劳动保护措施的落实，并切实做好养老保险、医疗保险、工伤事故保险、退休金等福利规定的发放工作。

三、护理人力资源管理体系

1. 医院层面　医院护理人力资源管理体系主要由护理副院长、人力资源部、护理部及财务处等其他相关部门共同完成。主要进行护理人力资源规划、岗位设计、人员招聘、考核评价、绩效发放等政策制定。

2. 护理部层面　护理部层面人力资源管理体系可根据医院规模，设置为三级或二级管理体系。二级以上医院为三级管理体系，分别为护理部主任、科护士长和病区护士长。一级医院一般为二级管理体系，包括总护士长、病区护士长。每一管理层次在护理人力资源管理中职责各有不同。

第二节　护理人员编配

扫码"学一学"

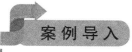

案例导入

　　小王是某二级医院新建骨三病区的护士长，病区现有床位40张，护理部目前配备10位护理人员（包括护士长），床位使用率达105%。骨科的护士们每天忙得不可开交，身心俱疲。可是患者的反映并不好，他们觉得护士们不关心患者的感受，不与患者交流。患者满意度70%，而且科室的效益也呈下降趋势。面对护士们的抱怨、患者的投诉和经济效益的下滑，小王看在眼里，急在心里。

　　请思考：

　　1. 根据护理人力资源编配的方法，应配备多少名护理人员？

　　2. 护理岗位类型及各自职责是什么？

　　3. 临床护理工作模式的种类、特点分别有哪些？

　　根据护理工作任务和岗位需要，为护理单元科学合理地配置一定数量和技术水平的护理人员，是护理工作顺利进行，满足患者需要，保证护理安全，实现优质护理服务目标的重要管理内容。

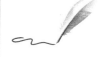

一、护理人员编配原则

1. 按需配置原则 护理人员的配置数额应与医院规模、岗位设置、护理工作任务相匹配，以满足患者的护理需要为主要依据。护理人员数量、年龄、职称、学历等要求的确定，要依据医院的等级、功能定位（综合或专科性）、床位周转和使用、技术装备、护理工作量、技术难易等实际情况进行综合考虑。

2. 合理结构原则 主要体现在护理管理、教学科研、临床护士的比例；包括不同学历和专业技术职称的比例等护士群体的结构比例要合理；同时对不同职称、学历、职务和老中青梯队，要做到配备比例由三角型向橄榄型结构比例发展，以确保高质量地完成护理服务。

3. 优化组合原则 管理者在人员配置时，除了要考虑护理人员在年龄、性格、气质等方面的互补，还要考虑专业、知识、技能、体力方面的互补，结合各科室工作特点、工作量多少、服务群体的需求，将医院内一定数量和不同层次的护理人员进行优化、合理组合，使每位护理人员都能充分发挥个人潜能，做到各尽所长，优势互补。

4. 动态调整原则 卫生服务体制、政策的改革、医院及护理事业发展、服务对象需求的发展、护理人员自身能力的提升等因素的存在，决定了人员配置处于相对稳定和不断调整变化之中，护理管理者在人员配置方面，要做到未雨绸缪，留有余地，并及时作出调整，适应变化。

5. 成本效率原则 医院管理部门在进行人力资源配置时，成本效率也是考核的重要内容。护理管理者要对人力、物力、时间、信息等资源进行有效核算、监测和控制，并实施护理人员的能级对应及分层次使用办法，在保证优质高效的服务基础上，降低人力成本的投入，提高组织效率。

二、护理人员编配方法

医院护理人员配置原则是以卫生行政部门制定的《医疗机构专业技术人员岗位结构比例原则》、《医院分级管理办法》（试行草案）、《综合医院分级管理标准（试行草案）》为依据，结合科室工作强度、风险系数、护理难度进行人员编配。主要采用比例配置法、工作量计算法。

1. 比例配置法 《护理事业发展十三五规划纲要（2016—2020年）》提出，到2020年全国注册护士总数预期达445万，每千人口注册护士数预期达3.14，执业（助理）医师与注册护士比预期达1∶1.25。

（1）综合医院人员总编配比例 根据医院规模和所承担的任务，将医院分为三类：100张床位以下的医院，为一级医院；100~499张床位的医院，为二级医院；500张床位以上的医院，为三级医院。各级医院人员编制基本标准见表5-1。

表5-1 各级医院人员编制基本标准

项目	标准		
	一级医院	二级医院	三级医院
医院总人员（床∶职工）	1∶1~1.4	1∶1~1.4	1∶1~1.6
卫生技术人员占医院总人数（%）	80	75	72~75
护理人员占卫技人员比例（%）	38	50	50
医师（含医士）与护理人员比	1∶1	1∶2	1∶2
护师以上占护理人员总数（%）		≥20	≥30

（2）护理人员编制总比例及病房编制比例　临床护理岗位护理人员占全院护理人员比例不低于95%，每名护士平均负责的患者不超过8个。到2020年，①三级综合医院、部分三级专科医院（肿瘤、儿童、妇产、心血管病专科医院）全院护士与实际开放床位比达0.8∶1，全院病区护士与实际开放床位比达0.6∶1；②二级综合医院、部分二级专科医院（肿瘤、儿童、妇产、心血管病专科医院）全院护士与实际开放床位比达0.7∶1，全院病区护士与实际开放床位比达0.5∶1。

（3）非病房护理人员编制比例　①重症监护病房护理人员与之床位数比为（2.5～3）∶1；②新生儿监护病房护患比为1.5∶1～1.8∶1；③手术室护理人员与手术床之比为（2～3）∶1；④助产士与妇产科病床之比为1∶（8～10）；⑤急诊室护理人员与医院总床位之比为（1～1.5）∶100；⑥急诊观察室护理人员与观察床位之比为1∶（2～3）；⑦门诊护理人员与门诊医师之比为1∶2；⑧注射室护理人员与病床之比为（1.2～1.4）∶100；⑨供应室护理人员与病床之比为（2～2.5）∶100；⑩住院处护理人员与病床之比为（1～1.2）∶100。

2. 按工作量计算法　护理工作理是以实际完成护理工作任务所需耗费的时间来确定。按此方法计算护理人员编制前，需进行工时测定确定实际工作量，根据分级护理的要求，计算每名患者直接、间接护理的平均时数，计算应编配护士人数。

（1）工时测定确定实际工作量　工时测定是指对完成某项护理工作任务全过程的每个环节进行的程序和动作所耗费时间的测定。工时测定是确定工作量的最基本方法。其中，将完成护理工作任务时间分为直接护理时间和间接护理时间。直接护理时间指护士每日面对面直接为患者提供护理服务所需要的时间，如口腔护理、注射、输液等；间接护理时间是指为直接护理服务作准备，进行沟通、协调、管理等所有不与患者发生直接接触的护理服务所需要的时间，如领取药品、书写交班报告、召开会议等。根据分级护理要求，计算每名患者24小时内所需的直接护理时数和间接护理时数的平均数即"平均护理时数"确定护理工作量。

（2）依据国家规定的标准工时表或其他单位已测定的工时表进行推算　经测定，每位一级护理患者每日所需直接护理时数为4.5小时；每位二级护理患者每日所需直接护理时数为2.5小时；每位三级护理患者每日所需直接护理时数为0.5小时；40张床位每日平均间接护理时数为13.3小时（一位患者每日约20分钟），再考虑加上患者病情、数量及其他不确定机动因素，即可计算出全病区患者所需要的全部护理时间。公式为：

应编护士数 = 各级护理所需时间总和/每名护士每天工作时间 × (1 + 机动数)

（机动数通常按17%～25%计算）

第三节　护理人员的分工及排班

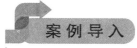

案例导入

　　外科护士小李是某食管癌患者的管床护士，该患者从入院到出院都由护士小李负责制订护理计划和实施护理措施，小李休息时，由辅助护士小王协助实施。

扫码"学一学"

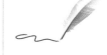

请思考：

1. 小李护士执行的护理工作模式是什么？包括哪些工作内容？

2、责任制护理的优点有哪些？

一、护理人员岗位设置

依据 2012 年原国家卫生部关于《实施医院护士岗位管理的指导意见》（卫医政发 [2012] 30 号）明确界定的医院护理岗位，以及护理岗位职责轻重、护理工作任务、专科护理特点等因素设置。医院护理岗位分为三种类型，分别是护理管理岗位、临床护理岗位和其他护理岗位。其中护理管理岗位和临床护理岗位的护士人数应当占全院护士总人数的 95% 以上。

（一）护理管理岗位

指从事医院护理管理工作的岗位，包括护理部主任、科护士长、护士长岗位（三级医院），或总护士长、护士长岗位（二级以下医院）。护士长以上的管理人员必须接受国家和省（自治区、直辖市）卫生行政主管部门组织的管理专业岗位培训并获得结业证书。

1. 护理部主任（或总护士长）岗位职责及任职条件

（1）岗位职责　在院长或护理副院长的领导下，负责全院护理管理工作。参与医院发展战略和长期规划的制定；确定护理服务宗旨和目标；建立和健全护理组织系统，合理进行岗位设置和人员调配；制定护理发展规划和年度工作计划；负责制定和修改全院护理规章制度、护理服务标准和程序、护理操作常规和规程并组织实施、检查指导；负责护理人员的调动、任免、晋升、奖罚；负责全院业务技术管理和人员培训、培养；负责全院护理质量评价及改进；负责护理教学、科研、改革创新等工作。

（2）任职条件　护理专业本科毕业、学士及以上学位，副主任护师或以上职称；10 年以上护理工作经验；5 年以上护理管理经验；具有高度责任心和敬业精神；组织管理和协调能力强；良好的语言和书面沟通能力；身心健康等能履行护理部主任岗位职责的能力和素质。以上为基本要求，可因地区及医院不同要求略有差异。

2. 科护士长岗位职责及任职条件

（1）岗位职责　在护理部主任、副主任的领导和指导下，履行护理管理职能。负责落实医院及护理部宗旨、目标、规划及计划；负责所管辖科室护理人力资源管理、护理质量管理科研管理工作；参与护理部组织的质量考核和评价；指导专科护理新知识、新技术的引进；开展业务培训、临床护理教学活动；指导护理人员的专业发展和职业生涯规划；处理各种特殊任务和应急状态下护理工作的指挥和护理人员的协调处理；参与信息管理，确保信息处理的准确、及时等。

（2）任职条件　具有护理专业本科毕业、学士及以上学位，主管护师及以上职称；5 年以上护理实践经验；3 年以上护理管理经验；高度责任心；较好组织管理和协调能力；良好的语言和书面沟通能力；身心健康等具备履行科护士长岗位职责的能力和素质。以上为基本要求，可因地区及医院不同要求略有差异。

3. 护士长岗位职责及任职条件

（1）岗位职责　在护理部主任、副主任及科护士长的领导和指导下，履行本单元的护理管理职能。负责落实医院及护理部制定的护理目标、计划；制定本单元护理宗旨、工作计划、护理常规、规范、工作流程及服务标准并组织实施；以患者为中心，开展优质护理服务，保证本单元护理服务质量及患者安全；负责本单元护理人力资源使用与管理；开展各种护理业务学习、培训、教学活动；组织本单元护理质量控制及改进工作；做好与医疗、医技、辅助科室人员的沟通、协调工作，营造本单元护理人员进修、学习、晋升晋级环境；引导护理科研、创新，促进专科护理发展；负责护理人员的考核评价及绩效管理等。

（2）任职条件　具有大专及以上学历、护师及以上职称；5 年以上护理实践经验；有护理管理经验；有责任心；一定的组织管理和协调能力；良好的语言和书面沟通能力；身心健康等具备履行护士长岗位职责的能力和素质。以上为基本要求，可因地区及医院不同要求略有差异。

（二）临床护理岗位

1. 病房护士岗位　主要包括在医院普通病房、监护病房、急诊、门诊、手术室、产房、血液净化中心等直接为患者服务的护理岗位。

（1）病房护士主要职责　以责任制整体护理工作模式和护理程序实施护理服务；"以患者为中心"，落实分级护理制度，正确执行医嘱，完成病情观察、治疗处置、心理护理、健康教育等各项护理任务；为患者提供专业的整体护理服务。病房护士由护士长统一根据其学历层次、工作经历、临床实践能力，结合技术要求、工作风险、劳动强度等要素综合评估，进行岗位安排。

（2）病房护士任职条件　在中等职业学校、高等学校完成国务院教育主管部门和国务院卫生主管部门规定的普通全日制 3 年以上护理、助产专业学习，在综合医院完成 8 个月以上临床实习并取得相应学历；经执业注册，取得护士执业证书；身心健康。

2. 专科护士岗位　根据护理质量提升和保证患者安全的需要，护理部可在一些临床专科性强、技术要求较高的护理单元，如重症监护、急诊急救、手术室、血液净化中心等，设置专科护理岗位。

（1）专科护士主要职责　负责本专科疑难危重患者的护理，参与专科护理实践标准的制定、护理质量管理、专科疑难问题会诊、专科护士培训、专业健康教育、专科护理发展研究等工作。

（2）专科护士任职条件　应具有大专及以上学历、本专科 5 年及以上护理工作经历、主管护师及以上职称，经过省、市级及以上卫生行政部门或护理学会组织的相应专科知识培训和专科临床实践，经考核合格的注册护士。

3. 临床护理教学岗位　承担临床护理教学任务的医院，可单独设置临床护理教学岗位，也可由护理管理岗位、病房护士岗位、专科护士岗位人员同时承担临床护理教学任务。

（1）教学护士主要职责　负责所在科室各层次护理专业实习学生、各级医院进修护士临床护理教学工作；新入职护士规范化培训、各级护士继续教育培训及指导工作；临床新技术的应用培训及护理教学研究工作等。

（2）教学护士任职条件　应具备本科及以上学历、本专科 5 年及以上护理工作经验、主管护师及以上职称，具备扎实的理论基础、规范熟练的操作技能、良好的口头表达能力、

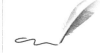

制作 PPT 的能力和应用信息化教学资源的能力，经过教学岗位培训合格的注册护士。

（三）其他护理岗位

是指注册护士为患者提供非直接护理服务的岗位。主要包括医院消毒供应中心、医院感染管理部门等。主要职责包括以国家卫生主管部门制定的《医院感染管理办法》《医院消毒技术规范》等规章制度及相关要求为依据，开展医院感染和消毒供应等工作。应具备相关工作经验，经过相关专业项目培训，考核合格并取得认证的注册护士等任职条件。

二、护理工作模式

为了满足患者的护理需要，提高护理工作质量和效率，根据护理人员的工作能力和数量，可采取多种不同结构的工作分配方式进行临床护理工作的组织管理。

（一）个案护理

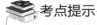

考点提示

个案护理的适用范围。

又称为特别护理或专人护理，是由一名注册护士对一位患者提供 24 小时的全部护理，包括身体、心理、精神及社会各方面。其组织形式是一对一的关系，主要用在 ICU、CCU 病房及危重症患者、大手术后需特殊护理的患者，由于病情复杂、严重，需护士 24 小时进行观察、护理。

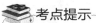

考点提示

个案护理的优点与不足。

该护理模式体现了"整体护理"的理念，主要优点：①患者可以得到连续不间断的护理，需求可得到及时回应，护理质量高，护患关系密切；②护士职责、任务明确，责任心增强；③有利于培养护士发现问题、解决问题的能力。这种模式不足表现为：①对护士整体素质要求较高；②人力成本高，在护理人员不足的情况下，增加排班难度；③患者所需费用高。

（二）功能制护理

是以工作任务为中心的护理方式，护士长将护理工作机械的分成若干任务，根据每位护士的任职资格及实际能力进行分工，护理人员按照各自任务分工独立完成工作，各班护士相互配合共同完成患者所需的全部护理。如治疗护士主管病房的治疗给药任务，生活护士承担患者的各种生活护理工作，办公室护士完成所有医嘱的处理、药品、物品、费用的上报、登记等工作。

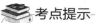

考点提示

功能制护理的优点与不足。

该护理模式突出特点是以疾病为中心，其优点主要表现为：①需要护理人员数量要求不高，节省人力，便于护士长组织工作；②各级护理人员对自己分工任务相对熟练，工作效率较高，节约时间；③分工明确，有利于按护士的能力分工。这种模式不足表现为：①护理工作模式是分段式的，不能给患者提供连续、整体的护理服务；②护理工作以技术操作为主，忽视了对患者的病情、疗效、心理状态等因素的全面了解；③护理工作被视为机械性和重复性的劳动，护理人员不能发挥主动性和创造性，易产生疲劳、厌烦情绪，工作满意度降低。

（三）小组护理

是由护士长将本科室护理人员分成若干小组，每组委派一位管理能力和业务能力较强的护士任组长，由一组护士组成的共同体，在组长制定护理计划的基础上，以小组形式向一组患者提供护理服务的工作模式。每个小组成员约为 3～5 人，可由主管护师、护师、护士、助理护士组成，负责 10～15 名患者的护理，小组成员相互协作，完成护理工作。

该模式优点主要表现为：①患者有专职护理小组，护理工作有计划、有评价，护患间能更好地交流，患者得到较全面的护理；②组长可对小组成员进行分工调配，成员之间协调合作，工作氛围好；③充分发挥本组各成员的能力、经验与才智，工作满意度较高。这种模式不足表现为：①所需人力较多，对组长的管理技巧和业务能力要求较高；②患者的护理由小组负责，无固定责任护士，整体性护理受影响；③护理工作责任到组不到个人，护理人员的责任感相对较弱。

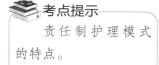

考点提示

小组护理模式的特点。

（四）责任制护理

是在生物 - 心理 - 社会医学模式影响下产生的一种新的临床护理模式。此种模式中，患者从入院到出院全过程由 1 名责任护士和 1 名辅助护士共同负责，运用护理程序的工作方法，提供连续的（24 小时），全面的（生理、心理护理和健康教育）、协调的（责任护士 8 小时以外由辅助护士完成）、个体化的护理。

该模式优点主要表现为：①患者得到持续全面的护理，安全感、归属感增加；②护士有更多的自主权，能独立进行许多临床判断和决策；③护士的责任感、求知感和成就感增加，工作兴趣和满意度增加；④与患者、家属的关系密切，加强与其他医务人员的沟通，合作性增加。这种模式不足表现为：①责任护士的业务知识和技能水平要求高，压力较大，需接受专业培训；②对护患比例要求高，所需人力、物力多，费用较高，也常受人员编制、素质等方面的限制。

考点提示

责任制护理模式的特点。

（五）整体护理

又称全人护理或以患者为中心的护理。是以服务对象的健康为中心，全面考虑健康问题的理念作为指导，以护理程序为工作方法，为服务对象提供生理、心理、社会、精神、文化等全方位的帮助和照顾，并将临床护理和护理管理各环节系统化的一种工作模式。整体护理是以人的功能为整体论的健康照顾方式，是一种护理理念，同时又是一种工作方法，整体护理工作模式的核心是用护理程序的方法服务对象的健康问题。

该护理工作模式优点主要表现为：①更加注重人的整体性，服务对象得到全方位的护理服务和健康照护；②强调一切管理手段和护理行为均应以增进服务对象健康为目的，护士的责任感明显增加；③健全医院的支持系统，简化了护理文件记录要求，增加护理人员直接服务患者的时间，提高护理质量和服务对象的满意度。这种模式不足表现为：①人力资源需求较多，资费消耗大；②对护理人员知识和技能要求高，工作压力大，也常受人员编制、素质等方面的限制。

（六）临床路径

是指医疗机构中包括主管医师、临床护理管理者、责任护士、医技、药师及其他辅助人员组成的团队，共同针对某一病种的诊断和手术，制定从入院到出院有准确时间要求、有严格工作程序的最佳整体诊疗照顾计划，并通过多个专业人员合作，

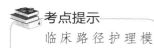

考点提示

临床路径护理模式的特点。

使患者获得最恰当诊疗护理过程。目前，主要适用于诊断明确、病情单纯、预后相对稳定的常见病、多发病的诊疗和护理。实施临床路径，可减少患者康复的延迟，降低服务成本，减少资源的浪费，服务对象获得最佳的医疗和护理服务。同时规范诊疗护理手段，加强多学科合作，可促进医疗护理质量持续改进，提高医院竞争力。护士是执行临床路径团队的核心成员之一，护理在临床路径中的作用与地位不容忽视。

三、护理人员排班

（一）护理人员排班基本原则

1. 以患者需要为中心原则　医院及护理部在进行护理人员配置时，应以国家卫生行政主管部门关于护士人力配置要求为依据，以医院目标和护理服务宗旨为基础，配置足够数量的护理人员，保证护理排班以满足患者需要为中心，各班次人员安排合理，并做好衔接，确保 24 小时连续护理，以达到满足患者的护理服务目标。

2. 人员结构合理安全原则　在护理人员中，应充分考虑各级护理管理者、不同年龄结构、不同专业技术职称护理人员的比例，合理配置保证临床护理工作需求，有利于护理事业的发展；根据患者数量，急危重症程度，护理业务范围、种类，护理人员结构现状等因素综合考虑，安排足够数量、不同层次的护理人员，优化护理人员搭配组合，做到各班次护理人员专业水平和服务能力方面相对均衡；在重要时间节点、环节、部门，如节假日、晚夜班、急诊室、监护室等合理安排护理人员的数量、质量，完成护理工作，保证患者安全。

3. 公平对待原则　护士长应根据工作需要，在满足患者需求的同时，要体现以人为本的管理理念，对护理人员在节假日值班、夜班安排等方面要做到一视同仁；在护理人员因身体不佳、生育时期、家庭原因、学历提升、职称晋升等方面有特殊需求时，应积极做好协调工作，为护理人员解决实际问题，营造良好的氛围，提高护理人员职业满意度，更好地为患者服务。

4. 效率优化原则　人力资源管理的目的是用合理的成本达到效率最优化。护士长在排班时，要参照病区工作量的一些具体指标，如病房床位使用率、床位周转率、病危人数、大手术人数、一级护理人数等，进行护理人员的合理组织和动态调整，在保证护理质量前提下，将人力成本控制在合理低限，实现成本效率的有效管理。

5. 能级对应原则　为充分发挥不同层次护理人员在业务技术水平、发现和解决问题以及综合协调方面的能力，护士长还应依据护理人员分级管理的要求和规定，结合每个护士的能级，按照能级对应关系，将病情轻重不同的患者分配给不同能级的护士进行护理；遵循层级职责明确、能级对应、分工协作、层层指导、共同负责的工作原则。疑难危重患者的护理、技术强、难度大、新技术、新业务等工作，由层级高的护士承担，而层级低的护士则负责患者的常规护理和一般患者的护理工作。可保证护理质量和促进人才成长。

（二）排班的类型

1. 集权式排班　排班者为护理部主任或科护士长，方式由其个人主观决定。其优点是能从全局出发，灵活调配护理人力，使护理人力资源得到充分利用。缺点为护理部主任、科护士长对各部门的情况了解不全面，不能顾及特殊情况，不能做到用人所长，容易影响病区护士长及护理人员的工作积极性和工作满意度。

2. 分权式排班 排班者为病房护士长。优点是基层管理者能充分了解本部门人力资源的客观需求，并能充分征求部门人员的意见和建议的，合理考虑护理人员的个人愿望和特殊要求。但因病房护士长职责范围的局限，无法调配其他部门的人力资源来解决本部门的困难。这是目前使用最多的方法。

3. 自我排班 护理人员自行排班。在排班时，可根据个人自身需要选择本病房具体排班的方法。优点可较好地满足护理人员的个人需求，调动工作积极性，改善护理管理者和护理人员的合作关系，也可节省护士长时间。但这种排班方式，需事先拟定排班规则，以提供高质量的护理服务为前提。

（三）排班的方法

1. 周期性排班法 病房护士长以四周为一个周期进行循环的排班方法。采用此种方法排班，模式相对固定，能充分利用现有人力，为患者提供连续性照护；护理人员对自己的班次心中有数，有利于合理安排工作和生活；同时也缩短护士长排班时间，节省了人力。

2. 周排班法 排班以一周为一个周期进行循环的排班方法。护士长根据病房护理工作任务需要和现有护理人员情况，每周进行排班。此种排班方法，因其排班周期短，具有较强的灵活性，便于根据实际情况进行动态调整，科学合理地进行人力资源的配置；但护理人员因班次频繁变换，限制了对病房患者情况的全面了解；护士长排班费时较多，影响管理时间的分配。

3. 弹性排班法 以周排班法为基础，结合病房具体工作量指标，如床位使用率、危重和一级护理比例、手术人数、凌晨、中午、夜晚特殊时间段、突发状况以及现有临床护理人员等情况进行人员的适时调整。主要在工作量高峰时段增加人力，低峰时段减少人员，合理配备并减少人力资源的浪费，以满足患者需要，保证护理质量。

4. 小时制排班法 根据工作时间的长短按小时进行人员安排。此种排班方法可使各班次护理人力较为均衡，同时可保持护理工作连续性。常有每日 3 班制排班法，将一日 24 小时分为 3 个基本班次，按照早班、中班、晚班进行安排，每班工作 8 小时；每日 2 班制排班法，将一日 24 小时分为 2 个基本班次，按照白班和夜班进行安排，每班工作 12 小时等排班方法。

5. APN 连续性排班法 此种排班法借鉴外国外排班模式，将一天 24 小时分为连续不断的 A、P、N 班次，即 A 班（早班，8：00～15：00），P 班（中班，15：00～22：00），N 班（夜班，22：00～8：00），此种排班方法增加了中、夜班人力，减少了交接班次数，避免了薄弱时段（P 班、N 班）人力配置不足，增加了护理工作的连续性，降低了安全隐患，保证了护理安全。

第四节　护理人力资源的管理

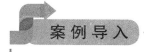

案例导入

某医院心外科护士小李，是今年 7 月份新进员工，根据病区护士长要求，新年来临之际，需要进行年终工作小结。小李回想从知道医院招聘信息到报名参加招聘理论

扫码"学一学"

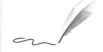

考试、面试、技能考核、体检，每一环节竞争都异常激烈，进入医院后虽然只有短短的半年，但从最初的岗前培训到定期的理论、操作考核，从熟悉岗位工作内容到新知识、新技术的培训，从病区护理质量检查考核到科护士长、护理部考核等，小李亲身体会了新护士的管理内容及要求。但更期望了解医院后期对护理人员的管理还有什么内容？个人的职业生涯有哪些发展方向？

请思考：

1. 医院招聘护理人员的流程如何？

2. 如何进行护理人力资源的教育和培养？

3. 护理人员绩效考核的内容和方法有哪些？

护理人力资源是医院专业人才队伍的重要组成部分，医院的医疗质量、教学水平、科研能力与护理队伍的整体素质密切相关。重视护理人力资源的招考与录用，有计划地进行在职期间的培养和管理，做好考核评价工作，是护理管理职能的核心内容。

一、护理人员的招考与聘用

（一）护理人员招考与聘用的基本原则

1. 按需设岗、按岗设人　医院根据人力资源规划，结合医院发展规模、增设病区及床位数、床护比例等因素确立护理人力资源年度计划，并确定新招考及聘用护理人员的基本要求、不同学历人数及岗位，使护士做到人尽其才、才尽其用，保障护理工作的开展及护理事业的发展。

2. 公开、公平、公正　根据医院招聘计划，对确定招聘职位的任职资格、种类、数量及招聘流程、方法等信息通过媒体、网络即时进行公布，不可人为地在身高、性别等方面提出不平等的条件限制和优惠政策，应提供公平竞争的机会，制定的招考与聘用流程、环节项目、考核标准应客观公正、科学合理。对招考过程中的每一环节结果都要及时公布，并通知到考生本人。严格招聘程序，执行保密制度要求，单位或上级纪检部门应全程参与，加强监督管理，以确保招聘过程及结果的客观、公正性。

3. 择优录用　在招考与聘用时，对符合招聘条件应聘人员报名后，由单位根据招聘程序，通过严格的理论、技术操作考核和面试，根据考核成绩，结合人才专长，对照录用标准按好中选优的原则进行筛选，量才、量职录用。

（二）护理人员招考与聘用的程序

1. 确定计划，公布信息　根据护理人力资源计划，明确本次选聘护理人员的数量和符合岗位要求的条件，由护理部和人事部门负责具体实施。通过在电视、网络、报纸、杂志等媒体发布招聘信息，或通过就业双选会、专场人才招聘会、直接到各护理学校进行现场招聘等形式进行面对面宣传、发布。

2. 登记报名，确认资格　符合招考条件的人员根据招聘公告要求，在规定时间携带个人身份证件、高校大学生就业推荐表、成绩单、在校期间的各种荣誉证明等材料，在规定时间到医院人事部门登记报名。由人事部门和护理部共同负责对照条件，对报名人员进行资格审核，并通知符合条件人员，择日进行考核。

3. 组织考核，完成体检　医院成立招聘领导小组负责全部招聘考核工作，小组成员由院长、副院长、人事、护理、纪检等部门领导组成。由领导小组组织制定考核方案、考核标准、录取规则及比例。考核内容包括专业知识、操作技能、语言表述、沟通交流、评判性思维、价值观、心理素质等方面，形式主要有面试、理论知识考试、护理技能考核、心理测试等。成绩合格的人员统一组织体检，体检合格后公布拟录取人员名单。

4. 确定聘用，签订协议　合格人员经公示无异议后，医院确定试用人员。由医院的人事部门负责，与受聘对象在平等协商的基础上，签订《聘用护士劳动合同书》，确定聘用关系，进一步明确双方权利与义务，确定一定期限的试用期，并建立个人档案。同时报上级卫生主管部门和当地政府主管人事部门备案。

（三）护理人员招考与聘用的影响因素

1. 外部环境因素　首先要考虑的因素是国家卫生总体方针政策、法律法规、发展规划及人员配置规定；其次要考虑的因素是地方政府有关人才政策、护理人力资源的需求、护理人员的工资待遇、劳动保护等。人群健康意识的加强、疾病谱改变等因素的变化使得对护理服务质量的要求不断提高，也成为选聘护士的重要影响因素。

2. 内部发展因素　主要表现为医院总体发展目标在未来一段时间对护理人力资源的需求情况；医院总体发展前景、给护理人员提供的学习晋升平台；医院内部人员福利待遇政策；以及现有护理人员存量、护理人力流动及流失数量等护理队伍整体状况及系统性亦是选聘的影响因素之一。

二、护理人员的教育与培养

为使进入岗位的护理人员能按照工作标准完成所承担或即将承担的工作和任务，并不断在职业素质、知识水平、实践能力等方面得到不断提高和持续发展，需有组织地、有计划地开展护理人员的再教育和继续教育，为组织培养优秀人才，提高队伍整体素质。

（一）医院护理人员教育与培养的基本原则

1. 适应护理发展目标　根据医院护理发展总体目标的规划，制定护理人员培养方案，包括对培养对象、规模、培养方向、培养途径等进行综合设计，全面考虑，以保证人员培养围绕护理发展、促进医院目标实现。

2. 基础护理与专科护理相结合　夯实基础是培养的首要任务。基础医学知识、护理学理论知识和护理基本技能是护士必备的基本功，早期需在基本功训练方面进行强化。同时，要有目的、有计划地开展各临床二级专科护理理论和技能的培训，有利于满足专科患者的护理需求，进一步提高专科护理水平。

3. 全员培养与重点培养相结合　医院对人员的培养需要资金投入，需针对岗位需求及不同人员特点有所侧重，在组织全院护理人员进行知识培训及技能训练、提高队伍整体水平的同时，针对性选拔优秀护理人才，在专科护理新知识、新技术及护理创新研究等方面进行重点培养，发挥示范和骨干作用。还需重视护理管理人才管理知识的培训，提高管理队伍水平。

4. 专业能力与综合能力相结合　在对护理人员进行教育时，除对接护理岗位职责、医学基础、专业知识、技能等专业能力培养的同时，还应重视组织文化、职业道德等的建设，增加社会学、人际关系学、卫生保健、护理管理及护理科研等内容的培训，以拓宽护理人员知识面，使护理人员在工作态度、人生观、价值观、理想、信念等方面与组织文化要求

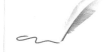

相吻合，融入组织，完成社会化过程。

5. 当前需要与长远需要相结合 随着社会不断进步，"健康中国"已上升为国家战略。护理人员只有不断学习，不断接受新的知识、新的技术和新的信息，才能保持自己的服务能力适应人们日益增长的美好生活的需要。组织对护理人员的教育培养必须坚持当前需要与长远需要相结合。护理人员教育培养既需满足实际岗位需要，还需针对岗位及其相应职责、任务的变化，及时进行教育培养。同时还必须着眼于医院及护理专业的长远发展，有计划、有目的地进行长期培养。

（二）医院护理人员教育培养的形式

1. 在职培训 指在日常护理工作环境中一边工作一边接受指导、教育的学习过程。在个人自学的基础上，主要采用"内培""外派"与业余自学相结合的方式，实行"内培为主、外派为辅"的原则。

（1）专题教育 对新入职的护理人员，由院领导、医院相关政策制定部门、护理部从医院组织目标、文化建设、制度建设等方面，对护理人员进行医院总体目标、护理分目标、医院文化、规章制度、岗位职责、综合素养等方面进行专题培训。

（2）个人自学 护理人员根据医院护理部、所在科室及指导人员提出的有关学习内容，对照标准、要求，利用个人休息时间进行学习，完成学习任务，达到学习目标。

（3）科室轮转 由护理部按照人才教育培养方案，制定护理人员轮转计划，将护理人员按计划分期、分批安排到大内科、大外科的几个主要二级科室进行轮转学习。一般科室轮转时间为 6 个月。

（4）护理实践教学 由护理部或大内、大外科组织全院或大科的护理查房、病例讨论、床边教学等方法，通过实践教育活动，培养护理人员学会运用护理程序的方法，来分析和解决临床实际问题，提高实际工作能力。

（5）护理技能训练 结合临床基础护理、专科护理管理标准，确定技能达标项目，护理部和临床科室组织针对基本技能及专科技能进行集中培训、定期考核。

（6）学术活动 护理部、科室针对护理发展动态、管理标准要求、护理新理论、新知识、新技术等，通过开展全院或科室专家讲座、学习心得交流会、学术报告会、技术研讨会等形式，督促护理人员不断学习，提高护理队伍整体水平。

2. 半脱产（脱产）培训

（1）进修培训 护理部根据护理发展需要，结合护理人员个人特点，有计划、分层次安排人员参加各级卫生主管部门或护理学术团体举办的各种护理新知识、新技术、管理知识、护理科研等短期培训。也可通过选送护理人员到国内三级医院或国外医院进行专科进修或参观学习。

（2）学历教育 护理部应制定护理队伍学历提升计划，有计划地使护理骨干、重点培养对象通过参加各种形式招生考试，进入高等院校接受大专、本科、硕士甚至博士的学历教育，提高护理队伍学术水平和科研能力。

（三）医院护理人员教育培养的主要内容

护理人员教育培养的内容包括：①"三基""三严"训练。"三基"训练，即基本功训练，包括基本理论、基本知识、基本技能三个方面。"三严"训练，即严格要求、严密组织、严谨态度；②专科护理知识和技能的培养；③骨干人员的培养；④护理管理人员的培养。

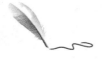

（四）医院护理人员的在职培训

1. 岗前培训　适用于新入职护士上岗前的培训和护士转入新岗位前进行的培训。主要包括相关法律法规、医院规章制度、服务理念、医德医风以及医患沟通等内容。培训时间一般为 1～2 周。

2. 临床护士规范化培训　适用于完成院校基础教育后 1～2 年内低年资护士。培训内容包括岗位职责与素质要求、诊疗护理规范和标准、责任制整体护理的要求及临床护理技术等。以强化"三基"、"三严"、基础护理技术为主，对临床常见病、多发病实施有效的整体护理。以护理查房、专题讲座、病案讨论等临床科室带教形式为主，在医院内科、外科等大科系进行轮转培训。可根据不同毕业层次分阶段进行。

3. 继续教育　继续教育是指护理人员完成规范化专业培训后，以学习新理论、新知识、新技术、新方法为主的一种终生性护理学教育，目的是使护理人员在整个专业生涯中，保持高尚的医德医风，不断提高专业技术能力和业务水平，跟上护理学科的发展。适用对象为完成规范化培训后的所有护理人员。继续教育的内容以护理知识技能更新、专科护理培训等为主，重视创新思维和创新能力的培养。护理管理岗位的人员，应当接受管理知识的培训。目前，继续教育实施学分制管理。护理人员在任期内每年须修满 25 学分以上（包含 25 学分），才能再次注册、聘任及晋升高一级的专业技术职务。

（五）护理人才的教育培养

1. 护理人才的概念及类型

（1）护理人才　是指具有系统的护理专业知识、较强的专业技能和业务专长，并能以创造性劳动对护理事业作出一定贡献的护理专业人员。

（2）护理人才的类型　根据人才的专长，可分为管理人才、教育人才和专科护理人才。①护理管理人才是指具有正式的职位及其相应的权力，承担护理组织管理和领导工作，主要包括医院的护理副院长、护理部正、副主任、科护士长、护士长等。②护理教育人才是指主要承担临床实习生、进修人员、研究生的指导；课堂教学与研究等工作，主要包括医院主管护理教育的主任护师、副主任护师、主管护师等。③专科护理人才包含能熟练运用专科护理知识和技术为服务对象提供专业化服务的专科护士，以及具有较强的解决临床专科护理问题的能力和一定的护理管理、教学与科研能力，能为服务对象提供高层次、专业化服务的护理专家。

2. 医院护理人才的培养方法

（1）学历教育　包含全日制院校教育和在职学历教育。①全日制院校教育：目前护理教育已形成以大专教育为主，辅以本科、硕士、博士的多层次、多渠道、多形式的系统教育体系，可为护理人才的教育培养提供可行的途径。②在职学历教育：护理人员可利用业余时间，参加护理专业业余培训、在职或部分时间脱产的学历培训等，以提高在职护理人员的学历层次和改善知识结构。

（2）专科护士培训　根据培养对象的优点、长处，结合医院护理专科发展的需求，确定专科护士培养方向。目前，专科护士培养主要由省级卫生主管部门、护理学会主办，通常选择有培训基地资质的三级以上医院承办。培训采取脱产分阶段理论学习和临床护理实践相结合的形式，时间为 3～6 个月不等。培训结束后考核合格方可上岗工作。

（3）护理管理培训　根据现代医院和临床护理工作发展的需要，强调建立和完善护理管理岗位培训制度，由卫健委统一负责培训全国三级医院护理部主任和师资骨干队伍。科护士长及病区护护士长接受市级以上卫生主管理部门和护理学会的管理知识专题培训。培训内容包括现代化管理基本理论、护理相关法律法规、护理质量管理、组织文化建设、领导艺术、信息技术、护理科研设计、临床护理管理者的技能与实践等。

知 识 链 接

萨柏职业生涯发展理论

美国学者萨柏将职业生涯划分为五个主要阶段，并分别提出了管理重点。

1. 成长阶段（0~14岁）　建立起自我概念，对职业的好奇占主导地位，并逐步有意识培养职业能力。

2. 探索阶段（15~24岁）　通过学校的学习进行自我考察、角色鉴定和职业探索，完成择业及初步就业。

3. 创业阶段（25~44岁）　是职业生涯周期中的核心部分，获取一个合适的工作领域，并谋求发展。

4. 维持阶段（45~64岁）　是成功与发展的巅峰，需要维护已获得的成就和社会地位。

5. 衰退阶段（65岁以上）　职业生涯接近尾声，但会开发更广泛的社会角色。萨柏职业生涯发展理论将职业生涯跨度涵盖整个生命周期。

三、护理人员的考评与晋升

（一）医院护理人员考核评价的基本原则

1. 考评科学化　考核标准应客观、科学，可操作性强，能反映组织的管理水平，及格线的确定应以大多数人能达到的水平为基线。考核的流程、内容、时间、形式应规范、公开，并对考核人员进行培训，使之掌握标准，尺度统一。

2. 考评全面化　考核内容不仅注重专业技能、岗位能力，还应结合思想政治、道德品质、工作态度、敬业奉献等方面进行全面综合考核评价。

3. 考评多样化　可采取定期考评与随机考评、学历考评与能力考评、单项考评与综合考评、定性考评与定量考评、自我考评与同事考评、领导考评与群众评议相结合的多种考评形式。

4. 考评经常化　要使考评客观、科学，综合反映护理人员的真实表现，达到激励护理人员，更加努力地工作，仅靠一、二次的考核还不能完全、准确地评价护理人员，必须建立考评制度，使考评工作常态化。

5. 考评公开化　考评的目的是肯定成绩，找出存在问题，提高工作质量，提升护理人员的专业水平，促进护理队伍素质的整体提高。管理者应及时做好考评信息的反馈工作，并做好与被考评对象的面谈工作。同时，医院人事部、护理部也可根据考核评价结果，对组织人力资源管理进行反思，以便调整培养计划，提升管理水平。

（二）医院护理人员考核评价的主要内容

护理人员的考核主要以岗位职责为基础，以日常工作和表现为重点，可包括：①工作业绩考核，即护士完成岗位工作的质量、数量、效益（经济效益、社会效益）、技术水平以及患者满意度等情况；②职业道德评定，即护士尊重关心爱护患者，保护患者隐私，注重沟通，体现人文关怀，维护患者权益的情况，其中护理管理岗位还应当包括掌握相关政策理论、管理能力、德才兼备的情况；③业务水平测试，即护士规范执业，正确执行临床护理实践指南和护理技术规范，为患者提供整体护理服务和解决实际问题的能力；④学习与成长能力，即教学、科研、论文撰写的能力等。考评结果常与护士的收入分配、奖励、评先评优、职称评聘和职务晋升挂钩。

（三）医院护理人员考核评价的主要方法

1. 评价量表考核法 使用较广泛的一种考核方法。根据评价量表上列出的指标，对照护理人员岗位工作内容和要求进行判断并记录。不仅将每一项评价项目进行指标量化，同时还对每一项指标给出不同的等级，从而使评价结果更可靠。

2. 目标管理法 管理者与护理人员共同制定本部门的目标，管理者运用可观察、可测量的工作结果作为衡量标准，考核护理人员对医院或科室的贡献，也是临床评价护士业绩比较有效的方法。

3. 评分法 主要依据护理人员在各级各类部门组织的检查、考试、考查中的得分进行评价。通过理论考核、操作考核反映护理人员的理论知识和技术水平，所得成绩作为护理人员业绩考核资料。

4. 描述法 管理者通过用文字描述护理人员的工作态度、岗位能力、工作业绩、特长、优势、不足等，对护理人员作出评价的方法。这种方法因侧重护理人员工作行为的描述，而且与评价人员的写作水平有关，因此实际运用时，应结合其他评价方法使用。

5. 关键事件法 将护理人员日常工作中发生的重大成功或失败事件及时记录下来，并作为考核依据的方法。关键事件主要指与工作绩效直接相关，对部门或组织的工作、效益产生无论是积极还是消极的重大影响的事件和行为。

6. 360 度绩效评价 又称为全视角评价、全方位反馈评价。是由被评价者的上级、同事、下级和（或）患者以及被评价者本人从多个角度对被评者工作业绩进行的全方位衡量并反馈的方法。此种评价方法扩大了评价者的范围和类型，不同层次收集护理人员的绩效信息，保证了评价的准确性、客观性。

（四）医院护理人员的晋升

1. 护理人员的职称晋升 职称晋升制度，是我国人力资源管理部门对各类专业技术人员的学识水平、业务能力和工作成就进行评价的一种管理制度。根据国家卫生健康委员会卫生技术人员职称及晋升条例规定，护士职称评定可分为五个级别，由低到高可分为：护士、护师、主管护师、副主任护师和主任护师。职称晋升条件在学历层次、任职年限、理论知识水平、业务技术水平、学术科研水平、外语和信息技术水平等方面要求。评定方法采取水平考试、答辩和岗位能力评审相结合。

2. 护理人员的能级进阶 在实施责任制整体护理的基础上，根据患者病情、护理难度等要素，以护士能力为主要指标，对护理人员进行分级管理，构建护士职业生涯晋级的平台，并将护士的能级与护士职称体系有机结合，同时参考护士的工作年限与学历水平等因素进行分级，可分为 4 级即 N1 级（成长期）、N2 级（熟练期）、N3 级（精通型）、N4 级（专家型）。具体分级可因地域有所差异。其中护士长以上管理人员原则上从 N3 级以上临床护士中产生，N2 级以上临床护士可承担带教任务。医院可根据护士队伍年龄结构、学历结构、经济效益水平等因素，参照上述 4 个技术级，建立健全适应本单位实际的护士分级体系和晋级标准。可挖掘护理人员潜力，提高护理人员工作满意度，提高服务质量。

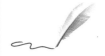

四、护理人力资源管理新趋势

（一）强化"以人为本"的管理理念

现代医院护理人力资源管理的核心是"以人为本"，注重人与事、事与职的相适应。管理者应关注、尊重、信任、理解护士，重视护理人员体力、智力、品德、精神及心理等方面的健康发展，建立健全激励机制，重视护理人员责任感、认同感、成就感等的培养，重视人才培养、选拔、使用工作，采用健康的竞争机制和用人机制，为人才的成长、职业生涯的发展提供展示平台。

（二）完善护理人员能级进阶制度

护理人员的能级进阶是针对临床护士的一种系统化的专业能力培养与评价制度，此制度改变传统的按年资、职称、学历来评价和管理护士，而代之以核心能力来评价和管理护士，护理管理者可以按不同能级来对护士进行定岗、定级、定责、定薪的一种新型护理管理模式。此模式虽已广泛用于临床护理人力资源管理，但目前国内仍处于初级阶段，尚未有科学而统一的护士分层框架，各层级护士的职责、能力界定不清，同时也缺乏与岗位相适应的培训内容、审核标准、进阶要求等能级进阶客观指标，以及缺少客观的进阶标准和统一的认证方案等，因此还需加大研究力度，制定出适合我国护理人员发展方向的分层培训机制及科学、有效的能级进阶模式，从而提高人力资源管理效率。

（三）规范专科护士培训

专科护士在提供专业护理服务、提高护理服务质量方面发挥着重要作用。在卫生主管部门的高度重视下，专科护士基地的建设及专科护士的培训取得初步成效，专科护士队伍迅速发展壮大。由于目前国内专科护士的培训与认证机构尚不规范，培养专科护士的水平参差不齐，医院专科护士管理体制尚不完善，大大制约了专科护士的临床能力发挥。《中国护理事业发展规划（2016—2020年)》明确指出，建立专科护士管理制度，明确专科护士准入条件、培训要求、工作职责及服务范围等，是我国未来5年护理专科护士管理的重要任务。

（四）创新临床护士考核模式

护理人员的临床核心能力提升除需要结合案例、真实情境进行培训外，还需改革传统的以"三基"理论和"三基"操作对临床护士进行考核的方法，应结合临床真实情境以全面贴近临床、贴近患者并直接深入临床一线的形式，创新开展临床护理能力考核模式。以年轻护士的工作实景为考核横断面，对年轻护士的临床思维能力、病情观察评估能力、专业理论运用能力、护理技术实操能力、护患沟通能力、应急处理能力、人文关怀能力等临床护理工作能力进行评判。从而引导年轻护士"勤于思考、善于评判"护理职业思维模式的养成，激发年轻护士主动服务患者的热情。

（五）推进管理信息化进程

目前我国许多医院在护理人员编配管理、排班与考勤、护理人员技术档案管理、护理人力资源利用情况评价等方面运用计算机网络系统、电子病历、各种统计软件等现代化办公手段来提高工作效率。未来还需借助大数据、云计算、物联网和移动通讯等信息技术的快速发展，大力推进护理信息化建设，开发和应用护理人力资源信息管理系统，促进护理人力资源管理科学化、高效化。

（六）建设跨专业管理团队

一方面，随着公众健康需求的复杂性加大和医疗环境的复杂化，为使患者更易获得安全的、优质的服务，卫生专业人员不仅需要全面的知识和技能，还需要建立跨专业、跨机构甚至跨国家的团队；另一方面，在实施人员的选聘、培养、人才的选拔、使用等护理人力资源管理时，离不开卫生主管部门、医院人事部门、医疗部门、护理部门等的相互协调和配合，只有各方面同心协力，才能达到预期效果。我国《国家中长期教育改革与发展规划纲要（2010—2020年）》提出要"加大人才培养改革的力度，大力培养复合型人才"。因此，跨团队管理队伍建设势在必行。

本章小结

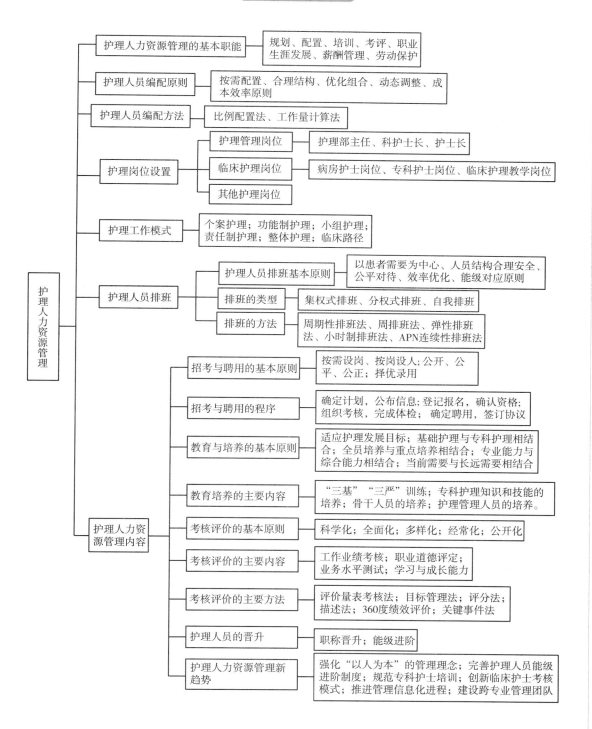

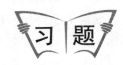

习 题

一、选择题

【A1/A2 型题】

1. 下列为非临床护理岗位的科室为
   A. 普外科病房　　　　　　B. 供应室　　　　　　C. 手术室
   D. 血液净化中心　　　　　E. 急诊室

2. 护理人员"三基"训练是指
   A. 基本理论，基本知识，基本方法　　B. 基本知识，基本方法，基本技能
   C. 基本理论，基本知识，基本技能　　D. 基本理论，基本原理，基本技能
   E. 基本理论，基本技能，基本原则

3. 将医院内一定数量和不同层次的护理人员进行优化、合理组合是遵循护理人员编配原则中的
   A. 优化组合原则　　　　　　　　　B. 合理结构原则
   C. 满足服务对象需要原则　　　　　D. 经济效能原则
   E. 动态调整原则

4. 确定护理人员配置的主要依据是
   A. 满足服务对象护理需要　　　　　B. 医院规模大小
   C. 医院经济状况　　　　　　　　　D. 医院护理人员数量多少
   E. 满足护理人员自身需要

5. 国家卫生健康委员会（原卫生部）继续医学教育委员会在《继续护理学教育试行办法》中规定，护理人员在任期内再次注册、聘任及晋升高一级的专业技术职务，每年须修满学分为
   A. 10 学分以上（含 10 学分）　　　B. 15 学分以上（含 15 学分）
   C. 20 学分以上（含 20 学分）　　　D. 25 学分以上（含 25 学分）
   E. 30 学分以上（含 30 学分）

6. 实现人力资源高效率的管理，应做到
   A. 保证人员数量　　　　　B. 保证人尽其才　　　　　C. 保证人员质量
   D. 保证人员薪酬　　　　　E. 加强人员培训

7. 用尽可能少的人力成本，完成尽可能多的工作任务，体现了人力资源配置的
   A. 满足服务对象需要原则　　　　　B. 优化组合原则
   C. 经济效能原则　　　　　　　　　D. 合理结构原则
   E. 动态调整原则

8. 护理人员编配应遵循的原则，下列哪项不正确
   A. 满足服务对象需要原则　　B. 优化组合原则　　　　C. 动态调整原则
   D. 合理结构原则　　　　　　E. 随机制宜原则

9. 护理人力资源管理的内容不包括
   A. 人力资源规划　　　　　B. 组织建设　　　　　　C. 人力资源配置

　　D. 人力资源培训　　　　　　　E. 人力资源绩效评价

　　10. 由一名护理人员在其当班期间承担一名患者所需要的全部护理，此护理工作模式称为

　　　　A. 临床路径　　　　　　　　B. 功能制护理　　　　　　C. 责任制整体护理

　　　　D. 小组护理　　　　　　　　E. 个案护理

　　11. 护理人员排班应遵循的首要原则为

　　　　A. 满足患者需要　　　　　　B. 科学合理　　　　　　　C. 安全第一

　　　　D. 相对稳定　　　　　　　　E. 满足护士需要

　　12. 根据我国医院分级管理标准规定，普通病房护理人员与病房床位之比为

　　　　A. 2∶1　　　　　　　　　　B. 1.5∶1　　　　　　　　C. 1∶1

　　　　D. 0.4∶1　　　　　　　　　E. 0.6∶1

　　13. 根据岗位设置规定，以下人员为护理管理岗位人员，除外

　　　　A. 护理部主任　　　　　　　B. 护理部副主任　　　　　C. 主任护师

　　　　D. 科护士长　　　　　　　　E. 护士长

　　14. 患者，男性，50岁。肝脏移植术后第1天。目前由1名护士专对该患者进行24小时监护。该种护理工作方式属于

　　　　A. 个案护理　　　　　　　　B. 功能制护理　　　　　　C. 小组护理

　　　　D. 责任制护理　　　　　　　E. 临床路径

　　15. 患者，男性，70岁，因车祸急诊入院，神志不清，CT检查为颅内血肿，立即进手术室行颅内血肿清除术，术后送入脑外科病房，给予监护，患者仍昏迷，生命体征不稳定。此病人采取的最佳护理方式应为

　　　　A. 个案护理　　　　　　　　B. 功能制护理　　　　　　C. 责任制整体护理

　　　　D. 小组护理　　　　　　　　E. 临床路径

　　16. 某医院心血管病房护士长将安排护士小王为办公室班，负责处理医嘱；小方为治疗班，负责患者治疗；小李为护理班，负责患者生活护理。每隔一个月护士长安排进行岗位转换。这种排班方法被称为

　　　　A. 临床路径　　　　　　　　B. 功能制护理　　　　　　C. 责任制护理

　　　　D. 小组护理　　　　　　　　E. 个案护理

　　17. 由责任护士和其辅助护士以护理计划为内容，负责患者从入院到出院整个护理过程，包括入院教育、各种治疗、基础护理和专科护理、护理病历书写、观察病情变化、心理护理、健康教育、出院指导。这种形式的护理方式是

　　　　A. 临床路径　　　　　　　　B. 功能制护理　　　　　　C. 责任制护理

　　　　D. 小组护理　　　　　　　　E. 个案护理

　　18. 患者，男性，胆囊结石伴慢性胆囊炎急性发作入院后，被采用由医疗专家、护理专家、药疗专家、检验师、营养师等专家及行政管理人员针对其病种所制订的最适当、有顺序性及时间性的照顾计划。这种形式的护理方式是

　　　　A. 临床路径　　　　　　　　B. 功能制护理　　　　　　C. 责任制护理

　　　　D. 小组护理　　　　　　　　E. 个案护理

　　19. 某三甲医院护理部，根据规范化培训要求，对新聘用的护理大专毕业生小张制定了详细的培训计划，为实现其掌握各科及各专科护理知识和技能、扩大知识面，提高临床适

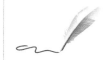

应能力的目标，常采用的护理培训途径为

    A. 学术讲座   B. 各类学习班   C. 科室轮转

    D. 外出进修学习   E. 学历教育

20. 杨护士是一名护理组长，作为一名工作 15 年的老护士，她在糖尿病护理领域具有较高水平，同时经常参与院内外糖尿病患者的会诊与培训，在门诊指导患者的饮食、运动、用药。杨护士的职业发展趋势为

    A. 临床护理专家   B. 社区全科护士   C. 护理行政管理者

    D. 护理教育者   E. 护理科研人员

二、思考题

某三级甲等医院，因适应区域人群健康需求，在原有 2 个神经内科病房的基础上，新增 1 个神经内科病房，设计病床 40 张。作为护理部主任，需拟定计划为该病区进行人力资源配置。

请问：1. 该病区需配置多少名护理人员？

       2. 配合医院人力资源部如何进行护理人员的招聘？

       3. 对新招聘的护理人员岗位培训内容有哪些？

（何曙芝）

第六章 护理领导

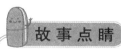
学习目标

1. **掌握** 领导的概念，领导影响力的分类及构成因素，领导艺术、授权与协调的原则，冲突的处理策略。

2. **熟悉** 三种常用的领导理论，激励理论，领导艺术在护理管理中的应用。

3. **了解** 领导作用，领导艺术的概念，冲突的概念、分类与基本过程，沟通的概念与分类。

4. 学会运用激励理论、授权艺术调动护理人员工作积极性的基本功。

5. 具有团队合作意识。

第一节 领导工作概述

领导是管理工作的重要职能之一，是实现管理效率和效果的灵魂，是实现组织目标的关键。

扫码"学一学"

故事点睛

旁白：小王是心内科一位年轻的护士，最近通过竞聘走上了护士长的岗位。她决心"一定要干出成绩"。于是她从不迟到早退，做事非常认真而且事必躬亲，但自从小王当上护士长之后，觉得同事们有意无意地开始疏远她。小王为了缓和同事关系，对护士们的迟到早退现象、上班时间内闲聊、玩游戏现象，不好意思严肃批评，怕影响工作积极性，只是象征性地教育一下。对年资比较高的老护士，小王碍于情面不好管理。最终科室变得混乱，小王觉得无法进行管理，萌生退意，就找到护理部张主任说出了自己的想法。

人物：由两名学生分别担任故事人物，进行即兴表演。

请问：

1. 小王是一个好护士长吗？

2. 护理部张主任如何帮助小王处理好制度和人性化的关系？

一、领导的概念及作用

（一）领导的概念

关于领导的概念，目前尚未达成统一定论，但大多数学者认为：领导就是指挥、带领、引导和鼓励下属为实现目标而努力的过程。由此可见，领导包含以下3层含义：①领导活动必须有领导者和被领导者；②领导是一个动态的过程，此过程由领导者、被领导者、客

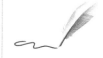

观环境及群体目标4个要素组成；③领导的目的就是引导和影响群体或个人实现预期目标。

知识拓展

领导就是创设一种情景，使人们心情舒畅地在其中工作。

——彼得·德鲁克

领导就是一种影响力，是引导人们行为，从而使人们情愿地、热心地实施组织或群体目标的艺术过程。

——哈罗德·孔茨

（二）领导的作用

领导者在引导、带领、鼓励和影响组织中的个体和群体实现组织目标的过程中，应发挥以下三个方面的作用。

1. 指挥引导作用 组织正常有效运行必须依靠领导者的指挥和引导。领导者通过调查分析，确定组织目标及实现目标的途径，并引导大家开展实现组织目标工作。因此，领导具有指挥引导作用。

2. 激励鼓舞作用 领导者应该充分了解下属的需要，并通过合适的激励手段尽可能满足下属的需要。领导者应促使组织成员把个人目标和组织目标紧密连接在一起，在实现组织目标的同时也能实现个人目标，从而激发他们工作的自主性和创造性。因此，领导的作用就是激发和调动下属工作积极性，促进实现组织目标。

3. 沟通协调作用 由于组织成员之间具有不同的性格、能力、态度和价值观，加之外界因素的干扰，组织成员在思想上、行动上很难保持一致。通过有效的领导，就能促进组织成员间的有效沟通，领导者就能及时协调组织内外成员的关系和活动，增强组织凝聚力，从而使组织成员朝着共同的目标发展。

二、领导权力与影响力

（一）领导权力

权力既是一种控制力，也是一种影响力。根据权力来源不同，领导权力可分为职位权力和个人权力。领导权力是职位权力和个人权力的综合表现。

1. 职位权力 组织中职位本身所具有的权威而产生的影响力，由组织正式授予，受制度保护。它主要包括法定权、奖赏权和强制权3类。

（1）法定权 来源于组织中正式的管理职位，是组织正式授予的权力，主要包括决策权、经济权、指挥权、人事权等内容。

（2）奖赏权 是履行有形奖励和无形奖励的权力。有形奖励主要指增加报酬、发奖金等；无形奖励主要指口头表扬、赞许等。

（3）强制权 在惧怕基础上，对不服从命令或要求的人员进行惩罚的权力。

2. 个人权力 个人权力源于个人的某些特性或者素质。它主要包括专家权和参照权2个方面。

（1）专家权 领导者比下属用于更多的知识、专长和技能，可指导下属顺利完成工作，实现组织或个人目标。

（2）参照权 领导者本身的某些特征可以得到下属的欣赏、尊重和忠诚。下属愿意学习、模仿他的言行，以满足个人需要。

（二）领导影响力

影响力是指一个人在与他人交往过程中，影响和改变他人心理与行为的能力。领导影响力根据其性质分为权力性影响力和非权力性影响力。

1. 权力性影响力 权力性影响力是领导者运用上级授予的权力强制下属服从的一种能力。这种影响力是组织正式授予获得的，对被领导者来说具有强制性与不可抗拒性。构成领导者权力性影响力的主要因素有传统因素、职位因素和资历因素。

（1）传统因素 由于历史观念的限制，长期以来，人们就认为领导有权力、有地位，要比普通人地位高，所以人们就会对领导者产生服从感。这种影响力是由传统观念赋予的，在领导者还没有确定之前就已经存在。

（2）职位因素 是由组织赋予领导者的权力，具有强制性。领导者的职位越高，权力越大，影响力也就越强，下属对他产生的敬畏感也就越强。由职位因素产生的影响力与领导者自身素质没有直接关系，影响力难以持久。

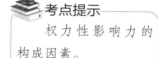
考点提示
　权力性影响力的构成因素。

（3）资历因素 是指领导者的资格和经历所产生的影响力。人们对于资历比较高的领导往往会产生敬重感。

2. 非权力性影响力 非权力性影响力是由领导者个人素质和现实行为对下属形成的自然性影响力。构成领导者非权力性影响力主要由品格因素、才能因素、知识因素和感情因素。

（1）品格因素 指领导者的道德、品行、个性修养等方面。具有高尚道德品质的领导会对下属产生较大的感召力和吸引力，能够使下属产生敬爱感。

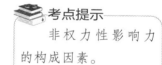
考点提示
　非权力性影响力的构成因素。

（2）能力因素 主要反映领导者的工作成效和解决实际问题的有效性。优秀的领导能够带领下属实现组织目标的同时还能增强下属的信心，使下属产生敬佩感。

（3）知识因素 丰富的理论知识和扎实的技术为领导者实现组织目标提供保证。领导者的知识越丰富，对下属的指导也越正确，越容易使下属产生信赖感。

（4）感情因素 感情是指人们对外界事物的心理反应。领导者平易近人，关心体贴下属，与下属建立良好的感情并尽力满足下属的需要，就容易使下属产生亲切感。

第二节 常用领导理论

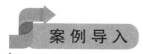案例导入

　　某三级医院下午下班时间是18：00，神经外科赵护士长经常在18：00～19：00之间安排同事们学习业务知识和技能。该科室工作比较琐碎，护士们心理负担重，护士

扫码"学一学"

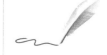

长观念陈旧，平时对下属也非常苛刻。护士们给赵护士长提意见，她从不采纳，还是按照她自己的思维方法执行，科室的护士们纷纷想要跳槽。

请思考：

1. 该护士长的行为属于领导方式理论中哪一种领导风格？

2. 该护士长应该如何去做？

西方各国管理学家和管理心理学家对领导理论进行了大量研究。领导理论大致可以分为领导特征理论、领导行为理论和领导权变理论 3 种类型。

一、领导特征理论

20 世纪 20 ~ 30 年代，研究理论的重点在于区分领导者和非领导者的个性特征。领导效率的高低主要取决于领导者的特质。领导特质理论主要研究领导者的品行、素质和修养。通过比较不同领导者在个人特质方面的差异，找出优秀领导者应该具备的某些特征。比较经典的代表理论有鲍莫尔的领导条件品质理论、吉赛利的领导品质理论、斯托格笛尔的领导个人因素理论。

（一）领导条件品质理论

美国经济学家威廉·鲍莫尔提出一名合格领导者应具备以下 10 项品质。

（1）合作精神　愿意与他人共事，能赢得他人合作，用感动和说服方法赢得人心。

（2）决策能力　能根据客观实际情况作出决策，具有高瞻远瞩的能力。

（3）组织能力　善于组织人、财、物等资源，能调动下属积极性。

（4）善于授权　能大权独揽，小权分散。

（5）善于应变　机动灵活，权益应变，积极进取，不墨守成规。

（6）敢于求新　对新事物、新环境和新观念具有敏锐的感受能力，愿意开展变革和创新。

（7）勇于负责　对上下级及整个社会具有高度的责任心。

（8）敢担风险　敢于承担组织发展不景气的风险，有努力开创新局面的雄心和信心。

（9）尊重他人　谦虚谨慎，不盛气凌人。

（10）品德高尚　严格自律，能够具有组织中和社会上的人所敬仰的高尚品德。

（二）领导品质理论

美国心理学家埃德温·吉塞利通过 20 多年的研究，将领导特征分为个性特征（P）、能力特征（M）和激励特征（A）。

表 6-1　领导者个人特征价值表

重要性	重要性分值	个人特征
非常重要	100	1. 洞察能力（A）
	76	2. 事业心（M）
	64	3. 才智（A）
	63	4. 自我实现欲（M）
	62	5. 自信心（P）
	61	6. 决断能力（P）

续表

重要性	重要性分值	个人特征
中等重要	54	1. 对工作稳定性的需要（M）
	47	2. 与下属关系亲近（P）
	34	3. 首创精神（A）
	20	4. 对物质金钱的需要（M）
	10	5. 对地位权力的需要（M）
	5	6. 成熟程度（P）
最不重要	0	1. 性别（男性或女性）（P）

（三）领导个人因素理论

美国管理学家斯托格笛尔通过研究，将领导者应该具备的个人特征归为 6 类。①身体特征：年龄、身高、体重、精力、外貌；②社会背景特征：社会经济地位、学历；③智力特征：知识渊博、说话流利、果断性及判断分析能力强；④个性特征：自信心、热心、进取心、适应性、独立性、急性、慢性、外向、机警、支配力、智慧、有主见、见解独到、不随波主流、情绪稳定、作风民主等；⑤与工作有关的特征：事业心、责任心、对人关心、首创性、毅力、坚持；⑥社交特征：人际关系、与人共事的技巧、能力、正直、诚实、合作、声誉、老练程度、权利需要等。

二、领导行为理论

领导行为理论研究领导者的风格和领导方式对其组织成员的影响，把领导者行为划分为不同类型，分析各类领导行为特点与领导有效性的关系，并将各类领导行为、领导方式进行比较，试图找出最佳领导行为和风格。具有代表性的理论主要包括以下 3 种。

（一）领导方式理论

美国心理学家库尔特·卢因及其同事对团体气氛和领导风格进行了研究。研究发现不同领导风格对团体成员工作绩效和工作满意度具有不同影响。研究最终确定 3 种极端的领导风格：独裁型领导风格、民主型领导风格和放任型领导风格。

1. 独裁型领导风格 独裁型领导也称专制型领导，即领导者把一切权利都集中于个人，依靠权利强制别人服从。其特点是权利高度集中，独断专行，一切由领导决定，依靠发号施令对所有工作的步骤、技术进行决策，下属没有参与决策的机会，只有服从。

2. 民主型领导风格 民主型领导指进行决策时，以理服人，以身作则，靠鼓励和信任调动下属的工作积极性，鼓励下属参与讨论、共同商定、集思广益。其特点是领导者倾向于分权管理，对于下属采用鼓励和协助的态度；分配工作时还会兼顾下属的能力、兴趣和爱好，不对下属安排具体工作，使其具有选择性和灵活性。领导者主要运用非权力性影响力使人服从。领导者的工作重心在于协调人际关系。

3. 放任型领导风格 是一种放任自由的领导行为，领导者只对下属提出工作目标，对下属完成任务的活动不加干预。其特点是下属具有高度的独立性，领导者极少运用权力，很少监督、坚持、指挥和协调，只为下属提供信息，充当组织内外环境的联系人。

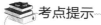

考点提示

领导风格三种类型的应用。

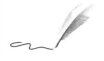

（二）领导行为四分图理论

1945 年，美国俄亥俄州立大学工商企业研究所对领导行为进行了研究，最终将领导行为内容分为两类：一类是任务型领导，另一类是关心型领导。任务型领导以工作任务为中心，关心型领导以人际关系为中心，注重领导者与下属之间的友谊、尊重、信任关系。这两种不同领导行为互相组合即形成 4 种基本领导风格，即领导行为四分图（图 6-1）。

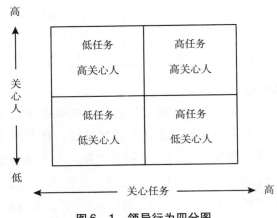

图 6-1 领导行为四分图

（三）管理方格理论

美国德克萨斯大学的管理心理学家罗伯特·布莱克和简·莫顿在领导行为四分图的基础上提出了管理方格理论。以关心任务为横坐标，以关心人为纵坐标。将关心程度各划分为 9 个等级，共组成 81 个小方格，其中比较典型的领导风格有 5 种（图 6-2）。

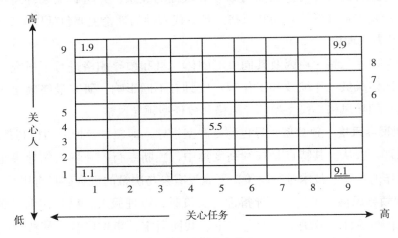

图 6-2 管理方格图

1. 贫乏型领导 即 1.1 型领导。领导者对任务和员工都不关心，最低限度地完成工作和维系人际关系。

2. 权威型领导 即 9.1 型领导。领导者只关注任务完成情况，对员工的发展和士气关注较少。

3. 中间型领导 即 5.5 型领导。领导者对工作和员工发展都有适度的关心，能维持一定的工作效率和员工士气。

4. 俱乐部型领导 即 1.9 型领导。领导者对员工关注程度较高，对工作任务完成情况

> **考点提示**
>
> 领导方格理论中的典型领导风格。

及存在问题很少关心。

5. 团队型领导 即9.9型领导。领导者对工作和员工关心程度较高，能充分调到员工积极性，工作效率提高。

三、权变领导理论

领导权变理论专家认为领导是一种动态过程，没有一种普遍适用、唯一正确的领导方式，任何领导方式都要与具体环境相适应。经典的代表理论有权变理论、领导生命周期理论、路径－目标理论。

（一）权变理论

美国华盛顿大学心理学家和管理学家弗莱德·费德勒提出了有效领导的权变模型。他认为，有效的领导方式取决于领导方法与所处的情景是否相适应。影响领导有效性的三种情景因素如下。①上下级关系：下属对领导者的信任、尊重喜爱程度。上下级关系越融洽，领导效率越高，这是最重要的因素；②任务结构：指下属承担工作任务的明确程度。下属对工作职责越明确，完成任务目标越有效，这是次重要的因素；③领导者职权：指与领导者职务相关联的正式权力，以及领导者在整个组织中从上到下所取得的支持程度。领导者职权越高，影响和指挥范围越大，完成目标越有效，这是最不重要的因素。

（二）领导生命周期理论

领导生命周期理论又称情境领导理论，1966年由美国俄亥俄州立大学心理学家科曼提出，后由美国组织行为学家保罗·赫塞和管理学家肯尼斯·布兰查德进行完善。该理论认为：成功领导要选择合适的领导方式，领导方式的选择应适应下属的成熟度水平。

成熟度是指个人对自己直接行为负责任的能力和意愿，包括心理成熟度和工作成熟度两个方面。心理成熟度是指做某事的动机和意愿。心理成熟度越高，工作自觉性越强，越不需要外力激励。工作成熟度是指从事工作所具备的知识和技能水平。工作成熟度越高，在组织中完成任务的能力越强，越不需要他人指导。

1. 成熟度划分等级

（1）M1（不成熟） 工作能力低，动机水平低。下属缺乏接受和承担任务的能力和意愿，既不能胜任又缺乏自信。

（2）M2（初步成熟） 工作能力低，动机水平高。下属工作积极性高，但缺乏足够的能力。

（3）M3（比较成熟） 工作能力高，动机水平低。下属具备工作所需要的能力，但缺乏动机和意愿。

（4）M4（成熟） 工作能力高，动机水平高。下属具备独立工作能力，而且愿意并有信心主动完成任务。

2. 领导风格分类 将领导行为分为工作行为和关系行为两个方面，又将这两方面分别分为高低两种情况，组合成4种类型的领导风格。

（1）命令型（高工作－低关系） 领导者直接指挥，明确规定具体工作目标。适用于不成熟下属。

（2）说服型（高工作－高关系） 领导者不仅向下属布置任务，还与下属共同商讨并获得下属的认可和支持。适用于初

考点提示
生命周期理论的应用。

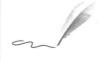

步成熟的下属。

（3）参与型（低工作－高关系）　领导者对下属工作不做具体指导，上下级共同进行决策。适用于比较成熟的下属。

（4）授权型（低工作－低关系）　领导者充分授权给下属，给予下属自行处理问题的权利。适用于成熟型的下属。

（三）路径－目标理论

加拿大多伦多大学马丁·埃文斯首先提出路径－目标理论，后由其同事罗伯特·豪斯和华盛顿大学教授伦斯·米切尔给予补充和完善。该理论主要观点为：领导主要职能是帮助下属实现目标，并通过提供指导和支持确保个人目标和组织目标一致；领导者的效率以激励下属实现目标并使下属得到满足的能力来衡量。该理论认为领导者在不同环境下有4种领导方式。

1. 指导型领导　领导者为下属制定明确工作目标，让下属明确任务工作要求、工作方法、工作日程、规章制度等内容。

2. 支持型领导　领导者平易近人，尊重下属，与下属相处友善，能在下属需要时提供帮助。

3. 参与型领导　领导者征求下属意见，允许下属参与决策。

4. 成就型领导　领导者提出有挑战性的目标，鼓励下属并对下属能力具有信心。

第三节　护理管理者的领导艺术及应用

案例导入

　　普外科王护士长马上要退休了，护理部要求王护士长退休之前推荐一名合适的护士长人选。王护士长思来想去，就想到了合同制的护士小张，工作踏实，业务技术精湛，与科室其他人员相处融洽，经常受到领导及同事的好评。为了留住护理人才，医院在护士长聘任条件中提出新举措：优秀的合同制护士可以和正式护士一样有机会参与护士长竞聘。王护士长与小张沟通后，小张深受鼓舞，在护士长竞聘中脱颖而出，成为普外科新的护士长。

　　请思考：

　　1. 根据内容型激励理论，医院的激励措施满足了小张的哪些需要？

　　2. 作为一名优秀的护理管理者，该案例的启示是什么？

一、领导艺术的概念及运用原则

（一）领导艺术的概念

领导艺术指领导者在一定的知识、经验和辩证思维基础上，在履行领导职责的活动中富有创造性运用领导原则和方法表现出来的才能。领导艺术是领导者的学识、经验、作风、品格、才能等因素的综合表现，是领导者对领导方法的灵活运用。

扫码"学一学"

（二）领导艺术运用原则

1. 创造性原则 是领导艺术最基本原则。领导者在处理问题时应打破常规惯例，要不断开阔思路和视野，使问题得到更加合法、合理、合情的解决。

2. 适度性原则 领导艺术在于处理问题时要把握好时机，把握好分寸，掌握好度。

3. 实事求是原则 一切事物都是运动变化的，领导者要从实际出发，善于变通，制定正确方案解决问题。

二、激励艺术及应用

现代管理学家认为激励是现代管理的核心。哈佛大学威廉·詹姆士进行研究发现，一个人没有受到激励时只能发挥自身能力的20%～30%，若受到充分有效的激励时能发挥自身能力的80%～90%。优秀的领导就应该激励下属，调动下属的积极性，发挥他们最大的潜能。

（一）激励的概念

激励是利用外部诱因调动人的积极性和创造性，引发人的内在动力，朝向所期望的目标前进的心理过程。激励的意义在于激发人们的工作动机，提高工作绩效，达成工作目标。

（二）激励的模式

激励的基本模式为：需要→心理紧张→动机→行为→目标→需要被满足或未满足→新的需要或需要调整，通过反馈构成循环（图6-3）。作为管理者，观察需要是进行激励的源头；动机是促使个体活动达到一定目的的内在动力和主观原因，是进行激励的前提条件；行为是个体有意识的活动，是个体对外界刺激作出的反应；反馈是根据需要是否被满足而判断个体行为是否起作用。

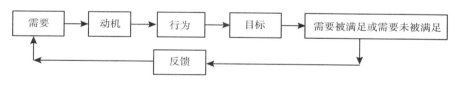

图6-3 激励过程的基本模式

（三）激励理论

主要包括内容型、过程型和行为改造型理论3类。

1. 内容型激励理论 以人的需要和动机为研究对象，着重研究人的需要内容和结构，及其需要如何推动人们的行为。主要代表理论有需要层次理论、双因素理论、成就需要理论。

（1）需要层次理论 1943年美国心理学家马斯洛提出需要层次理论。马斯洛把人的需要由低到高归纳为5个层次，分别是：生理的需要、安全的需要、爱和归属的需要、尊重的需要、自我实现的需要。人的低层次需要得到满足之后才会转向高层次的需要。

（2）双因素理论 20世纪50年代，美国心理学家弗德里克·赫兹伯格及其同事提出了激励-保健因素理论，简称双因素理论。激励因素是指与人们满意情绪有关的因素，是内在因素，属于工作本身或工作内容方面的，如工作的成就感、工作本身的兴趣等。保健因素是指与人们不满情绪有关的因素，是外在因素，属于工作环境或者工作关系方面的，如组织政策、人际关系、工作条件等。

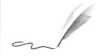

（3）成就需要理论　美国心理学家麦克利兰提出在人类生存需要基本得到满足的基础上，有 3 种最主要的需要：成就需要、亲和需要和权力需要。成就需要是指在事业上获得成功的需要，追求优越感。亲和需要是指建立友好亲密的人际关系，寻求被他人喜爱和接纳的需要。权力需要是指控制或影响他人的需要。

2. 过程型激励理论　研究从动机产生到采取行动满足需要的内在心理和行为过程。主要代表理论有期望理论、公平理论。

（1）期望理论　美国著名心理学家和行为学家维克多·弗隆姆首次提出期望理论。他认为，预测一个人做什么和他投入多大的努力去做，主要取决于期望值、关联性和效价 3 个变量。①期望值：个体对自己的行为和努力能否达到特定结果的主观概率；②关联性：工作绩效和报酬之间的联系；③效价：是指奖励对个人的吸引程度。激励水平 = 期望值 × 关联性 × 效价。

（2）公平理论　美国心理学家亚当斯首先提出公平理论。该理论认为：当个体做出成绩所得报酬与其所付出的努力成正比时，才能使个人感到满意并起到激励作用。这里的报酬不仅指报酬的绝对量，而且还指报酬的相对量。

3. 行为改造型激励理论　研究某一行为及其结果对以后行为的影响。典型代表理论为强化理论和归因理论。

（1）强化理论　由美国心理学家斯金纳提出，该理论着重研究行为和影响行为的环境因素之间的关系，通过改变环境刺激因素达到增强、减弱或消失某种行为。根据强化的性质和目的分为：正强化、负强化、惩罚和自然消退等 4 种形式。

（2）归因理论　20 世纪 50 年代提出，代表人物是海德和维纳。该理论认为：人们行为原因分为内部原因和外部原因两种。内部原因是个人本身所具有的品质和特征，如人格、动机、能力、努力等；外部原因是个体以外的导致行为表现的条件和影响，如工作环境条件、他人影响等。

（四）激励理论在护理管理中的应用

1. 满足护理人员不同层次需求　人的需求具有多样性、层次性和可变性，护理管理者应密切接触护理人员，了解护理人员的性格，随时关注护理人员的思想动态、工作及生活情况，并采用恰当的方式给予满足。

2. 创造良好的工作环境　护理管理者要帮助护理人员缓解工作压力，提供宽松、和谐的工作环境，为护理人员提供学习进修的机会，激发护理人员学习热情，引导护士相互配合，共同创造和维护良好的工作环境，提高患者满意度。

3. 建立公平合理的奖惩制度　护理管理者采用正负激励相结合的方式，充分调动护理人员的主观能动性。护理管理者要对护理人员的优点给予肯定、表扬，同时对护理人员的缺点、失误也要进行批评、惩罚。

三、授权艺术及应用

管理者不必事必躬亲，要懂得授权。授权会帮助管理者从琐碎事情中解放出来，集中精力解决主要矛盾或问题，同时通过授权，也能最大限度地调动下属的积极性和主动性。

（一）授权的概念

授权是指在不影响个人原来工作的情形下，将自己的某些责任分派给下属，并给予下属执行过程中所需要的职务权利。

（二）授权的原则

有效授权需遵循以下原则。

（1）目标明确 授权者需向被授权者阐明具体任务目标，使被授权者能够朝向清晰的目标前进。

（2）合理授权 授权时管理者应考虑到任务的难度、工作的性质及下属的工作能力等因素，选择适当的任务进行授权。

（3）信任为重 用人不疑，疑人不用，管理者在授权时应充分信任下属。

（4）量力授权 管理者在授权时应根据自己的权力范围和下属能力而定。

（5）带责授权 管理者授权时，权力下放，并不能减轻责任。同时，也必须让被授权者明确其责任、目标及权力范围。

（6）授中有控 管理者授权后必须进行控制。授权者对被授权者实施指导、检查及监督，真正做到能放、能控、能收。

（7）容忍失败 管理者对下属的失败能够容忍，不要过分追究下属责任，而是要与下属一起承担责任、分析原因并总结经验教训。

（三）授权的过程

1. 确定授权对象 管理者授权时应仔细考虑授权对象的能力及对授权的意愿，以确保授权对象具有较好的能力和动力做好所授予的工作。

2. 明确授权内容 管理者授权时要向授权对象解释工作项目的目的、要求、完成任务的时限、可利用的资源等内容，同时还要明确授权的权力范围。

3. 选择授权方式

（1）模糊授权 管理者明确规定授权对象应达到的目标，不规定实现目标的手段，被授权者在实现目标过程中具有较大的空间和创造余地。

（2）惰性授权 因不了解某些岗位的工作细节或因某些事务性工作简单琐碎，管理者将工作交给被授权者处理。

（3）柔性授权 管理者对授权对象仅提供工作的大纲或轮廓，不分配具体工作，被授权者为实现目标时有权运用有限的资源。

4. 授权规范化 授权是一种法定合约行为，管理者和授权对象都应该了解并同意授权行为及附带条件。管理者授予授权对象特定的权力之后，还要以书面形式向其他相关人员说明授权对象已获得授权，可以接受必要的指示，提出必要的报告等。

5. 保持沟通渠道通畅 授权后，授权对象要定期向管理者进行汇报，管理者对授权对象也要及时监督、指导、反馈，使工作顺利开展。

6. 给予适当评价 对做出成绩者给予表扬、奖励、晋升职称等。

（四）授权艺术在护理管理中的应用

1. 授权时决定适当人选 授权时要全面考虑被授权者的学历、经验和适应环境能力等因素。授权时护理管理者要强调工作重点，尽可能符合被授权者的能力。

2. 赋予权力和责任 责权相符才能激发护士的主观能动性。

3. 设定执行过程中的检查点 有效授权不等于放权，授权同时还要有严格的监督机制，以检验权力运用情况，从而使授权更加有效。

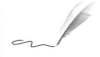

4. 授权有效性的评估 授权能否成功需要考虑多方面的影响因素。当授权无效时，授权者应该反思授权方法是否得当，是否充分授权。应避免无授权的授责或者授权不够的授责，这样可能会挫伤被授权者的积极性。

5. 奖励护理人员在授权过程中的成绩 采用适当的激励手段奖励护理人员在授权过程中的表现，增强工作积极性。

四、协调冲突艺术及应用

冲突和矛盾是普遍存在的，是不可回避或者抹杀的。有调查显示，管理者平均要用1/5的时间来处理冲突。由于护士职业的特殊工作环境、超负荷的工作及人们维权意识的不断提高，就会产生各种各样的冲突。如果冲突不及时协调解决就会导致患者及员工满意度降低，护理质量下降，并且阻碍员工发展。

故 事 点 睛

旁白： 一患儿两岁，因感冒、咳嗽、高热不退入院治疗。护士小丽遵医嘱给予患儿静脉输液，但因患儿哭闹、血管过细等原因导致小丽穿刺失败，患儿父亲随即殴打了护士小丽。

人物： 由两名学生分别担任故事人物，进行即兴表演。

请问：

如何处理好小丽与患儿父亲之间的冲突？

（一）冲突的概念

冲突是指群体内部个体与个体之间、个体与群体之间存在的互不相容、互相排斥的一种矛盾的表现形式。

（二）冲突的分类

根据不同的分类标准，冲突可分为多种类型。在管理过程中，主要根据冲突对工作绩效的影响分为建设性冲突和非建设性冲突。

1. 建设性冲突 是指一种支持组织或小组实现工作目标，对达成组织目标具有积极建设意义的冲突。

2. 非建设性冲突 又称破坏性冲突，是指由于双方认识不一致，组织资源或者利益分布不均等因素，导致双方相互抵触，发生争执甚至攻击等行为，造成组织效率下降，最终影响组织发展的冲突，是对小组绩效有破坏意义的冲突。

（三）冲突的基本过程

冲突基本过程包括四个阶段分别为：潜在对立阶段、认知与个人介入阶段、行为阶段和结果阶段。

1. 潜在对立阶段 此阶段是冲突产生前的酝酿阶段，冲突发生的条件已具备，但不一定导致冲突。

2. 认知与个人介入阶段 各种潜在冲突条件进一步发展，当引起个人情绪反应并被人知觉，便会发生冲突。

3. 行为阶段 随着个人情绪的介入，当有一方为达到个人目标采取行动时，便进入行

为阶段。此阶段会出现语言对抗、抗争、直接攻击等外显的对抗形式。

4. 结果阶段　当冲突发展到外显对抗阶段后，就会产生结果。当冲突结果提高决策质量，调动成员积极性，促使目标实现时，这种冲突就属于建设性冲突；如果冲突结果降低组织凝聚力，阻碍组织目标实现，降低小组绩效，这种冲突就是破坏性冲突或非建设性冲突。

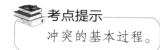

考点提示

冲突的基本过程。

（四）冲突的处理策略

1. 回避　冲突发生时，对双方的争执或对抗行为采用漠不关心态度，进行冷处理。

2. 妥协　冲突双方为满足对方部分需求以放弃自己部分利益为前提，双方都互相让步以达成协议的局面。

3. 顺应　当冲突双方出现紧张局面时，强调双方共同利益，弱化冲突双方之间的差异，降低冲突双方的紧张程度。

4. 强迫　利用权力，迫使他人服从管理者规定。一般情况下，强迫只能使冲突一方满意。

5. 协作　双方都愿意在满足自己利益的同时也满足对方的需要，通过协商寻求对双方有利的解决办法。

（五）协调的概念与原则

1. 协调的概念　协调即协商、调和之意。协调的本质就在于解决矛盾，使组织和谐，增强组织凝聚力。

2. 协调的原则

（1）目标导向原则　任何协调措施都是以组织目标为导向，集中组织各方面力量来实现组织目标。

（2）勤于沟通　护理管理者必须不断进行有效沟通才能使各个部门和个人之间的关系保持协调一致。经常沟通，彼此交换意见建立密切关系，达到协作合作的效果。

（3）利益一致原则　协调、平衡好利益关系是协调工作的重要基础。共同的利益能使组织成员团结起来，按照组织需要积极行动。其中最基本最主要的利益关系就是物质利益。

（4）整体优化　通过协调可使整个组织系统运行达到整体优化状态。管理者考虑全面，对各种影响因素进行分析，进而对各种资源到达优化配置，取得理想的整体效益。

（5）原则性和灵活性相结合　协调工作应具有原则性，但在不违背原则的前提下，也应该灵活应变，为了实现组织目标也可适当做出一些让步、妥协等行为。

（六）协调的具体方法

1. 目标协调　通过下达组织目标，采取各种措施统一思想及行为，并使之成为全体成员共同愿望的一种方法。

2. 组织协调　通过组织系统，利用行政方法直接干预和协调组织各个环节及方面，从而使组织保持良好工作秩序的一种协调方法。

3. 经济协调　通过利益诱导使组织或个人的行为方向朝组织目标实现方向发展的一种协调方法。

4. 法纪协调　通过制定和执行法律、法规或规章制度对组织或个人行为进行约束或规范的一种协调方法。

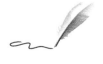

五、沟通艺术及应用

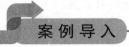

患者李某，女，46岁，已婚，因胃疼一个月，食欲差而于上午9点收治入院，查T 36.7℃，P 90次/分，R 22次/分，神清合作。医生初步检查，怀疑李某患有胃癌，准备做进一步检查进行确诊，医护人员并未将怀疑告知李某，只是让李某等待检查。李某之前就担心自己可能患有胃癌，这次医生没有明确诊断，更让她非常不安，此时李某愁眉不展，躺在床上，望着天花板一个人发呆，说不想在医院。下午，医生下医嘱，明早为李某进行胃镜检查，护士通知李某做准备，可李某拒绝做检查，原因是曾经听好朋友说过做胃镜检查很痛苦，还有可能引起胃出血。

请思考：

1. 当李某担心患有胃癌时，如何与李某进行沟通？

2. 当李某不肯做胃镜检查时，如何与李某进行沟通？

有调查显示，80%的临床护理纠纷是由沟通不良或者沟通障碍导致的。有效的沟通具有协调关系、获得信息、澄清事实和管理等功能，有助于护理管理者迅速消除误解和冲突，解决矛盾，增强护理管理者与下属之间的亲和力及护理团队的凝聚力。为了提高护理人员的沟通能力，掌握沟通艺术，本节对沟通的定义、分类、原则、方法等内容进行阐述。

（一）沟通的定义、分类与原则

1. 沟通的定义 沟通是指人与人之间信息的传递与交流过程。

2. 沟通分类 沟通按照媒介、方向或渠道等不同分类标准分成不同类型。

（1）按沟通媒介分类 沟通可以分为书面沟通、口头沟通、非语言沟通和电子沟通。

（2）按沟通方向分类 沟通分为垂直沟通、平行沟通和斜向沟通。

（3）按沟通渠道分类 分为正式沟通和非正式沟通。

3. 沟通的原则

（1）信息明确原则 指信息沟通时要使用接受者能理解的语言、文字来表达，减少沟通障碍。信息明确原则是沟通的基本原则。

（2）及时性原则 沟通具有一定的时间限制。及时沟通可以使下级更好地理解组织制定的目标、政策、计划等意图，支持组织工作，同时也可以使上级及时掌握下级的动态，加强管理。

（3）非正式沟通原则 与正式沟通相比，非正式沟通比较灵活，可以更快地传递信息，对组织协调工作具有一定的积极意义。

（4）组织结构完整性原则 沟通要注意组织结构的完整性，即沟通应遵循人员管理结构由上往下逐级传递信息。只有在紧急状况下可以越过层级管理结构直接向有关人员发布指示。

（5）重视交谈和倾听技巧原则 交谈和倾听是沟通行为的核心过程。交谈是沟通的主要形式，倾听有鼓励性、支持性的反馈，能促进更深层次的沟通。良好的交谈和倾听能帮助管理者获取重要信息，找到问题的关键，促进问题更好的解决。

（二）有效沟通的运用

1. 积极倾听 在沟通交流过程中，要仔细倾听谈话内容，深入了解谈话背景及内心真实想法，以对方的立场来探讨谈话内容。同时还可以使用一些技巧和方法，如赞许性地点头、面带微笑等。积极倾听的基本要求就是专注、移情、接受。

2. 运用反馈 在沟通过程中，运用反馈的方法可以减少由于误解或者信息不准确造成的冲突。对谈话内容要反应敏捷、感应灵敏，同时要确保对方对反馈信息理解正确。

3. 简化语言 由于语言不通或不理解，可能会造成沟通障碍。因此，沟通时应使用简单、易于理解、对方可以接受的语言。

4. 抑制情绪 在沟通过程中出现不正确的信息或者引起失望的信息时，要克制情绪，避免冲动。

5. 注意非语言提示 有效沟通时注意沟通者非语言的信息提示，保证非语言和语言提示信息的一致性。

（三）有效沟通在护理管理中的应用

1. 谈话 在组织内，领导者运用正式或者非正式的形式同下属或同级进行交谈。谈话时的技巧如下。

（1）做好谈话计划 确定谈话的主题、时间、地点，发出邀请，了解被谈话人的性格、态度、经历及对本次谈话可能出现的反应等。

（2）善于激发下属谈话并启发下属讲真情实话的意愿 领导者谈话时注意态度、语气、语调等，给予对方尊重与信任，鼓励下属表达真实想法。

（3）善于抓住重要问题 礼节性的问候之后逐渐转入正题，将谈话集中于主要内容及急需解决的问题。谈话时还应避免诱导性、提示性问题。

（4）善于运用倾听技巧 管理者要克制自己情绪，认真倾听对方讲话，谨慎表达意见。

2. 组织会议 通过会议可以集思广益，使成员之间彼此合作，达成统一共识；会议还可以发现以前未注意到的问题，认真思考和研究；会议还可以对成员产生约束力。组织会议的技巧如下。

（1）做好会议准备 明确会议目的、确定会议主题、时间、地点、会议议程、准备会议资料、设备等内容，并通知参加会议人员作好准备。

（2）善于主持会议 紧扣会议主题，调动参会者积极性，鼓励大家发表意见，严格守时。

（3）做好会议组织协调 控制会议出现的干扰问题，避免偏离主题。

（4）做好会议总结及会后工作 整理会议记录；宣传会议精神；执行和检查会议执行情况。

3. 护理查房 护理查房是病房开展业务学习的主要方式，是在临床护理工作中提高护理质量及临床教学水平的一种管理方式。护理查房的技巧如下。

（1）制定查房计划，明确查房目的、时间、地点、主讲人、参加人、查房程序及必要准备等内容。

（2）选择适当的患者，并得到患者的同意和配合，必要时可以请家属参加。

（3）查房前，主讲人做好准备（熟悉病例、有关疾病及护理理论知识），为参加者提供有关资料。

（4）查房过程中，主讲人进行报告，主持人引导、鼓励参加人员积极讨论，并作出总结与评价。

4. 发布指令 指令一般带有强制性，隐含自上而下的直线指挥关系，指令内容和实现组织目标密切相关。发布指令时的技巧如下。

（1）制定指令传达计划 ①确定目标；②布置任务前应确定好适当的人选；③制定实

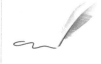

现目标步骤；④指令应简洁、清晰、明确；⑤如果出现新指令，应考虑是否需要培训。

（2）确保指令传达有效　确保指令传达有效可通过以下3种方式：①让下级人员复述一遍，确保下级理解准确；②可在指令发布时对下级人员作出示范；③把握传达指令的关键环节，经常检查、监督。

（3）处理下级对指令的不同态度　①下级认同时，可适当授权，提高他的积极性；②下级人员不关心持无所谓态度时，要鼓励下属说出自己的真实想法，询问其意见和建议；③下级人员持怀疑态度时，鼓励下级把怀疑说出来，向下级说明指令的目的及意义；④下级人员持反对态度时，应积极沟通，加强理解，若无法改变其态度时，可让他人与其进行沟通。

5. 倾听　倾听是了解别人的一种方式，也是一种与人交往的智慧。管理者在沟通时不止考虑"讲"，还要注意讲究"听"。倾听的技巧如下。

（1）了解谈话内容、背景及尚未表达的意见。

（2）运用表情或者点头等非语言沟通方式鼓励对方谈话。

（3）注意谈话人的弦外之音，体会对方情感。

（4）最后发表看法，发表时还要注意言辞要缓和。

（5）可运用提问、复述等方式澄清易混淆的谈话内容。

（6）结束话题后再进行讨论，并作出判断。

（7）以解决主要问题为主，不要偏离主题。

（8）控制好情绪，不要过于激动。

（9）安排充分和完整的交谈时间。

其他如汇报、口头或者书面调查等沟通形式也可以用在护理工作中，用以了解下级人员工作情况及对现行制度、政策的意见。

本章小结

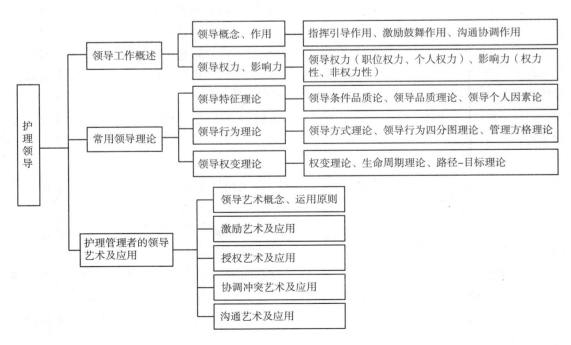

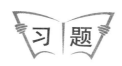

扫码"练一练"

一、选择题

【A1/A2 型题】

1. 以下不属于领导活动过程要素的是
    A. 领导者   B. 被领导者   C. 客观环境
    D. 群体目标   E. 组织结构

2. 美国著名心理学家赫茨伯格提出的理论是
    A. 双因素理论   B. X—Y 理论   C. 人类需要层次理论
    D. 成熟度理论   E. 期望理论

3. 在管理方格理论中，贫乏型管理的领导方式类型是
    A. 1.1 型管理   B. 1.9 型管理   C. 5.5 型管理
    D. 9.1 型管理   E. 9.9 型管理

4. 下列属于权力性影响力的因素是
    A. 品格因素   B. 才能因素   C. 资历因素
    D. 感情因素   E. 知识因素

5. 领导者非权力影响力的特点是
    A. 影响力广泛而持久   B. 由组织赋予的影响力
    C. 具有强迫性和不可抗拒性   D. 随职位升高而增强
    E. 是一种法定的权力

6. 民主型领导风格的优点是
    A. 促进产生新设想   B. 适用于紧急情况   C. 集思广益
    D. 控制较多   E. 领导者很少监督、检查

7. 公平理论的提出者是
    A. 斯金纳   B. 费洛姆   C. 马斯洛
    D. 亚当斯   E. 麦克利兰

8. 按照双因素理论，下列属于激励因素的是
    A. 与下属的关系   B. 工资收入   C. 福利待遇
    D. 工作安全保障   E. 对工作的兴趣

9. 情境领导理论认为，与选择领导方式有关的因素是
    A. 上下级关系   B. 领导者职权   C. 组织内上下沟通
    D. 下属的成熟度   E. 任务结构

10. 冲突的基本过程为
    A. 潜在对立、僵持阶段、行为阶段、结果阶段
    B. 僵持阶段、认知与个人介入、行为阶段、结果阶段
    C. 潜在对立、认知与个人介入、行为阶段、结果阶段
    D. 潜在对立、认知与个人介入、僵持阶段、结果阶段
    E. 僵持阶段、潜在对立阶段、行为阶段、结果阶段

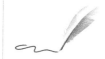

11. 根据费德勒的权变领导理论对领导效果最有利的环境条件是
    A. 上下级关系差，工作任务结构明确，领导者职权强
    B. 上下级关系好，工作任务结构明确，领导职权强
    C. 上下级关系差，工作任务结构不明确，领导职权弱
    D. 上下级关系好，工作任务不明确，领导职权弱
    E. 上下级关系好，工作任务不明确，领导职权弱

12. 关于授权原则描述错误的是
    A. 授权的同时要随时控制
    B. 授权基于领导者与下属的相互信任
    C. 既要明确授予的权力也要明确责任
    D. 领导者可以将自己的权力授权下级的下级
    E. 管理者对下属的失败要容忍

13. 历史性的资历因素会让人产生
    A. 敬畏感   B. 服从感   C. 敬佩感
    D. 敬爱感   E. 敬重感

14. 吉赛利的领导品质理论中认为最不重要的领导者个人特征是
    A. 性别   B. 洞察能力   C. 事业心
    D. 才智   E. 成熟度

15. 护理学院教师越过护理部和护士长，直接向带教老师布置任务，违反哪条有效沟通的原则
    A. 信息明确原则   B. 及时性原则   C. 非正式沟通原则
    D. 组织结构完整性原则   E. 重视倾听技巧原则

16. 护士长根据工作任务的难度选择适当的工作任务授权给某位护士，遵循的授权原则是
    A. 目标明确原则   B. 合理授权原则   C. 信任为重原则
    D. 带责授权原则   E. 量力授权原则

17. 张护士长是神经外科护士长，在管理过程中遇到问题时，经常让护士们共同商讨，集思广益，然后再决策，而且要求病房护士每个人都要各尽所能。张护士长的这种领导作风是
    A. 自由放任型   B. 命令型   C. 专权型
    D. 民主型   E. 权威型

【A3/A4 型题】

（18～20 题共用题干）

李护士长让小张代表本科室去参加市里举办的护理技术操作大赛，并许诺小张如果能在护理技能大赛中获得一等奖，将有机会参加国家级培训机会。小张接到任务后考虑了 3 个问题：①经过练习，我能在护理技能大赛中获得一等奖吗？②我是否需要参加国家级培训机会？③取得一等奖的成绩和参加国家级培训对我晋升职称有关吗？这 3 个问题的答案都会影响到小张在完成任务中的努力程度。

18. "经过练习，我能在护理技能大赛中获得一等奖吗？"属于
    A. 激励水平   B. 激励程度   C. 效价

D. 期望值　　　　　　　　　E. 关联性

19. "我是否需要参加国家级培训机会?"属于

A. 激励水平　　　　　　B. 激励程度　　　　　　C. 效价

D. 期望值　　　　　　　E. 关联性

20. "取得一等奖的成绩和参加国家级培训对我晋升职称有关吗?"属于

A. 激励水平　　　　　　B. 激励程度　　　　　　C. 效价

D. 期望值　　　　　　　E. 关联性

二、思考题

有一位患者的父亲，去年他的儿子因出车祸不幸身亡，他的妻子一时接受不了，突发脑出血，瘫痪在床。昨天他的女儿被确诊为恶性肿瘤晚期，也即将面临死亡。这位父亲实在难以接受现实。今天，医生催缴费时，他与医生发生了激烈的争吵，并决定从病房的楼顶跳下。

请问：您作为值班护士，如何与患者家属进行沟通处理这个突发状况?

（赵妍妍）

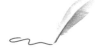

第七章 护理控制

案例导入

陈某，女性，64岁。因干咳无痰，左侧胸痛，食欲不振半年，经胸腔镜取肺组织活检，诊断为肺癌收住院。入院后进行静脉化学药物治疗，胸腔有积液，行胸腔闭式引流术，现患者神志清楚、精神差，恶病质、情绪低落、无陪护。

请思考：

1. 护士针对患者目前的情况进行护理，管理者控制的原则有哪些？
2. 护理人员绩效考核的内容有哪些？

控制是一项重要的管理职能，在管理的各项职能中起着主导作用，是每一位护理管理者都面临的重要工作内容。因为不管计划多么完善，但实施后，外界环境是否与当初预期一致、护理人员能否按照计划拟定的方案去实施、步骤与计划锁定的目标是否符合，都是要靠控制的职能来实现。在护理管理中，控制的功能主要在于提高护理服务水平、降低服务成本、保证护理服务质量、合理分配组织资源、改进服务流程、提高护理人员素质、进行时间管理、提高工作效率等。所有的管理活动都与控制有关，但控制与管理是两个不同的概念。有人把控制和管理混同起来，认为管理就是控制，这种看法是不正确的。同其他管理职能相比较，它具有不同的性质、内容和方法。

第一节 控制工作概述

一、控制的概念

从管理学的角度定义，控制是管理者按照指定的计划和标准，监督检查工作的执行情况，规范组织行为，使其与组织计划、目标和预期的成效标准一致的系统行动过程。也是管理者对管理对象的工作绩效进行检测、衡量和评价，并针对出现的偏差及时采取相应纠

扫码"学一学"

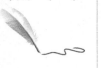

正措施的过程。此概念主要包含三层含义：①控制是一个过程；②控制是通过监督和纠正偏差来实现的；③控制的目的是保证组织目标实现。

在护理管理中，控制就是指护理管理者按照既定的计划和目标，对下属的各项工作进行检查评价，了解目前工作是否出现偏差，若有偏差则组织相关人员分析原因，采取措施纠正，以确保组织目标的实现。一切有目的的活动均需要控制，但由于受内外条件变化的影响及管理者认知水平、解决问题的能力限制，在管理过程中，护理管理者能否及时发现现存的偏差，预测潜在的偏差，对改进措施的选择或计划的调整都具有非常重要的意义。例如，医院护理部为了保证护理质量，收集病房和护理管理人员工作情况的信息，并根据预定标准进行衡量、评价，然后发出相关指令，对下属进行干预，以纠正偏差。

控制通过纠正偏差的行动与其他四个管理职能紧密结合，使管理过程形成一个相对封闭的系统。在这个系统中，先计划（前提），再组织（保证），然后领导、决策（关键），最后控制（手段）。控制有助于评价计划、组织及领导的好坏以及控制系统的效率。控制与计划的关系最为密切，计划目标决定控制方向，控制工作为实现目标服务。简单地说，计划职能选择和确定了组织目标、战略、政策和方向以及实现它的程序，然后通过组织工作、人员分配、指导与领导等职能去贯彻、实施这些目标，而控制工作必须穿插其中，时时刻刻以实现计划目标为中心，不断纠正计划实施过程中的偏差，使整个管理活动向着组织既定的目标迈进。控制本身需要组织机构作保证，控制活动是按一定的组织层次进行的，各层次都有不同的责任要求以保证控制系统正常运行。控制为领导、决策提供必要的信息，领导依据控制系统所反馈的信息做出修改或更正计划、目标的决策。

知识链接

系统论、信息论、控制论是控制的理论基础，控制是"控制论"中的术语。控制论是由美国数学家、生理学家诺伯特维纳于1948年创立的一门新兴的科学理论，是一门研究控制系统、实现控制职能的科学。在控制论中，控制的基础是信息反馈，一切信息的收集都是为了反馈，控制是为了改善或发展某个或某些受控对象的功能，通过信息反馈，加于该对象上的作用。控制论促进了自然科学和社会科学的紧密结合，目前，已被广泛地应用于众多学科领域。

总之，控制是对系统信息进行归类、分析、比较、判断进而执行的过程，是一个有组织有反馈的动态过程。该过程深刻反映了系统的观点、有机整体的观点以及确定性与随机性辩证统一的观点。

二、控制的类型

控制按照不同的划分依据可分为不同的类型。按控制的业务范围可分为技术控制、质量控制、资金控制、人力资源控制等；按控制的时间可分为日常控制、定期控制；按控制内容的覆盖面可分为专题控制、专项控制和全面控制；按管理者控制和改进工作的方式可分为间接控制和直接控制；依据纠正偏差措施的作用环节不同，控制可分为前馈控制、过程控制和反馈控制。下面对前馈控制、过程控制和反馈控制作重点介绍。

（一）前馈控制

又称预先控制、事先控制。是面向未来的控制，是计划实施前采取的预防措施，防止问题发生，而不是在实施中出现问题后的补救。管理人员常运用获取的最新信息并结合上一个控制循环找出的经验教训，反复对可能出现的结果进行认真预测，然后与计划进行比较，必要时进行调整计划或控制影响因素，以确保目标的实现。它是管理人员在差错发生之前，运用行政手段对可能发生的差错进行纠正的措施。

前馈控制的工作重点是防止所使用的各种资源在质和量上产生偏差，是通过对人力、物力、财力等资源控制来实现的，在护理管理中称为基础质量控制，如急救物品的完好率、常规器械消毒灭菌合格率、护理人员招聘的素质要求、护理部制定各种应急预案并经常组织护理人员演练等均属此类控制。

（二）过程控制

又称同期控制、现场控制、环节质量控制。是指在计划执行的过程中，护理管理者通过现场监督检查、指导和控制下属人员的活动，对执行计划的各个环节质量进行控制，当发生偏差时立即采取纠正措施。如护士在护理操作工作中发生错误时护士长予以纠正；各班护士在履行每日职责时发现有错误及时纠正等。

（三）反馈控制

又称事后控制、结果质量控制。这类控制作用发生在行动之后，主要将工作结果与控制标准相比较，对出现偏差进行纠正，防止偏差的继续发展或再度发生。此类控制是一个不断提

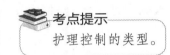
考点提示
护理控制的类型。

高的过程，其重点集中在终末结果上，作为未来行动的基础。如护理质量控制中的压疮发生率、基础护理合格率、护理差错事故发生次数等统计指标即属此类控制指标。反馈控制为管理者提供关于计划效果的真实信息，也可通过对计划执行结果的评价达到增强员工积极性的目的。

三、控制工作的基本原则

控制工作必须针对具体任务，由控制者与受控对象按实际情况共同设计控制系统。例如我国医院分级管理中的护理质量标准及指标要求，是根据当时全国医院的状况及对护理工作的要求设计的，其以基础护理质量和医德医风建设方面的要求作为评审重点。要做好控制工作应遵循以下原则。

1. 目的性原则　控制系统的建立要反映计划所提出的要求，计划是实现控制工作的依据。确立控制标准和选择控制手段都要依据计划，控制过程的完成是使实际活动与计划活动相一致。不同的工作要按各自的计划要求设计控制系统。

2. 重点性原则　在控制工作中，应着重于对计划的完成具有关键性的问题。关键点的选择是一种管理艺术，如护理工作细致并且繁多，质量控制工作应选择对完成工作目标有重要意义的关键标准和指标，重点放在容易出现偏差或偏差造成危害很大的地方。

3. 客观性原则　控制要客观，但控制活动是通过人来实现的，再好的管理者也难免受到主观因素的影响。因此，为了客观地、准确地评价工作成果，需要相应的定量或定性标准进行控制，只有这样才能避免主观因素的干扰。同时，制订的标准要客观、准确、有效、适当，标准太高或不合理，起不到激励的作用；标准不准确，不能测量，控制工作会失效。因此，所制定的标准应是可以测量和考核的。

4. 及时性原则　控制的及时性体现在及时发现偏差和及时纠正偏差两个方面，其目的

是减少时滞，避免更大的误差。及时收集信息和及时传递信息可以及时发现偏差，这样能及时掌握实时信息，提高控制时效。及时发现偏差是实施有效控制的第一步，如果仅仅停留在这个阶段，控制也不可能达到目的，只有通过适当的计划调整、组织安排、人员配备、现场指导等办法来纠正偏差，才能保证组织目标的实现。

5. 灵活性原则 在控制工作中，被控制的组织要机构健全、责任分明。正常控制按照计划目标去实现，当预订的计划出现失误或环境发生重大变化影响计划实施时，就需要管理者灵活去控制。

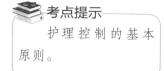

考点提示

护理控制的基本原则。

四、开展控制工作的意义

控制是保证组织目标实现而采取的各种组织活动中不可缺少的关键性的管理职能，如果缺乏有效的控制，组织目标则难以达到。开展控制工作的意义主要体现在以下几个方面。

1. 控制工作在执行组织计划中起保障作用 计划是针对未来的，但环境条件不是一成不变的，随着变化，计划是可以改变的。由于管理者自身素质、知识、能力等限制，制定的计划不可能完全准确、全面，计划在执行中可能会发生未预料到的情况。控制可以依据计划的标准对执行情况进行检测，发生偏差时及时进行纠正，或者修订计划、目标，或制定新的控制标准，这样控制即发挥了执行和完成组织计划，实现组织目标的保障作用。

2. 控制工作在管理的各项职能中起关键作用 有效的管理其基本职能构成一个相对封闭循环，控制是管理职能循环中最后的一环。它通过纠正偏差的行动与计划、组织、领导职能紧密结合，使管理循环过程顺利进行。尽管计划可以制定出来，组织结构可调整的非常有效，员工的积极性可以调动起来，但这仍不能保证所有的活动都按计划执行，不能保证组织目标一定能实现。如果没有控制，就无法掌握组织的运行情况及成效。所以控制不仅可以维持其他职能的正确活动，而且在必要时可改变其他职能活动。因此，控制工作在管理的各项职能中起关键作用。

3. 控制工作可以使组织超越现状 通过控制，可以在计划完成任务和标准实现的基础上，发现问题、总结经验，制定出持续质量改进措施及更高的标准和目标，使组织超越现状，更加完美和卓越。因此，在现代管理中控制不仅具有监督和纠偏作用，还包括持续改进的意义。

第二节　控制工作的实施

一、护理管理控制系统

在护理管理中，控制的功能主要在于提高护理服务水平、降低服务成本、保证护理服务质量、合理分配组织资源、改进服务流程、提高护理人员素质、进行时间管理、提高工作效率等。

（一）控制系统

控制系统是指组织中具有目的、监督和行为调节功能的管理体系，包括受控和施控两个子系统。受控系统是控制客体，也叫控制对象，一般包括人、财、物、作业、信息和组织的总体绩效等。施控系统是控制主体，由偏差测量机构、决策机构和执行机构三部分组

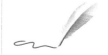

扫码"学一学"

成。控制系统是针对某一过程而言的。设计合理的管理控制系统能够影响并优化员工行为，从而有助于组织实现甚至超越自身目标。

（二）护理管理控制系统

护理管理控制系统与一般管理控制系统一样，也是由受控和施控两个子系统组成。目前，医院内部护理管理的施控系统有两种常见的类型。

1. 三级医院　大多采取院、科、病区三级（护理部—科护士长—护士长）护理管理组织形式。

2. 二级医院　一般采用院、病区二级（护理部或总护士长—护士长）护理管理组织形式。

（三）护理质量管理施控系统的人员组成及职责

1. 护士自我控制　实施各项护理服务后，把目标分解到人，护士明确目标和个人职责，在执行各项护理工作时有章可循、有据可依，依据护理质量标准进行自我检查与评估，发现问题采取自我纠正与预防措施并记录。

2. 病区护理质量管理　由病区护士长和其他质量控制员组成。每周对本护理单元护士及各个服务环节按标准进行全面的护理质量检查、评分、分析、反馈并提出改进措施，进行跟踪验证直到问题解决。

3. 科级护理质量管理　由科护士长和各护理单元护士长组成。每周对所管辖护理单元护士长、护士及各个服务环节按标准进行全面的护理质量检查、评分、分析、反馈并提出改进措施，进行跟踪验证直到问题解决。

4. 院级护理质量管理　小组护理质量管理委员会任组长，成员由护理部成员及各学科带头人或护士长组成。每周对全院的各个护理单元按标准进行不定期质量检查，将检查出的护理不合格项目由科室人员认可并签字，及时反馈给科室负责人并限期改正，科室负责人应进行跟踪验证直到问题解决。对于检查发现的不合格护理单元重点检查，对每个病区存在的主要问题进行跟踪，监督病区护理责任人将改进的措施尽快落实。护理部每月、每季度进行综合考评，根据科室质量控制指标和医院质量控制组考评结果，及时进行评分、分析、反馈，对不足方面提出改进措施，最后给予评价。

通过各级护理质量控制组组织的检查管理，形成一个质控→评价→反馈全程质量管理网络，以达到持续质量改进的目的。

二、控制工作的基本过程

控制过程是通过信息流将控制主体与控制对象联系起来，即控制主体将外部作用转换为可直接作用控制对象的形式，以校正控制对象脱离标准状态的偏差，从而实现维持系统稳定状态的控制过程。无论控制对象是什么，无论在什么组织中，控制的基本过程包括三个关键步骤：确立标准、衡量绩效和纠正偏差。

（一）确立标准

制定标准是控制的基础。标准是人们检查工作及其结果的测量单位或尺度，是衡量实际工作绩效的依据和准绳。制定标准首先是确定控制的对象，即体现目标特性及影响目标实现的要素。明确了控制对象才能有的放矢地制定标准。

各种工作和各种组织都有其特殊性，要结合其的特点制定专门的标准。标准的类型很多，如有形和无形标准（如心理护理）、定量和定性标准、实物和财务标准等。这些标准对计划目标的完成具有的重要意义。确定标准不仅要抓关键点，而且该标准应尽量量化、便于考核。例如，护理文件书写合格率的标准值为 90%～95%、压疮发生率为 0 等。实在量化不了的或不宜量化的如无菌技术操作、对患者的服务态度等，要提出便于操作的定性标准。

> **知识链接**
>
> 　　护理管理控制的关键点有以下几方面。①核心制度的落实：消毒隔离、查对、抢救、安全管理等制度；②护理人员：护理骨干、新上岗的护士、进修护士、实习护士以及近期遭遇重大生活事件的护士等；③患者：疑难危重患者、新入院患者、手术后患者、接受特殊检查和治疗的患者、有自杀倾向的患者；④器材设备和药品：特殊耗材、监护仪器设备、急救器材与药品等；⑤特殊科室：急诊科、手术室、供应室、监护室、婴儿室、待产室、血液透析室等；⑥时间：交接班时间、节假日、午间、夜间、工作繁忙时等。

（二）衡量绩效

此阶段是为了确定实际工作绩效，是控制过程的测量阶段。管理者首先需要收集必要的信息然后将实际绩效与标准进行比较，确定执行的进度和出现的偏差是否在可以接受的范围内，这是非常重要的。

收集实际工作绩效信息的方法有多种。①个人观察：个人观察能提供关于实际工作的最直接和深入的第一手资料，可以包括非常广泛的内容。如护理人员技术操作过程、临床危重患者护理效果、病房环境状况服务态度等。个人观察还可以获得表情、语调以及精神状态等常被忽略的信息；②统计报告：现代计算机网络的广泛使用，使人们能够方便快捷地获取图表、统计数字、报告等信息；③口头汇报：口头汇报、电话交谈是一种快捷的、有反馈的传达信息的方法，其缺点是不便于存档和重新使用；④抽样调查：可以从整批调查对象中抽取部分样本进行调查从而反馈情况；⑤召开会议：通过各部分主管会汇报工作及遇到的问题，不仅有助于管理者了解各部门工作情况，同时有助于加强各部门间的沟通协作；⑥书面汇报：书面报告的信息稍慢，但比较口头汇报更正式、精确和全面，也容易分类存档和查找；⑦通过现象推断：对于一些无法直接衡量的工作，可以通过某些现象来推断。

控制的目的不仅仅是为了衡量绩效，而是为了达到预期的绩效，所以在控制过程中要预测可能出现的偏差，以便控制未来的绩效。获得偏差信息的根本途径就是建立长效的反馈机制，使反映实际工作情况的信息能被迅速收集，及时反馈给管理者，从而让纠偏措施的指令能迅速下达，对出现的问题进行及时处理。

（三）纠正偏差

实现控制最终还要靠采取措施纠正偏差来实现，这是控制的关键所在。管理人员对已获得的偏差信息进行分析，明确出现偏差的原因、责任机构和人员，采取行动，更正实际工作结果与标准之间的差异，使系统重新纳入预先制定的轨道，实现其原定目标。纠正偏差的措施一定要有针对性，使控制

> **考点提示**
>
> 护理控制的过程。

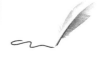

对象的行为（或结果）与标准、计划相符合。但纠正偏差不是简单地回复到原来的计划中，它除了改进实际绩效，还包含对原计划和标准的修改和调整。修改就是修改原计划中的缺点、错误、不适合的目标或标准。调整就是根据外界变化了的情况适时地调整原计划，甚至重新制定计划，进行下一个管理循环。控制职能与其他管理职能交错重叠，相互影响、相互依存，使管理过程成为一个完整的系统。

三、护理管理中常用控制方法

管理实践中采用的控制方法比较多。一般将控制的方法分为预算控制方法和非预算控制方法，非预算控制又分为质量控制技术和数量控制技术。护理中常用的控制方法是行为控制法，因为在任何组织中最重要的资源是人，任何高效的组织都配备着有能力高效地完成工作任务的优秀人才，故管理控制中最主要的方法就是对人员的行为进行控制。行为控制包括直接监督、目标管理和行政管理。

1. 直接监督　是行为控制最直接、最有效的方式。管理者可通过这种方式，根据需要监督下属行为，告诉他们哪些是合适行为或不合适行为，并采取纠正措施进行干预。护士长或带教老师对新上岗护士、实习生、进修生的控制多采用此种方法。通过个人监督进行控制所获得的信息具有较高的准确性，是一种有效激励员工和提高效率的方法。当然，此法管理成本高，不利于下属创造性的发挥，且对监督者的知识、经验和沟通能力有较高的要求。

2. 目标管理　把总目标分解成不同层次的分目标，并确定其考核标准，输入被控制系统，然后把被控制系统的执行结果与预期的目标及标准进行对照，检查、发现问题，采取纠正措施。目标管理作为一种控制方法的特点是清晰、明确，各级管理者容易作出判断。

3. 行政控制　是一种由规则和标准操作程序组成的综合系统进行的控制，其目的是塑造和规范组织或员工的个人行为。规则和标准操作程序指导行为，对员工碰到需要解决的问题时应该做什么进行详细说明。制定规则和操作程序是管理者的职责。同时，管理者还必须对自己使用行政控制的方式始终保持一种敏锐的洞察力。当组织行为是程序化的且容易理解时，行政控制非常有用，当管理者必须对环境变化作出快速反应或作出非程序化决策时，不宜用行政管理。

课堂互动

某三甲医院，为了降低护理差错事故的发生率，提高护理质量，采取了一系列措施，取得了较好的效果。如果你是该院的护理副院长，你会采取哪些方面的措施？

四、有效控制系统的特征

一个有效的控制系统可以改进工作绩效和提高生产效率，它具有以下特征。

1. 实时控制　有效的实时控制能及时发现偏差信息，并迅速作出反应，防止偏差的积累。

2. 适度控制　有效的适度控制能防止控制过多或控制不足，全面控制的同时重点控制，实现最小投入获取最大的控制收益。

3. 客观控制　有效的控制必须是客观、符合实际的。一是控制过程中采用的检查、测量技术手段必须能正确地判断和反映组织的实际情况。二是组织还必须定期地检查过去规定的标准和计量规范是否符合现实的要求，标准和规范不应自相矛盾。

4. 自我控制　有效的控制系统应允许员工进行自我反馈和自我控制，这样有利于节省时间，提高组织的有效性。

5. 员工认同　员工对控制系统的认同感越高，控制系统发挥推动和激励的作用越明显。否则，控制系统会影响员工的士气，甚至使员工产生抵触、破坏控制系统的行为。

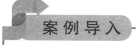

考点提示

　护理有效控制系统的特征。

第三节　控制在护理管理中的运用

扫码"学一学"

案例导入

　　面对"政府要政绩、患者要满意、医保要控制、员工要待遇、医院要业绩"的现状，某医院护理部为了深化优质护理服务，激发护理人员的工作热情和个人潜能，决定采用全院护士绩效考核的办法，并将成本和费用纳入绩效考核，使其效益工资与工作完成质量挂钩。故制定了一整套绩效考核方案并将之公布在院内网上，主要涵盖了态度、技术、能力等多方面指标。

请思考：

1. 何为护理成本控制？

2. 该方案将考核标准公布是否符合考核的要求？

控制是管理的重要职能，贯穿于护理管理工作的全过程，涉及各级人员。因此在护理管理中对护理风险、护理安全、护理成本、护理质量、护理绩效等全方位的控制尤为重要。

一、护理成本控制

许多护理人员对常规护理工作非常了解，但对成本控制无所谓也不关心，认为那是少数几个管理者的责任。其实不然，在医疗已经市场化的今天，护理成本的控制已经直接影响到患者、医院、社会以及医护人员的切身利益。当然，如果护理管理者不懂得成本控制，将影响医院的既定目标，对护理人员和患者都不利。因此，护理管理者必须具有成本意识，注重护理服务的合理测算，进行护理市场的有效开发，开展护理成本研究。

（一）基本概念

1. 成本　是指生产过程中生产资料和劳动消耗的直接成本（材料费、人工费和设备费）和间接成本（管理费、教育训练费和其他费用）的总和。

2. 护理成本　是指在给患者提供诊断、监护、防治、基础护理技术及服务的过程中物化劳动和活化劳动消耗的货币价值。物化劳动是指物质资料的消耗；活化劳动是指脑力和体力劳动的消耗；货币价值是指产出的劳动成果用货币表示其价值。

3. 标准护理成本　一般指在社会平均劳动生产率和生产规模基础上执行医疗护理服务

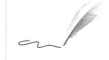

应当实现的成本。它是作为控制成本开支、评价实际成本、衡量工作效率的依据和尺度的一种目标成本。分基本的标准成本、理想的标准成本和现实的标准成本三类。

4. 成本控制　是预先建立合理可行的成本管理目标，然后依照目标去执行，将执行效果与目标比较，针对差异较大的项目予以分析、检查和改进，使成本降低至最低。

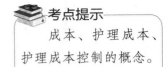

5. 护理成本控制　是按照既定的成本目标，对构成成本的一切耗费进行严格的计算、考核和监督，及时揭示偏差，并采取有效措施纠正不利差异，发展有利差异，使成本被限制在预定的目标范围之内的管理方法。

（二）护理成本管理的内容

护理成本管理包括四个方面。

1. 编制护理预算，将有限的资源适当地分配给预期的或计划中的各项活动。

2. 开展护理服务的成本核算，提高患者得到的护理照顾的质量。

3. 进行护理成本 – 效益分析，计算护理投入成本与期望收益之比，帮助管理者判定医院花费所产生的利益是否大于基金的投资成本。

4. 开发应用护理管理信息系统，进行实时动态的成本检测与控制，利用有限的资源提供高质量的服务活动。

（三）护理成本核算的方法

护理成本核算的方法主要有以下几种。

1. 项目法　是以护理项目为对象，归集费用与分配费用来核算成本的方法。制定计算护理项目成本可以为制定和调整护理收费标准提供可靠的依据，也可以为国家调整对医院的补贴提供可靠依据。但是项目法不能反映每一疾病的护理成本，不能反映不同严重程度疾病的护理成本。

2. 床日成本核算　是将护理费用包含在平均的床日成本中，护理成本与住院时间直接相关的一种成本核算方法。床日所包含的医疗服务内容虽有一定的差别，但一般常规性服务项目都包含在内。此法的缺陷是未考虑护理等级及患者的特殊需求。

3. 相对严重测算法　是将患者的严重程度与利用护理资源的情况相联系的成本核算方法，如 TISS 用于 ICU 患者的成本核算。

4. 患者分类法　是以患者分类系统为基础测算护理需求或工作量的成本核算方法。此法是根据患者的病情程度判定护理需要，计算护理点数及护理时数，确定护理成本和收费标准。患者分类法通常包括两种，一是原型分类，如我国医院采用的分级护理即为原型分类法；二是因素型分类，根据患者需要及护理过程，将护理成本内容分为32 项，包括基本需要、患者病情评估、基本护理及治疗需求、饮食与排便、清洁翻身活动等 6 大类。

5. 病种分类法　是以病种为成本计算对象，归集与分配费用，计算出每一病种所需要护理照顾成本的方法。按病种服务收费是将全部的病种按诊断、手术项目、住院时间、并发症和患者的年龄、性别分成 467 个病种组，对同一病种组的任何患者，无论实际住院费用是多少，均按统一的标准对医院补偿。

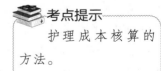

6. 综合法 是指结合患者分类法及病种分类法分类，应用计算机技术建立相应护理需求的标准实施护理，来决定某组患者的护理成本，也称计算机辅助法。美国新的付费体系实施，卫生机构将护理从固定开支中分离，将患者分成 4 类，从常规到不间断护理，利用这 4 种分类来监测护理生产力。

（四）护理成本控制的程序

成本控制是现代成本管理工作的重要环节，是落实成本目标、实现成本计划的有力保证。成本控制一般包括以下程序。

1. 根据定额制定成本标准 成本标准是对各项费用开支和资源消耗规定的数量界限，是成本控制和成本考核的依据。没有这个标准，也就无法进行成本控制。成本标准也是制定各项降低成本的技术措施的依据。

2. 执行标准 即对成本的形成过程进行计算和监督。根据成本指标，审核各项费用开支和各种资源的消耗，实施降低成本的技术措施，保证成本计划的实现。

3. 确定差异 核算实际消耗脱离成本指标的差异，分析成本发生差异的程度和性质，确定造成差异的原因和责任归属。

4. 消除差异 组织护理人员挖掘增产节约的潜力，提出降低成本的新措施或修订成本标准的建议。

（五）降低护理成本的途径

1. 人力成本方面 应做到科学编排、合理排班。根据年度患者护理级别平均数、工作总量，适当考虑人员进修、培训、产假等因素，分析并确定所需护理人员的编制，避免人浮于事，可以减少直接成本中工资、补助工资、福利费、公务费开支等。结合各班次人员的业务技术水平、工作能力进行搭配，以提高工作效率，保证工作质量，使各班工作紧密衔接，促使护理成本产生高效、低耗的效果，从而达到提高效益的目的。

2. 物理成本方面 建立请领、定期清点、使用登记、交接制度，实行零库存，严格控制直接服务所用药品、医用材料、各种低值易耗品的丢失、过期、损坏等。对仪器设备做到专管共用、定期检查和维修。

3. 实行零缺陷管理 提倡一次把事情做对、做好，减少护理缺陷、差错、事故的发生，防范护患纠纷，这是控制成本最经济的途径。

二、护理绩效管理

绩效管理是一种先进的管理方法和手段，其在护理管理中的应用，既能改善护理人员的工作绩效，提高护理人员的满意度和成就感，又能顺利达到医疗护理的战略目标。有效的绩效管理能帮助护理人员明确工作方向和重点，强化工作职责，使其成就和能力获得上级认可。

（一）绩效管理的相关概念

1. 绩效 是指员工按照组织期望所表现出的工作数量、质量和成效及其相关能力和态度的总称。

2. 绩效管理 指组织管理者和员工之间就员工承担的任务、职责、工作标准进行沟通和协商的机制，是组织通过绩效计划的实施和管理为员工和团队提供及时有效的行为和态度控制、调整以及反馈的过程。包括

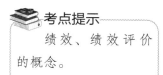

考点提示

绩效、绩效评价的概念。

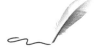

员工工作结果、行为、态度以及投入的相关要素的标准确定、评价和反馈。

3. 绩效评价 是指组织管理者对其下属员工在规定时间内所完成的工作任务进行考察评定的过程，是管理者结合被评员工的岗位要求和个人特点，对绩效水平达不到组织要求的员工进行调整、培训、转岗、留聘等的管理活动。

4. 护士绩效考核 指对各级护理人员工作中的成绩和不足进行系统调查、分析、描述的过程。

（二）护士绩效考核的内容

护士绩效考核的核心内容就是护理人员工作的效果、效率、效益，一般包括工作量、护理质量、职业发展、基本素质四部分。

1. 护理工作量 主要考核基础护理、护理操作、健康教育、护理文件书写、护理级别、班次等方面。

2. 护理质量 主要考核护理措施是否到位和患者满意度这两方面。

3. 职业发展 主要考核临床带教、科研、管理能力三方面。

4. 基本素质 ①能级管理，如职称、工作年限、学历等；②自身素质，如劳动纪律、沟通能力、合作精神等。

（三）护士绩效考核的基本原则

1. 内容全面化原则 考核内容和项目的确定，应与医院目标、理念以及护理人员岗位职责相一致，并从思想政治、道德品质、工作态度、敬业奉献、专业理论和技能等方面进行全面综合考核评价。

2. 指标客观化原则 绩效考核应多用客观指标，少用主观指标，应根据具体科室类别、职业分工、个人条件和工作特点来制定护士绩效考评标准。如护士、护士长、护理部主任工作岗位的职责内容不同，其考核指标就应当有所区别。同时，尽量使用可衡量的指标制定考核标准，以便提高考核标准的可操作性。

3. 标准公开化原则 护士绩效考评标准应具有客观性、可测量性、公开透明，在民主公开的前提下实施。标准提前公开并接受群众的监督，护理人员可以明确知道组织对自身的期望行为和绩效要求，从而找准自己努力的方向。

4. 程序标准化原则 绩效管理要做到以事实为依据，测量结果能有效反映其测量内容。标准化含有四层含义。①保证测量的一致性和稳定性，在同一管理者领导下从事同种护理工作的人员，其评价标准和方法应该是一致的；②评价的间隔时间应该是基本相同的，考核工作要常态化、制度化；③重视评价反馈并有效落实；④提供正式的评价文字资料，被评价人应在评价结果上签字。

5. 反馈与修改原则 在绩效考核后，各级管理者应及时与被考核者沟通，反馈考核结果，肯定成绩和进步，指出不足，管理者也应该认真听取并采纳被考核者的合理意见，对绩效管理进行反思，以便调整计划，更好地完善绩效管理工作，促进护理人才培养质量提高。

 考点提示

护士绩效考核的基本原则。

6. 结果区别化原则 绩效考核的目的是激励下属更加努力地工作。通过公布并比较绩效考核结果，区分下属的工作业绩。对工作出色者给予肯定奖励，以巩固和维持组织期望的绩效水平，对工作表现不符合要求者进行恰当的批评教育或惩罚，帮助其发现差距，建立危机意识，促进工作持续改进。

（四）护士绩效考核方法

护士绩效考核要体现组织目标和评价目的，能对护理人员的工作起积极引导和激励作用，故选择的方法应既能客观真实地反映护理人员的工作结果，又简便易行、节约成本。

1. 评价量表考核法 是一种最简单且易被推广使用的绩效考评方法。根据护理人员岗位工作内容和要求，列出不同的等级评价项目和相应的分数，对照被考核人员的实际工作业绩进行判断并记录。评价指标类型主要有两种：一是与工作相关的工作质量、数量指标；二是与个人特征相关的工作态度、适应能力、合作精神等指标。

2. 排序法 是管理者把同一护理单元中的所有人员按照绩效排列起来的方法。如业绩最好者被排在最前面，最差的排在最后面。此法的特点是简单、省时省力、便于操作。缺点是当护士业绩水平接近时难以进行排序。

3. 比例分布法 该法是按照事物正态分布的规律，按事先规定的比例对护理人员进行评定并划分等级。如规定年度考核优秀占 15%，良好占 35%、合格占 40%，不合格占 10%，结合被考核员工总数量算出各等级人数，按照每人绩效的相对优劣排序，强制列入其中某一等。该法容易拉开等级便于比较，但由于选择比例的限制，评定结果不一定完全符合等级标准。

4. 描述法 又称为行为特征评定法。是评价者用描述性文字对护理人员的行为特征（如能力、工作态度、业绩状况、优势和不足、培训需求等）作出评价的方法。这种方法侧重于描述护士在工作中的突出行为，而不是日常业绩。此法操作简单易行，但由于没有统一的标准，一般带有主观评价的成分，难以区分被评人员之间的差距，使用时应视评价目的和用途结合其他方法。

5. 关键事件法 是将护理人员在工作中的有效行为和无效或错误行为记录下来作为评价依据的方法。当护士的某种行为对部门或组织的工作和效益产生无论是积极还是消极的重大影响时，护理管理者应当及时把它记录下来，这样的事件称为关键事件。

6. 目标管理法 是一种被广泛采用的绩效考评方法。目标管理重视护士对医院或科室的个人贡献，也是一种有效评价护士业绩的方法。运用目标管理评价可以将评价关注的重点从护理人员的工作态度转移到工作业绩方面，是一种比较具体且客观的绩效考核方法。其缺点在于目标值在设计时需上下级共同讨论确定，耗时较长。

7. 360 度绩效评价 又称为全视角评价、全方位反馈评价、多源绩效考核。是由被评价者的上级、同事、下级和（或）患者以及被评价者本人从多个角度对被评者工作业绩进行的全方位衡量并反馈的方法。考核扩大了评价者的范围和类型，提供了丰富的信息，保证了评价的准确性和客观性，强调反馈，以达到促进行为改进，提高绩效的目的。

> **考点提示**
> 护士绩效考核方法。

总之，实行护理绩效管理的目的是提升护理工作质量，提高护理操作技能、工作满意度、主观能动性和创造力等，从而培养和造就一支拥有高素质、高度敬业精神的护理队伍。

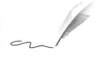

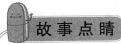

故事点睛

旁白： 有个猎人带着猎狗去打猎，猎人击中一只兔子的后腿，受伤的兔子拼命地逃跑，猎狗飞奔去追赶兔子，可是并没有追到，只好悻悻地回到猎人身边，而兔子带伤成功逃生回到家中。

猎人气急败坏地骂猎狗："你真没用，连一只受伤的兔子都追不到！"

猎狗听了很不服气地回道："已经我尽力了！"

兔子带伤跑回洞里，它的兄弟们惊讨地问它："那只猎狗很凶呀！你又受伤了，是怎么跑得过它的？"

兔子说："它是尽力而为，我是全力以赴呀！它没追上我，最多挨一顿骂，而我要是不竭尽全力地跑，我可就没命了啊！"

猎狗和兔子的回答反映出了两种不同的人生态度。人本来是有很多潜能的，但是我们往往会对自己或对别人找借口"我尽力了"！事实上尽力而为是远远不够的，尤其是在现在这个竞争激烈、飞速发展的时代。

人物： 由三名学生分别担任故事人物，进行即兴表演。

请问：

1. 护士绩效考核的内容包括哪些？
2. 护士绩效考核应遵循哪些原则？

本章小结

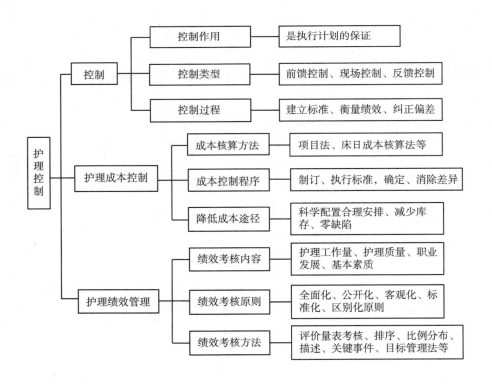

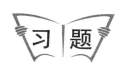

一、选择题

【A1/A2 型题】

1. 下列关于控制错误的是
   A. 管理者对管理对象工作绩效进行检测
   B. 及时发现潜在的问题
   C. 是系统信息进行归类、分析、比较、判断进而执行的过程
   D. 是按预定目标调节的动态过程
   E. 控制是一个过程

2. 开展护理差错案例讨论避免类似事件再发生，这属于
   A. 前馈控制　　　　　　　　　　B. 过程控制
   C. 反馈控制　　　　　　　　　　D. 全程控制
   E. 环节质量控制

3. 静脉输液过程中要加强巡视，这属于
   A. 前馈控制　　　　　　　　　　B. 过程控制
   C. 反馈控制　　　　　　　　　　D. 全程控制
   E. 预先控制

4. 控制的三个基本步骤是
   A. 制定计划—实施计划—检查计划　　B. 确定标准—落实标准—检查标准
   C. 确定标准—衡量绩效—纠正偏差　　D. 确定规范—落实规范—纠正偏差
   E. 制定计划—实施过程—评价计划

5. 某医院护理部对新上岗护士开展岗前培训是
   A. 前馈控制　　　　　　　　　　B. 过程控制
   C. 反馈控制　　　　　　　　　　D. 全程控制
   E. 反馈控制

6. 下列不属于控制原则的是
   A. 目的性原则　　　　　　　　　B. 客观性原则
   C. 全面性原则　　　　　　　　　D. 重点性原则
   E. 及时性原则

7. 护理质量控制中"压疮的发生率""基础护理合格率""护理差错事故发生次数"等统计指标均属于
   A. 反馈控制　　　　　　　　　　B. 过程控制
   C. 预先控制　　　　　　　　　　D. 环节质量控制
   E. 全程控制

8. 个人观察、统计报告、口头汇报、书面汇报等，属于控制过程中的
   A. 衡量绩效　　　　　　　　　　B. 纠正偏差

C. 确立标准   D. 发现偏差

E. 不属于控制过程中的任何一项

9. 不属于护理成本核算方法的是

    A. 项目法   B. 患者分类法

    C. 病种分类法   D. 对比法

    E. 综合法

10. 不属于成本控制的程序是

    A. 根据定额制定成本标准   B. 执行标准

    C. 确定差异   D. 核算成本

    E. 消除差异

11. 运用获取的最新信息并结合上一个控制循环找出经验教训，反复对可能出现的结果进行认真预测，然后与计划进行比较，必要时进行调整计划或控制影响因素，以确保目标的实现属于控制的

    A. 同期控制   B. 过程控制

    C. 反馈控制   D. 事后控制

    E. 前馈控制

12. "控制论"是由美国学者（   ）创立的一门科学理论

    A. 诺伯特维纳   B. 泰勒

    C. 法约尔   D. 梅奥

    E. 西蒙

13. "控制论"是由美国学者诺伯特维纳在（   ）年创立的一门科学理论

    A. 1947 年   B. 1948 年

    C. 1949 年   D. 1958 年

    E. 1959 年

14. 下列描述护理成本控制错误的是

    A. 护理成本控制是按照既定的成本目标

    B. 对构成成本的一切耗费进行严格的计算、考核和监督，及时揭示偏差

    C. 并采取有效措施纠正不利差异，发展有利差异，使成本被限制在预定的目标范围之内的管理方法

    D. 成本控制是现代成本管理工作的重要环节，是落实成本目标、实现成本计划的有力保证

    E. 以上都不对

15. 对降低护理成本途径描述错误的是

    A. 根据年度患者护理级别平均数、工作总量，适当考虑人员进修、培训、产假等因素分析并确定所需护理人员的编制

    B. 避免人浮于事，可以减少直接成本中工资、补助工资、福利费、公务费开支等

    C. 结合各班次人员的业务技术水平、工作能力进行搭配，以提高工作效率

    D. 保证工作质量，使各班工作紧密衔接，促使护理成本产生高效、低耗的效果，从而达到提高效益的目的

    E. 尽可能控制直接服务所用药品、医用材料、各种低值易耗品的丢失、过期、损坏等浪费现象发生

16. 注重于对已发生的错误进行检查并督促改进属于

    A. 事前控制 　　　　　　　　　B. 过程控制

    C. 事后控制 　　　　　　　　　D. 直接控制

    E. 全程控制

17. 当前我国医院护理管理体系是

    A. 四级负责制 　　　　　　　　B. 四级或三级负责制

    C. 三级或二级负责制 　　　　　D. 二级负责制

    E. 一级负责制

18. 对于病房护士长来说，最有效的监督方法是

    A. 直接观察 　　　　　　　　　B. 听取汇报

    C. 指派专人监督 　　　　　　　D. 护士相互监督

    E. 护士个人检查

19. 衡量控制绩效的前提是

    A. 确定适宜的衡量工作方式 　　B. 建立有效的信息反馈系统

    C. 检查标准的客观性和有效性 　D. 评价偏差及严重程度

    E. 检查标准的全面性

20. 某三甲医院，为了降低护理差错事故的发生率，提高护理质量，采取了一系列措施，取得了较好的效果。如果你是该院的护理副院长，你觉得最佳的控制方法是

    A. 直接控制 　　　　　　　　　B. 目标控制

    C. 行为控制 　　　　　　　　　D. 组织文化控制

    E. 行政控制

二、思考题

    陈某，女，64 岁。因干咳无痰，左侧胸痛，食欲缺乏减半，经胸腔镜取肺组织活检，诊断为肺癌收治入院。入院后进行静脉化学药物治疗，胸腔积液，行胸腔闭式引流术。现患者神志清楚、精神差、恶病质、情绪低落、无陪护。

    请问：1. 护士针对患者目前的情况进行护理，管理者控制的原则有哪些？

         2. 护理人员绩效考核的内容有哪些？

（何曙芝　杜晓凤）

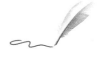

第八章　护理质量管理

第一节　护理质量管理概述

扫码"学一学"

质量是医院生存和发展的基石，护理质量直接关系到服务对象的生命与健康，高质量的护理服务必须通过实施高水平的护理质量管理来实现。护理质量管理是护理管理的核心，只有强化质量管理意识，持续进行科学有效的质量改进，才能为服务对象提供安全、优质、高效的护理服务。

考点提示
护理管理的核心内容。

📖 **故事点睛**

旁白：护士孙某为 27 床患者静脉输液，携带药物至患者床旁，孙护士询问患者床号、姓名，患者随即应了一声，未查对腕带，也未让患者自述姓名，孙护士就为患者输液。十分钟后患者家属发现输液袋上的床号是 28 床，姓名也与患者不符，随询问护士并向护士长投诉。

人物：由两名学生分别担任患者和护士，进行即兴表演。

请问：

1. 该案例中存在的护理质量管理问题有哪些？

2. 你认为护士长可以采取哪些科学、有效的措施进行护理质量管理？

一、护理质量管理概述

（一）质量及质量管理的概念

1. 质量　即品质，就是产品、工作过程或服务满足顾客要求的优劣程度。一般包含三层含义，即规定质量、要求质量和魅力质量。规定质量指产品或服务达到预定标准；要求质量指产品或服务满足顾客的要求；魅力质量指产品或服务的特性超出顾客的期望。

2. 质量管理　质量管理是组织为使产品或服务质量满足不断更新的质量要求，达到顾客满意而开展的策划、组织、实施、控制、检查、审核及改进等有关活动的总和。质量管理的核心是制定、实施和实现质量方针与目标。质量管理是各级管理者的职能，要求组织的全体成员参与并承担相应的责任。

（二）全面质量管理概念

全面质量管理是指为了保证和提高服务质量，综合运用一整套质量管理体系、思想、方法和手段进行的系统管理活动。全面质量管理由美国工程师阿曼德·费根堡姆在 1961 年首先提出，强调"全面管理、全程管理、全员管理"和管理方法的多样化。有以下含义：强烈的关注顾客；持续不断地改进；改进组织中每项工作的质量；精确地度量；向员工授权。

（三）护理质量管理概念及任务

1. 护理质量　指护理的工作表现及服务效果的优劣程度。集中表现在护理服务符合规定要求，如护理职业道德规范、操作技术规程等，并满足服务对象需要的程度。护理质量体现护理人员的理论知识、护理技能、工作效率、服务态度和护理效果的综合水平。传统的护理质量主要指临床护理工作质量，如医嘱执行是否正确、及时；文件书写是否准确、规范；生活护理是否到位；规章制度是否落实等。随着医学模式的转变，社会的进步，科学的发展，人民生活水平的提高，护士应树立整体护理观念，从生理、心理、精神、社会、文化等各个层面帮助人们提高健康水平和生命质量。

2. 护理质量管理　是指按照护理质量形成的过程和规律，对构成护理质量的各要素进行计划、组织、协调和控制，以保证护理工作达到规定的标准、满足和超越服务对象需要的活动过程。

知识链接

质量观演变

质量观是人们对质量的认知与看法，它经历了 4 个不同的阶段。

1. "符合性质量"阶段。始于 20 世纪 40 年代，基本观点是质量以符合现行标准的程度作为衡量依据。"符合标准"就是合格的产品质量，符合的程度反映了产品质量的水平。

2. "适用性质量"阶段。始于 20 世纪 60 年代，基本观点是质量应该以适合顾客需要的程度作为衡量的依据，开始把顾客需求放在首要位置。

3. "满意性质量"阶段。始于 20 世纪 80 年代，质量管理进入全面质量管理阶段，核心是"全面顾客满意"，它涉及组织运行的全部过程，组织的全体员工都应具有质量管理的责任。

4. "卓越性质量"阶段。始于 20 世纪 90 年代，基本观点是顾客对质量的感知远远超出其期望，使顾客感到惊喜，质量意味着没有缺陷。

3. 护理质量管理的任务

（1）建立质量管理体系　护理质量是在护理服务活动过程中逐步建立的，要使护理服

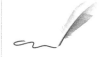

务过程中影响质量的因素都处于受控状态，必须建立完善的护理质量管理体系，有效地把各部门、各级护理人员、各种质量要素等组织起来，形成一个目的明确、职权清晰、协调统一的质量管理体系。只有这样，才能有效地实施护理活动，保证护理质量持续改进。

（2）强化质量管理意识　质量意识的养成是质量管理一项重要的基础工作。强化全体护理人员的质量管理意识，使护理人员认识到护理质量管理的重要性和必要性，同时，认识到自己在提高护理质量中的责任，自觉地参与质量管理，从而使质量管理水平得以提高。

（3）制定护理质量标准　护理质量标准是护理质量管理的基础，也是规范护士行为的依据。护理管理者一个重要工作任务就是建立护理质量标准，这是护理管理的基本任务和基础工作。如临床护理质量标准、护理文书质量标准、消毒隔离质量标准等。

（4）建立质量信息反馈系统　建立质量信息反馈系统是质量管理的重要环节。只有质量信息反馈及时、准确，才能做到上下级各个层次情况明了，以便发现问题，并及时给予解决，使护理质量持续上升。

（5）护理质量持续改进　质量持续改进是质量管理的灵魂。护理质量持续改进的内容包括进一步完善护理质量，改进质量管理方式、方法和手段，不断提高护理质量管理水平，满足患者的各项需求。

二、护理质量管理方法

（一）PDCA 循环管理法

PDCA 循环管理管理法是由美国质量管理专家爱德华·戴明于 20 世纪 50 年代根据信息反馈原理提出的，又称"戴明环"。PDCA 循环管理法就是按照计划、实施、检查、处理四个阶段来进行质量管理并循环往复的过程。

1. 基本工作程序　每一次 PDCA 循环都要经过 4 个阶段，8 个步骤（图 8 - 1）。

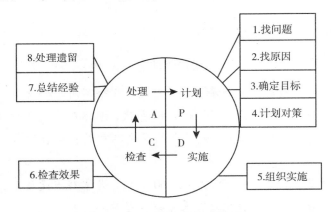

图 8 - 1　PDCA 循环示意图

（1）计划阶段　包括制定质量方针、目标、措施和管理项目等计划活动。实践表明，严谨周密、经济合理、切实可行的计划，是保证工作质量、产品质量、服务质量的前提条件。这一阶段分为 4 个步骤。第一步调查分析质量现状，找出存在的问题；第二步分析问题的产生，找出主要原因；第三步根据分析结果，确定管理目标；第四步根据管理目标，拟定计划措施与实施方案。

（2）实施阶段　即第五步，依据计划措施与实施方案，组织严格实施和执行，方案要落实到具体的部门和人，包括时间、数量、质量要求。

（3）检查阶段 即第六步，把执行结果与预定的目标对比，检查拟定计划目标的执行情况，发现计划执行中的问题并进行改进，制定下一步措施。

（4）处理阶段 是 PDCA 循环的关键阶段，具有承上启下的作用，包括 2 个步骤。第七步总结经验教训，将成功的经验加以肯定，形成标准，并巩固和坚持；将失败的教训进行总结和整理，记录在案，为今后类似质量问题的预防提供借鉴。第八步把尚未解决的问题和新发现的问题转入下一个循环中，并制定新一轮的循环计划。

PDCA 循环不停地运转，把原有的质量问题解决后又会产生新的问题，问题不断产生又不断解决，质量水平不断提高，质量管理能力不断增强，如此循环不止，这就是管理不断前进的过程。

> **考点提示**
>
> PDCA 循环管理法的 4 个阶段，8 个步骤。

2. 特点

（1）完整性、统一性、连续性 PDCA 循环作为科学的工作程序，其四个阶段是一个有机的整体，环环相扣不得中断。在实际应用中，缺少任何一个环节都不可能取得预期效果，只能在低水平上重复。

（2）关联性 整个医院质量管理体系就是一个大的 PDCA 循环，护理质量管理体系，是一个小循环，而各护理单元的质量管理小组又是护理质量管理体系中的小循环。整个医院的质量取决于各部门各环节的工作质量，而各部门、各环节必须围绕医院的方针目标协调行动。因此，大循环是小循环的依据，小循环是大循环的基础，通过 PDCA 循环把医院的各项工作有机的组织起来。

（3）递进性 PDCA 循环不是简单的周而复始，也不是同一水平上的循环，每次循环，都有新的目标，都能解决一些新的问题，使质量管理水平提高一步，接着又定制新的计划，开始在较高基础上的新循环。这种阶梯式的逐步提高，使管理工作从前一个水平上升到更高一个水平（图 8 - 2）。

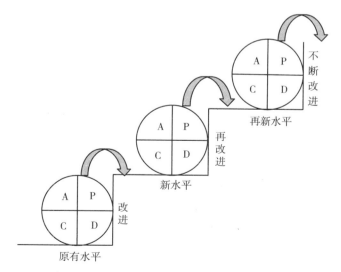

图 8 - 2　PDCA 循环阶梯式上升示意图

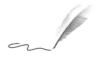

（二）标准化管理

标准化管理是一种常用的管理方法，从 20 世纪 80 年代起被应用于我国的医院管理中，在吸收国外经验的基础上，我国形成了具有中国特色的医院标准化管理体系和管理模式。

1. 相关概念

（1）**标准**　对重复性事物或概念所做的统一规定，须以文件的形式表现出来，有据可查，作为共同遵守和衡量各项工作的准则及依据。我国的标准分国家标准、行业标准、地方标准和企业标准 4 级。如国家卫健委 2016 年公布了《消毒供应中心管理规范》《口腔器械消毒灭菌技术规范》《医疗机构环境表面清洁与消毒管理规范》等行业标准。标准一旦确定就具有法规的作用，对于执行标准的任何人都具有法规性的约束力。

（2）**护理质量标准**　根据护理工作的内容、特点、流程、管理要求、护理人员及服务对象特点、需求而制定的护理人员应该严格遵守的护理工作准则、规定、程序和方法。护理质量标准是衡量护理质量的准则，是护理实践的依据，也是护理质量管理的基础。

（3）**标准化**　是科学的制定标准和贯彻执行标准的全部活动过程，包括制定标准、执行标准和修订标准三个程序。

（4）**标准化管理**　是把标准化贯穿于管理全过程，以增进系统整体效能为宗旨，提高工作质量与工作效率为根本目的的一种科学管理方法。在实施标准化管理的过程中，应遵循一切活动依据标准、一切评价以事实为准绳的原则。

（5）**护理标准体系**　是指为实现护理管理标准化，将各个部门分散的护理标准按内在联系分类组合成完整的标准体系，从而使各部门之间建立起来相互关系、相互依存、相互制约、相互补充的标准体系。一般来说，护理标准体系纵向包括 4 个层次：国际标准体系、国家标准体系、地方标准体系和医院标准体系。

2. 护理质量标准的分类　护理质量标准目前没有固定的分类方法。根据使用范围分为护理业务质量标准和护理管理质量标准；根据使用目的分为方法性标准和衡量性标准；根据管理过程结构分为要素质量标准、过程质量标准和终末质量标准。

3. 制定护理质量标准的原则

（1）**可衡量性原则**　没有数据就没有质量的概念，也无从采用客观标准来衡量。因此在制定护理质量标准时，尽量采用数据来表达，一些定性标准也尽量将其转化为可计量的指标。

（2）**科学性原则**　制定护理质量标准不仅要符合法律法规和规章制度要求，而且要在能够满足患者需要的前提下，有利于规范护士行为和护理人才队伍的培养，促进护理学科的发展，提高护理质量和医院管理水平。

（3）**先进性原则**　护理人员的工作对象是患者，他们所需要的是无微不至的、精确的护理，任何疏忽、失误或者处理不当都可能会给患者造成不良的影响或者严重后果。因此，我们在管理工作中要善于总结国内外护理工作正反两方面的经验和教训，吸取先进的理念，在充分循证研究的基础上，用数据说话，按照质量标准形成的规律制定标准。

（4）**实用性原则**　从客观实际出发，掌握医院目前护理质量水平与国内外护理质量水平的差距，根据现有人员、技术、设备、物资、时间、任务等条件，定出质量标准和具体指标，制定指标值时应基于事实，略高于事实，即标准应是经过努力才能达到的，切记好高骛远。

（5）严肃性和相对稳定性原则　在制定各项质量标准时要有科学的依据和群众基础，一经审定，必须严肃认真地执行，凡强制性、指令性标准应形成质量管理规章制度，临床护理工作者必须严格遵守落实；其他规范性标准，也应发挥其指导规范作用。因此，需要保持各项标准的相对稳定性，不可随意违背、更改。

根据我国医院分级管理标准，不同等级医院的护理质量标准略有差异，并且随着医院管理和护理专业水平的发展不断修订和完善。

（三）品管圈活动

品管圈又称 QC 小组或质量管理小组。品管圈是由 PDCA 循环延伸发展出的品管工具，作为一种持续质量改进的运作方式，已融入医院质量管理中。

1. 概念　品管圈就是由在相同、相近或有互补性质工作场所的人，自动自发地组合成数人一圈的活动团体，通过全体合作、集思广益，按照一定的活动程序，来解决工作现场、管理、文化等方面所发生的问题及课题。品管圈分为现场型、攻关型、管理型、服务型、创新型五种类型。可以从以下几个方面来解释。

（1）活动小组　同一工作场所或工作性质相关联的人员组成圈，人员上至高层、中层管理干部、技术人员、基层管理人员，下至普通员工。品管圈一般由 5～12 人组成，有圈员、圈长、辅导员等分工，各司其职，共同参与。

（2）自动自发　活动由各级员工自发组成，通常高层领导不宜强制员工实施品管圈活动，只提供实施活动的条件和奖励机制。

（3）活动主题　每次品管圈活动都会有一个明确的主题，围绕产品生产、技术攻关、工艺改良、质量改进、工作流程改造等方面提出，主题范围广泛多样，如"降低静脉留置针 72 小时内意外拔针率""提高 COPD 患者康复知识的知晓率"等。

（4）活动目的　每次活动都是为了改进组织或部门工作的某个方面，目的是提高效率、效果和效益，降低成本或减少差错等。

（5）活动方法　解决问题的方法多应用一种或几种相结合的质量管理工具，如鱼骨图、柏拉图、甘特图、查检表等（图 8-3）。

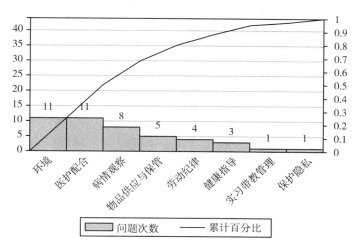

图 8-3　某医院 2017 年患者满意度调查问题统计（柏拉图）

2. 品管圈活动的基本步骤　品管圈活动基本程序遵循 PDCA 循环，依序以组圈、选定

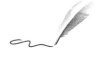

主题、拟定计划、分析现况、设定目标、拟定对策、确认成果、标准化、检讨与改进 10 个步骤进行（图 8 - 4）。

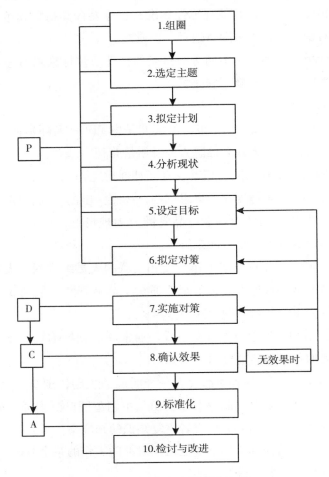

图 8 - 4　品管圈活动基本步骤

三、临床护理质量管理的内容

（一）护理制度的管理

护理制度是长期护理工作实践经验的总结，反映护理工作的客观规律。是处理各项工作的标准和检验护理工作质量的依据，也是提高医疗护理质量、减少和防止护理不良事件发生、改善服务内涵的重要保证。

1. 护理管理制度的制定原则

（1）目的与要求明确　任何一种护理管理制度的建立，都应从患者的角度出发，满足患者需要的指导思想。通过细致的调查研究，综合分析，制定出切实可行的制度。

（2）文字简明扼要，易于理解记忆　护理制度种类繁多，为方便理解记忆，应力求文字精练、条理清晰、重点突出、内容完善、职责分明。

（3）共同参与，领导审定　制定新的制度，必须由管理者和执行者共同参与，反复思考讨论，拟定出草案，经临床试行后，再组织护理专家研讨修订，报医院审批执行。

（4）以实践为基础，不断完善　护理管理制度是以实践为基础，不断发展变化的，应及时进行补充修订，才能保证护理管理能够有效地进行。

2. 护理制度的分类　护理制度分为：岗位责任制、一般护理管理制度和护理业务部门的工作制度。

（1）岗位责任制　是护理管理制度的重要制度之一。它明确了各级护理人员的岗位职责和工作任务。护理工作按照个人的行政职务、专业技术职务和护士级别，制定不同的护理工作岗位职责。如护理副院长职责、护理部主任（总护士长）职责、科护士长职责；主任（副主任）护师职责、主管护师职责、护师职责；N0 级护士职责、N1 级护士职责、N2级护士职责等。

（2）一般护理管理制度　是指护理行政管理部门与各科室人员需共同贯彻执行的有关制度。包括分级护理制度、值班和交接班制度、急危重症患者抢救制度、查对制度、临床用血审核制度、信息安全管理制度等。

（3）护理业务部门的工作制度　是指护理业务各部门各级护理人员需共同遵守和执行的工作制度，主要包括门诊工作制度、急诊（室）工作制度、治疗室工作制度、换药室工作制度、手术室工作制度、分娩室工作制度、监护病房工作制度等。

3. 护理管理制度的实施要求

（1）建立护理管理组织体系　建立健全护理组织指挥体系，明确管理权限，落实管理责任，保证业务技术管理的正常运行。

（2）加强培训教育　定期组织各级护理人员进行学习，掌握各项规章制度，提高执行规章制度的自觉性，树立严谨的工作作风。

（3）提高业务技术水平　加强护理人员基础理论、基本知识、基本技能的训练，提高护理专业理论水平和实践技能。掌握护理学科和相关学科的新进展，明确各项制度的科学依据，确保实施制度的完整性和准确性。

（4）加强监督检查　从事护理管理工作的医院各级管理人员要经常深入临床第一线，多督促、多检查、多指导，对重点事件、重点时间、重点人群进行重点管理。

（5）加强支持保障体系建设　不断改善医疗条件和就诊、治疗环境，创造一个有利于患者治疗和康复的环境，以保证护理工作的正常运行。

（6）管理手段现代化　运用现代化的管理手段提高管理水平和效能，如移动护理系统的应用。

（二）基础护理管理

1. 基础护理的概念　基础护理就是临床护理工作中各科通用的、常用的、具有普遍性的基本理论、基本知识和基本技能。可满足患者基本生活、心理、治疗和康复的需要，是专科护理的基础，是每个护理人员都必须掌握的。基础护理质量是衡量医院管理水平和护理质量的重要指标。

2. 基础护理的内容

（1）一般护理技术　如出入院护理、各种床单位的准备、生活护理、精神护理、饮食护理、晨晚间护理、生命体征的测量、各种给药技术、无菌技术、消毒隔离技术、各种标本的采集、病情观察、尸体料理、医疗文件处理、护理文件的书写等。

（2）常用抢救技术　如输液、输血、给氧、吸痰、洗胃、止血包扎、心肺复苏术、人工呼吸机使用、心电监护、骨折固定、急救药物的应用等，以及护理人员在急救过程中单独承担或与其他医务人员配合的业务技术。这些抢救技术是急救护理中常用的，但也属于

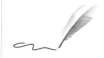

基础护理技术的范畴。

（3）一般护理常规　如发热患者护理常规、昏迷患者护理常规、危重患者护理常规等。

3. 基础护理管理的主要措施

（1）强化护理人员教育　基础护理在护理工作中应用次数多、范围广，但护理人员重视度不够，要求不高，不能给予患者最高程度的舒适与安全。因此，应加强基础护理质量管理，加强护理人员的培训，提高对基础护理重要性的认识。

（2）制定基础护理技术操作规程　制定基础护理技术操作规程，并监督严格执行，规范基础护理技术操作是基础护理管理的基本任务。制定基础护理技术操作规程，一般包含操作流程图、操作要点和质量标准三部分。

（3）定期培训，加强考核　定期开展"三基"培训，并根据各科特点和护理人员的工作职责分别制定达标内容与标准值，加强检查与考核，使护理人员人人达标，实现操作规范化，提高效率和质量，确保患者的安全。

（4）加强质量监控　建立健全质量监控制度，认真组织落实。定期组织科护士长、护士长进行基础护理质量检查，并注重征求患者和医生的意见，及时发现问题，及时解决问题，奖惩分明，保证各项基础护理工作达到质量要求。

（三）专科护理管理

1. 专科护理的概念　专科护理是在基础护理的基础上结合各专科疾病特点而展开的特定护理工作，使用范围窄，往往只限于本科室，甚至只限于某一疾病，包括专科护理理论和技术操作。随着医学科学的发展，各专科越分越细，新业务、新技术不断开展，专科护理也相应地向纵深发展。

2. 专科护理的内容　专科护理从性质上可分为疾病护理技术和专科治疗技术两类。

（1）疾病护理技术　包括各项专科疾病的护理，如高血压、糖尿病、烧伤、肿瘤等。

（2）专科治疗技术　包括各项功能试验、专项治疗和护理技术，需要借助某种工具或仪器进行，如中心静脉压测量、泪道冲洗技术、血液透析护理技术等。

3. 专科护理管理的主要措施

（1）制定专科疾病护理常规　根据专科疾病的特点，制定各专科疾病护理常规、治疗技术护理规程，要求内容科学严谨，并且根据疾病诊疗的发展和新技术开展不断补充完善。

（2）组织培训　护理管理者应定期组织专科护理知识的学习和各专科诊疗技术的培训，使专科护理人员掌握专科护理常规、业务技术特点。尤其需要学习新仪器的使用和抢救技术操作，并建立专科护理技术检查、考核制度。

（3）加强仪器设备的保养　对专科仪器设备需要做到专人负责，定点存放，定期检查和维护。护理人员需要懂得仪器的基本原理，了解其性能，熟练掌握操作流程和注意事项。

（4）贯彻落实整体护理　护理人员应贯彻落实以患者为中心的整体护理，运用护理程序，为服务对象解决健康问题，及时开展宣传教育和自我保健指导，以促进康复，预防并发症的发生。

（5）建立健全质量评价体系和规章制度　完善的质量评价体系和制度是提高专科护理水平的重要保证。各层次护理人员既要参与实际护理工作，又要善于发现问题，重视实践经验的积累和创新，不断进行护理研究，发展专科护理。

（四）新项目、新技术的护理管理

1. 新项目、新技术的概念　新项目、新技术是指在国内、外医学领域新开展的项目以及取得的新成果，或在本单位尚未开展过的项目和方法，包括新的诊断技术、检查方法、治疗手段、护理方法及新的医疗护理仪器设备的临床应用等，如"电动牙刷在机械通气患者口腔护理中的临床应用""自制雾化吸入器应用于无创呼吸机辅助呼吸患者""自由体位分娩"等。新项目、新技术的引进和开发是护理事业不断向前发展的源泉，也是医院护理学术水平的具体反映。

2. 新项目、新技术的管理措施

（1）新项目、新技术的引进和开发　应以患者为中心，从患者利益出发，有利于患者的治疗和康复，或者有利于优化工作流程提高工作效率。成立护理新业务、新技术管理组织，经常收集国内外护理技术新进展的资料，对拟引进的新项目、新技术开展充分的论证，详细了解其社会意义、经济价值，保证所引进开展的新项目、新技术的先进性、可行性、实用性。

（2）建立审批制度　一般来说，护理新项目、新技术在使用之前，应先报送护理部初审，再报送医院科教管理部门讨论，最后经过护理新项目、新技术管理小组和院内外专家鉴定通过，方可推广。

（3）组织培训　对已确定开展的新业务、新技术要组织护理人员学习、培训，通过培训，明确目的、要求，掌握操作规程、注意事项等，以便在实践中正确地应用。

（4）建立资料档案　新项目、新技术的资料档案，包括设计、文献、应用观察和总结等，应及时进行整理并分类存档。

（5）总结经验、不断改进　在开展新项目和新技术的过程中，要反复实践，不断总结经验，实事求是地评价其效果，并在实践中不断改进、有所创新。

3. 新项目、新技术管理的临床实践　为了促进新项目、新技术的落实，某医院修订了《新项目、新技术管理制度》，科教部、护理部制定检查表，并联合进行监督检查（表8-1）。

表8-1　新项目、新技术准入制度执行情况检查表

查检者：王*、李*、赵*	查检时间：2017年7月5日~10日											
检查项目	检查方式	科室1		科室2		科室3		科室4		科室5		符合率	问题记录（略）
		是	否	是	否	是	否	是	否	是	否		
科室是否有制度培训记录	查看记录	√		√			×	√		√		80%	
护士掌握查阅新项目新技术、新项目准入制度的路径	访谈并演示1人/科		X		X	√		√		√		60%	
访谈新制度新项目新技术、新项目准入制度的可操作性	访谈1人/科	√		√		√		√		√		100%	
职能部门对新项目新技术定期检查有记录（科教部）	查阅资料	√		√		√		√		√		100%	
职能部门对新项目新技术定期检查有记录（护理部）	查阅资料	√		√		√			X	√		80%	
新技术、新项目科室准备资料齐全。	查阅资料	√			X	√			X	√		60%	
新技术、新项目按计划开展	现场查看	√		√		√		√		√		100%	
制度总体落实率＝（是的项目数/总项目数×100%）												82%	
说明：评价为"是"的打√；评价为"否"的打"×"													

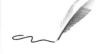

根据检查情况，认为存在科室培训效果不好，职能部门督导检查不到位，科室对新技术、新项目的资料整理不全等问题，针对这些问题，科教部和护理部制定整改措施，对重点科室、重点项目进行培训和指导，提高了新项目、新技术管理的规范性。

（五）教学与科研管理

1. 护理教学管理 护理学是实践性很强的一门学科，其教学活动既包括课堂教学又包括临床护理教学。临床护理教学的对象包括实习护士、进修护士和在职护理人员。临床护理教学管理包括以下内容。

（1）建立和完善护理教学体系。护理部专人负责教学工作，各科室选拔德才兼备的教学老师负责教学计划的落实。如某医院护理部设分管教学的副主任，每个科室选拔一名总带教老师，负责科室教学工作。医院每年组织总带教老师和临床带教老师进行教学能力的培训，每季度进行教学质量检查，定期召开师生座谈会，发现教学工作中存在的问题，不断改进教学质量。

（2）制定护理教学规划和计划，按计划实施教学工作。应针对教学对象的层次设定教学计划，并评估计划执行情况，保障教学效果。

（3）创造良好的教学环境，进行物品、仪器、设备、场所的安排和配备。

（4）建立教学老师动态考核机制，不断改进教学方法，持续改进教学质量。

2. 护理教学管理的临床实践 某医院为了提高临床教学质量，制定科室总带教老师职责并监督落实，护理教学质量不断提升。临床科室总带教老师职责列举如下：①科室总带教老师在护士长的领导下总体负责科室的护理实习教学工作；②负责护理教学资料的记录和保存；③负责对新入科的进修、实习护士进行入科教育；④负责制定护理教学查房计划，并组织实施；⑤负责制定授课计划，并组织实施；⑥严格执行出科考试制度，对考试不合格者须进行补考；⑦关心实习护士的学习与生活，主动帮助实习护士解决困难，及时与护理部沟通，保障教学安全；⑧负责实习护士的考勤工作。

3. 护理科研管理 护理科研管理是运用现代管理的科学原理、原则和方法，结合护理科研规律和特点，对护理科研工作进行领导、协调、规划和控制，以保证和促进护理科研工作开展的一项重要活动。凡与护理工作有关的问题，做系统调查和研究，都属于护理研究的任务，护理理论研究、护理实践研究、护理教育研究、护理管理研究、护理心理学研究等。

护理科研管理的主要内容包括：编制规划和计划；审查科研设计；课题实施管理；科研经费管理；科研成果管理；科技档案管理；加强护理科研队伍建设等。

四、护理质量评价及持续改进

（一）临床护理质量评价

1. 临床护理质量评价的内容 对临床护理质量的评价，就是衡量护理工作目标完成的程度，衡量患者得到的护理效果。护理质量标准评价体系通常由三个结构因素组成：基础质量评价、环节质量评价和终末质量评价。

（1）基础质量评价 基础质量评价即要素质量评价，主要着眼于评价开展护理工作的基本条件，包括组织机构、环境、护理人力、药品器材、文件规章等，这些内容是构成护理工作的基本要素。

①质量管理组织结构：可根据医院规模设置二到三级护理质量管理组织，如医院护理质量管理委员会、大科护理质量管理小组、科室护理质量管理小组。②环境：病区的布局是否合理，各护理单元是否安全、清洁、舒适、设施齐全。③人力安排：是否选择合理的护理方式，护理人员配置是否符合要求，职称、学历的构成，技术水平的高低等。④药品器材：物资基数是否保证供应；器械、仪器设备是否齐全、性能完好，处于备用状态。⑤文件和规章：各种规章制度、护理常规、操作规程等是否齐全、能否有效执行，有无各项工作质量标准和质量控制标准。

考点提示
开展护理工作的基本条件。

基础护理质量评价方法有现场检查、考核、问卷调查、查阅资料等。

（2）环节质量评价 环节质量评价主要评价患者从就诊到入院、诊断、治疗、护理及出院过程中各个护理环节的操作程序、管理环节等，具体体现在：正确执行医嘱；护理评估、病情观察及治疗结果观察；对患者的管理；健康教育；护理报告和记录的情况等方面。

考点提示
环节质量评价的主要评价内容。

环节质量评价方法主要为现场检查。一般可采用五级评价方法对护理过程进行评价：一是护理人员自我评价；二是同科室护理人员相互评价；三是护士长的检查监督评价；四是科护士长的指导评价；五是护理部的综合质量评价。

（3）终末质量评价 终末质量评价是评价护理活动的最终效果，指对每个患者最后的护理结果或成批患者的护理结果的最终质量评价。另外，护理程序的最后效果评价也属于终末质量评价，如患者满意度、压疮发生率、一级护理合格率、护理文件书写合格率等。

考点提示
终末质量评价的主要评价内容。

在实际护理质量管理过程中，有些管理者往往只重视结果（终末质量），而忽略了过程（基础及环节质量），这就是质量"冰山现象"。终末质量只是"海平面上冰山的尖角"，而形成质量的各种因素（基础及环节质量）则是"海平面下那个巨大的三角形底部"。因此，要做好质量管理不仅要重视终末质量，更要重视基础和环节质量，即实施全程质量管理。

2. 临床护理质量评价的程序

（1）制定质量评价标准 标准是衡量事物的客观准则，是衡量各项工作的标尺。质量评价标准的制定，包括管理指标、工作质量指标、工作效率指标等。在护理服务过程中，对护理服务质量评价时，必须首先明确质量评价标准。

（2）收集信息 管理者可以通过个人观察、统计报告、口头汇报、书面报告等形式收集必要的信息，然后将实际绩效与标准进行比较分析。

（3）纠正偏差 将执行结果与标准对照，找出差距，分析原因，并分析评价的标准是否完整、合适、始终如一，收集的信息是否可靠，方法是否正确。应充分利用评价结果，提出改进措施，并将评价的结果反馈给护理人员。在肯定成绩的同时，对偏差提出纠正方案，以提高护理工作质量。

3. 护理质量标准 一般包括护理技术操作质量标准、护理管理质量标准、护理文件书写质量标准以及临床护理质量标准四大类。

（1）护理技术操作质量标准 包括基础护理技术操作和专科护理技术操作，如操作的

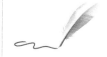

正确、及时性；严格三查七对制度、无菌技术原则和操作流程；符合节时、节力原则等。

（2）护理管理质量标准　护理部管理质量标准：有健全的领导体制，完成各项护理质量指标，管理目标明确，护理管理制度健全。

病房护理工作质量标准：①病室管理：病房内保持清洁、整齐、安静、舒适；护理工作规范、有序；贵重药品、毒、麻药品专人负责管理，并加锁保管；常用药品账物相符；内服、外用药品分区域放置；有健康教育制度；控制护理并发症等。②基础护理与重症护理：保持患者头发、口腔、皮肤、指（趾）甲、会阴、床单元的整洁（六洁）；无压疮、无坠床、无烫伤、无交叉感染的发生（四无）；晨、晚间护理规范；落实基础护理及专科护理措施；全面及时观察病情；急救物品齐全、功能良好；准确及时执行医嘱；抢救技术熟练并在规定时间做好抢救记录。③无菌操作与消毒隔离：无菌技术操作规范；正确执行手消毒规定；消毒液浓度、用量、更换时间达到标准；无菌物品应标明灭菌日期，在有效期内。应用生活护理及无菌操作用具执行"一人一套"；餐具及便器用后消毒；医疗垃圾放置在黄色塑料袋集中处置；治疗室、换药室定期消毒并按要求进行细菌培养；传染病患者应按病种进行隔离；有院内感染预防组织、制度、规定和具体措施等。④岗位责任制：明确护理部主任、科护士长、护士长管理岗位工作责任和主任护师、副主任护师、护师、护士技术岗位工作职责。⑤护士素质：如着装符合规范要求；服务态度和蔼；语言文明；执行保护性医疗制度。

门诊护理工作质量标准：包括门诊护理管理及服务台工作等。如衣着规范；候诊、就诊区域保持清洁、整齐；维持良好秩序，做好分诊工作；传染病不漏诊；执行健康宣教制度。

手术室质量标准：包括无菌操作和消毒隔离、手术室管理、手术室各岗位工作质量标准、无菌操作和消毒隔离等。无菌手术感染率小于0.5%，三类切口感染有追踪登记制度；每月定期进行细菌培养及对手术室空气、医护人员的手、物品进行监测；无过期物品；对感染手术严格执行消毒隔离制度。

供应室质量标准：包括无菌操作和消毒隔离、物品供应等。严格区分无菌区与非无菌区；灭菌物品应标明灭菌日期，监测灭菌效果，高压灭菌每锅均有化学指示剂进行灭菌效果监测；无菌物品存放室、清洗间、包装间、消毒室定期做空气培养。

其他质量标准：如产房质量标准、重症监护室质量标准、新生儿室质量标准等。

（3）护理文件书写质量标准　护理文件，包括体温单、医嘱执行单、护理记录单、手术护理记录单等。护理文件书写应客观、真实、可靠、准确、及时、完整，体现以患者为中心；使用碳素或蓝黑色水笔书写，运用医学术语；字迹清晰、端正，不得用刮、粘、涂等方法掩盖或去除原字迹。

（4）临床护理质量标准　①特级、一级护理：特级护理患者，设专人24小时护理，备齐各种急救药品、器材，制定并执行护理计划，严密观察病情；正确、及时做好各项治疗、护理，并做好特护记录；做好各项基础护理，患者无并发症。一级护理患者，按病情需要准备急救用品，制定并执行护理计划；每小时巡视，密切观察病情变化并做好记录；做好晨晚间护理，保持皮肤清洁，无压疮。②急救物品：配备完好的急救

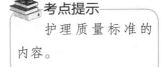

考点提示

　护理质量标准的内容。

物品及药品，物品完好，完整无缺，处于备用状态。定专人保管，定期检查核对，定点放置，定量供应，定期消毒，合格率100%。③基础护理包括晨晚间护理、口腔护理、皮肤护理、出入院护理等。标准为：患者清洁、整齐、舒适、安全、安静、无并发症。④消毒灭菌标准：严格区分无菌区与有菌区，无菌物品必须在无菌专用柜内保存，标识清晰，注明有效期；熟练掌握消毒灭菌方法及消毒液的浓度、用法；无菌物品灭菌合格率100%。

4. 临床护理质量评价实践　现列举手术室管理质量检查标准如下（表8-2）。

表8-2　某医院手术室管理质量检查标准（节选）

项目	内容	分值	评价方法
院感制度落实	①建立并落实医院感染预防与控制相关规章制度和工作规范，并按照医院感染控制原则设置工作流程，降低发生医院感染的风险。（2分） ②有手术室感染预防和质量控制标准，并对工作人员进行培训、考核及监督、有记录。（2分） ③手术部（室）应当通过有效的医院感染监测、空气质量控制、环境清洁管理、医疗设备和手术器械的清洗消毒灭菌等措施，降低发生感染的危险。（2分） ④手术部（室）应当与临床科室等有关部门共同实施患者手术部位感染的预防措施，包括正确准备皮肤、有效控制血糖、合理使用抗菌药物以及预防患者在手术过程中发生低体温等。（2分） ⑤医务人员在实施手术过程中，必须遵守无菌技术原则，严格执行手卫生规范，实施标准预防。（3分） ⑥手术部（室）应当加强医务人员的职业卫生安全防护工作，制定具体措施，提供必要的防护用品，保障医务人员的职业安全。（2分） ⑦手术部（室）的医疗废物管理应当按照《医疗废物管理条例》及有关规定进行分类、处理。（2分）	15分	查看科室资料，提问护士相关知识知晓情况，现场查看各项措施落实情况
手术间清洁消毒	①每天清晨应对所有手术间环境进行清洁，物体表面应采取湿式清洁消毒方法。（2分） ②清洁消毒用品应选择不易掉纤维的织物，不同区域宜有明确标识、分开使用，用后清洗消毒并干燥存放。（2分） ③手术间所有物体表面，如无影灯、麻醉机、输液架、器械车、地面、手术床等宜用清水擦拭，并在手术开始前至少30分钟完成。（2分） ④手术中尽量避免血液、体液污染手术台周边物体表面、地面及设备，发生可见污染或疑似污染时应及时进行清洁消毒。（2分） ⑤每台手术后应对手术台及周边至少1~1.5米范围的物体表面进行清洁消毒。（2分） ⑥全天手术结束后应对手术间地面和物体表面进行清洁消毒。（2分） ⑦每周应对手术间地面和物体表面进行清洁消毒。（2分） ⑧手术进行中手术间的门应保持关闭状态。（2分） ⑨连台手术，按要求进行物体表面清洁消毒，普通手术间间隔时间不少于30分钟，百级手术室10分钟，千级20分钟，万级30分钟。（2分） ⑩每个手术间不应超过3个观摩人员，观摩人员与术者距离应在30cm以上，高度不应超过50cm。（2分）	20分	现场查看各项措施落实情况

（二）临床护理质量持续改进

持续质量改进是"增强满足要求的能力的循环活动"。为了改进组织的整体业绩，组织应不断改进其产品质量提高质量管理体系及过程的有效性和效率，以满足顾客和其他相关方日益增长和不断变化的需求与期望。只有坚持持续改进，组织才能不断进步。持续质量改进，是在全面质量管理基础上发展起来的，是一种更注重过程管理、环节质量控制的新质量管理理论。20世纪80年代初，开始用于医疗服务质量管理，其目的是向组织自身和顾客提供更多的利益，如更低的消耗、更低的成本、更多的收益、更高质量的服务等。

持续质量改进的主要原则：一是过程改进，质量改进的根本是过程的质量改进，质量改进通过改进过程而实现；二是持续性改进，是以现有质量过程为基础，对患者不满意的问题进行分析，寻找原因，解决问题，提高质量；三是预防性改进，质量改进的重点在于预防问题的发生，而不仅仅是事后的检查和补救，只有事前质量控制，才能达到永久性的、根本性的质量改进。

护理质量持续改进在临床工作中已被广泛应用，现介绍降低住院患者压疮发生率的质量持续改进案例。

某科室3月底发现第一季度压疮发生率高，给患者及其家属带来巨大的痛苦和沉重的经济负担。针对该情况，科室应用PDCA循环展开质量持续改进工作。

P：计划阶段

1. 找问题 压疮发生率高。

2. 找原因 科室质量管理小组认为有以下原因：①护士对压疮的重视程度不够；②压疮预防知识不足；③护理人员不足，基础护理不到位；④护士未严格执行交班制度；⑤未建立压疮护理规范；⑥健康教育不到位；⑦压疮风险评估不到位。

结合实际情况，发现护士的压疮防护知识不足、未建立压疮护理规范、健康教育不到位和压疮风险评估不规范是发生压疮的主要原因。

3. 确定目标 3个月内压疮的发生率降低30%。

4. 计划措施 两周内完善压疮护理规范；4月份对科室内护士进行压疮风险评估和防护知识的培训并组织理论和操作考核；压疮风险评估高危患者每班交接受压部位情况；5月份进行压疮健康教育竞赛；每月组织压疮案例讨论，护士共同交流压疮管理心得，分享经验。

D：实施阶段 依据计划措施组织实施和执行。

C：检查阶段 科室护理质量管理小组对计划实施情况建立检查表格并进行检查，3个月后统计结果显示压疮发生率降低40%，达到预期目标。

A：处理阶段 该轮质量管理完成并总结经验，针对新的质量问题又进入下一轮的管理循环。

第二节 医院感染管理

医院感染管理是提高医疗质量和保障人民生命健康的重要工作。随着医院现代化的发展，医院感染管理越来越受到各级医疗机构的重视，如何有效控制医院感染，是现代医院管理者面临的新挑战。护理管理是医疗质量管理的重要组成部分，护理人员与护理管理者是预防与控制医院感染管理的主力军。

扫码"学一学"

案例导入

1854年3月，克里米亚战争爆发，由于战地救护条件十分恶劣，负伤的英军死亡率高达42%。现代护理的创始人弗罗伦斯·南丁格尔率领38名护士克服重重困难抵达战地医院，改善医院病房环境、清洗患者伤口、消毒物品、消除虫害，以维持清洁，同时增加伤员的营养和心理护理。经过全体护士的努力，在短短的半年时间内使英国前线伤员的死亡率降到2%。

请思考：

1. 如何从护理管理的角度看待医院感染管理的重要性？
2. 医院感染与护理管理有什么关系？

一、医院感染管理概念

医院感染是指住院患者在医院内获得的感染，包括在住院期间发生的感染和在医院内获得出院后发生的感染；但不包括入院前已开始或入院时已处于潜伏期的感染。它的研究对象不仅包括住院患者、门诊、急诊患者、陪护人员、探视人员，还包括医务人员。

医院感染是现代医院管理中面临的一个重要问题，医院感染的发生可能会带来一系列不良后果。

1. 危害人群健康　首先，医院感染会给患者增加痛苦，严重的医院感染常常使患者原发疾病的治疗不能达到预期的疗效或完全失效，甚至产生难以治愈的后遗症或死亡，严重地影响医疗质量。其次，医院感染造成了新的感染源，通过传播途径而继续传播，可能会带来新的危害。

2. 降低医院的工作效率　医院感染会延长患者住院时间，加大医疗工作量，影响床位周转使用，从而降低医疗工作效率。

3. 造成卫生资源的浪费　医院感染会增加个人、集体及国家的经济负担，造成卫生资源的浪费。

4. 妨碍先进技术的发展　医院感染易发生于实行多种现代先进技术检查和治疗患者中，如器官移植过程中因为医院感染的发生可能导致器官移植的失败。所以，医院感染是妨碍许多现代化先进技术的应用和进一步发展的重要原因。

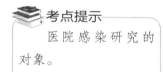

考点提示

医院感染研究的对象。

医院感染的预防和控制措施贯穿于临床护理的全过程，涉及护理工作的各个环节，因此，护理管理在医院感染管理中有完善的管理体系和工作内容，并具有自身的特殊性、重要性和作用。

二、医院感染管理方法

世界卫生组织提出的有效控制医院感染的方法有消毒、隔离、灭菌、无菌技术、合理使用抗菌药物及监测和通过监测进行效果评价。

1. 完善组织领导，加强监督检查　医院感染管理是一个复杂的系统工程，医院应建立层次分明的三级医院感染护理管理体系（一级管理即病区护士长和感控护士；二级管理即科护士长；三级管理即护理部主任或副主任），做到预防为主、及时发现、及时汇报、及时处理。

2. 改善医院环境和布局流程，完善预防感染设施设备　医院感染的发生与医院布局、流程、防护设施设备密切相关。医院应加强环境改造，改建不合理的布局流程，完善防护设备，做好标准预防，降低医院感染的发生。如手术室、消毒供应室、ICU、血液透析室、产房等的流程改造；污水、医疗废物的无害化处理；一次性医疗耗材的

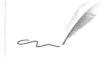

管理等。

3. 建立健全并落实医院感染相关制度 随着我国医院感染学科近几年迅速发展，一系列的规范、标准、指南相继发布，医院感染管理部门和护理管理部门也逐步建立了一些相关的管理制度和评价体系。如消毒隔离制度、无菌操作制度、探视陪伴制度、病区管理制度、医院感染监测制度、医院感染检查评价标准等。管理部门应及时监督检查来保证制度的正确执行，使护理工作更加规范化、制度化。

4. 做好培训工作，提高护理人员的整体素质 医院感染防控知识的教育培训是护理管理的一项职责，护理部必须与医院感染管理人员密切合作，有针对性地对各级护理人员进行医院感染知识的培训，使全体护理人员了解预防医院感染的意义、具体的实施方法，并自觉遵守各项规章制度，落实防控措施，切实控制和防止医院感染的发生。

5. 强化医院重点部门、重点环节和重点人群的管理 医院感染管理的重点部门包括手术室、消毒供应室、ICU、产房、新生儿病房、血液透析室、口腔科门诊等。预防和控制医院感染应从这些部门的建筑布局、环境管理、人员管理、感染监测等方面着手，充分利用护理知识、护理技术、科学的方法控制医院感染的发生。

6. 感染管理工作的检查与落实 护理部、护士长、感控护士分级负责相关制度的制定与落实情况，定期检查指导、总结分析。护士按照医院管理部门的规定做好日常清洁消毒和终末消毒工作。定期对环境、空气、物体表面、医务人员的手进行细菌学监测，还要对消毒灭菌的器械、消毒液的浓度和效果进行分析处理。

三、医院感染的预防及控制

（一）医院感染的预防及控制

是以医院感染监测的资料为依据，以医院感染管理为手段，目的是提高医疗质量，保证患者安全。医院感染预防及控制的措施主要包括：加强感染源的管理；开展医院感染的监测；加强临床抗菌药物的管理；加强消毒灭菌的监督管理；加强医务人员手的清洁与消毒；加强医源性传播因素的监测与管理；对易感人群进行保护性隔离等。

（二）应用案例

现以某医院医疗废物分类收集管理案例，介绍医院感染管理的预防及控制情况。

医疗废物根据其特性、危害性、材质及处置方法分为五大类：感染性废物、损伤性废物、病理性废物、药物性废物、化学性废物。某医院院感科检查中发现工作人员存在医疗废物分类收集不规范现象，采取以下措施进行管理。

1. 制定医疗废物分类收集要求并进行全员培训 ①按医疗废物分类目录收集分置于符合《医疗废物专用包装物、容器的标准和警示标识的规定》的包装物或者容器内；②在盛装医疗废物前，应当对医疗废物包装物或者容器进行认真检查，确保无破损、渗漏和其他缺陷；③感染性废物、病理性废物、损伤性废物、药物性废物及化学性废物不能混合收集。少量的药物性废物可以混入感染性废物，但应当在标签上注明；④盛装的医疗废物达到包装物或者容器的3/4时，应当使用有效的封口方式，使包装物或者容器的封口紧实、严密；⑤包装物或者容器的外表面被感染性废物污染时，应当对被污染处进行消毒处理或者增加一层包装；⑥盛装医疗废物的每个包装物、容器外表面应当有警示标识，在每个包装物、容器上应当系中文标签，中文标签的内容应当包括：医疗废物产生单位、产生日期、类别及需要的特别说明等；⑦隔离的传染病患者或者疑似传染病患者产生的医疗废物应当使用双层包装物，并及时密封；⑧放入包装物或者容器内的感染性废物、病理性废物、损伤性废物不得取出。

2. 制定重点科室监督要点　①监控室：查看收集人员与内部科室的转运、收集、交接等环节；与处置机构的转运、交接、记录等环节；每日实施监控的记录等情况。②输液室：查看护士对利器盒的使用（如盖子敞开还是盖紧）情况，使用后的注射器、输液器、输液瓶（袋）、棉签等废物的分类收集、交接（称重、双签名）等处置情况，特别查看患者输液后，护士在收集输液瓶（袋）时，是否有存在头皮针倒刺在输液瓶（袋）的现象。③检验科：查看操作人员对检验标本的处理方法（消毒液或压力蒸汽灭菌）、收集、交接等处置情况（包括设置压力蒸汽灭菌设备的场所是否有通风装置、压力蒸汽灭菌设备的检测频次和检测效果的记录等）。④病理科：查看操作人员对制作病理标本后的组织等废物、病理标本和浸泡液、病理标本的处置情况。⑤感染性疾病科：查看操作人员对产生的医疗废物和生活垃圾的收集处置情况。⑥妇产科：查看胎盘处置是否实施告知和去向登记制度。⑦诊疗场所：查看场所内有无废物散落现象。⑧预防接种门诊：查看院外预防接种中产生废弃物的处置情况（包括收集、转运、交接、登记等）。

经过一个季度的改进，该医院的医疗废物分类收集不规范现象得到明显改善，院感科将采取的管理措施纳入日常管理，使医疗废物分类收集规范形成长效机制。

第三节　护理信息管理

随着信息论和信息科学的发展，信息的观念跨越了通信系统，步入了许多领域。管理信息系统是计算机技术和通信技术综合发展的产物，任何组织在管理活动中都会产生大量的信息，用计算机系统进行数据处理和信息管理，可以提高管理效率，使许多管理活动更加迅速、准确，并且省时省力。

扫码"学一学"

一、护理信息管理概念

信息的定义有狭义和广义的解释。狭义的信息是指经过加工整理后，对于接受者具有某种使用价值的数据、消息、情报的总称。狭义的概念认为信息就是经过解释的数据。因为不同的人对同一个数据会有不同的解释，得到不同的信息，从而对各自的决策起着不同的影响。广义的信息泛指客观世界中反映事物特征及变化的语言、文字、符号、声像、图形、数据等，是变化最新的反映，并经过传递而再现。信息管理就是对信息的收集、组织、整理、加工、储存、控制、传递与利用的过程。护理信息主要分为护理科技信息、护理业务信息、护理教育信息和护理管理信息。

二、护理信息管理方法

（一）护理信息资源系统管理

信息资源管理系统，主要包括两方面的内容。

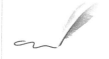

1. 信息资源管理的组织系统　从信息组织系统的角度看，信息传递和沟通涉及组织的每个成员。不管是最高管理层次发出信息，其他人接受信息；还是下级发出信息，上级管理层级听取信息。事实上组织的每个成员既是信息的发送者，又是信息的接受者。由于信息沟通对组织活动有着非常重要的作用，每个组织成员都要参与信息沟通的过程，所以，在组织中必须建立信息组织系统，以保证有效地沟通和传递信息。信息资源的组织来源于两个方面，包括正规的组织系统和非正规的组织系统。

2. 信息资源管理的技术系统　"处理"概括了一切将数据加工成信息的具体数据操作技术。所以信息技术系统即信息的一系列处理活动，信息处理由一些基本活动所组成：登录、分类、排序、计算、摘要、比较、通讯、存储、检索。

（二）护理人员使用信息的管理

1. 提高护理人员对信息管理的认识　各级护理人员要重视护理信息管理的重要性，自觉参与护理信息的收集、整理、分析、利用等。

2. 普及计算机知识　加强护士能力的培养，掌握计算机文字处理系统和数据使用等计算机基本知识，保证信息的完整、真实、及时。

3. 保证信息渠道的通畅　各级护理人员应对信息及时传递、反馈，经常检查和督促信息管理工作，对违反信息管理制度和漏报或迟报信息、影响正常医疗护理工作或造成服务对象利益受损的情况，应追究责任并给予责任人严肃处理。

4. 改善护理人员的素质　组织护士学习新技术新方法，提高护理人员利用先进信息技术为临床护理和护理管理服务的能力。

三、护理信息管理的内容

1. 护理信息的收集　护理信息的收集是护理信息管理的基础。可以从院内采集，如护理工作的各种报表、护理信息化系统收集的数据等。

2. 护理信息的处理　在收集护理信息的基础上，护理人员通过对信息的处理来实现对信息的管理。通过对原始信息进行加工、整理、分析等，做到去粗取精、去伪存真，从而有利于信息的传递、存储和利用。

3. 护理信息管理实践　由于计算机网络技术的发展，使在线服务、远程服务成为事实，信息的传递更加便捷，为护理管理提供了更广阔的发展空间，住院患者信息管理系统、住院患者医嘱处理系统、住院患者药物管理系统、护理排班系统等信息化系统已广泛普及。如护理工作站管理信息系统，可以方便地对患者进行床位管理、批量计费、医嘱管理（录入、审核、作废、停止、执行）、执行单管理、催款、入出转、检查报告等日常管理，兼有强大的查询功能。系统支持成组医嘱，父子医嘱，上、下层医嘱，互斥医嘱等多种复杂的医嘱内部关系，从而智能化地帮助护士，提高护理质量和工作效率。与医生工作站、检验检查、手术麻醉等系统一体化集成。主要功能包括：患者一览卡、医嘱处理、处方摆药、批量计费、信息查询等。

本章小结

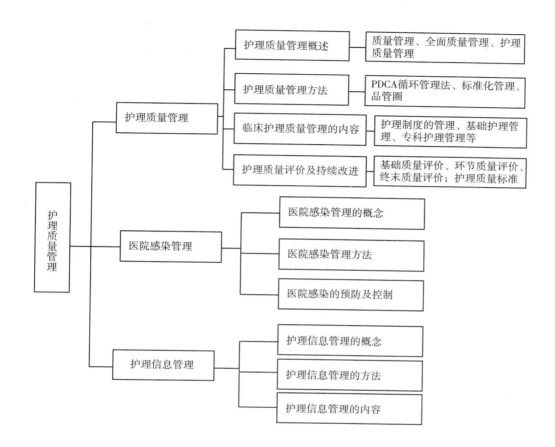

一、选择题

【A1/A2 型题】

1. 护理管理的核心是

   A. 技术管理   B. 质量管理   C. 信息管理

   D. 物资管理   E. 经济管理

2. PDCA 管理循环中 A 代表

   A. 计划   B. 实施   C. 检查

   D. 处理   E. 反馈

3. PDCA 管理循环包括

   A. 3 个阶段，6 个步骤   B. 3 个阶段，8 个步骤

   C. 4 个阶段，6 个步骤   D. 4 个阶段，8 个步骤

   E. 8 个阶段，4 个步骤

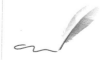

4. 把执行结果与预订目标进行对比属于

    A. PDCA 的计划阶段   B. PDCA 的实施阶段   C. PDCA 的检查阶段

    D. PDCA 的处理阶段   E. PDCA 的总结阶段

5. PDCA 循环的特点不包括

    A. 完整性、统一性、连续性   B. 大环套小环

    C. 环环之间相互不关联   D. 不断循环

    E. 阶梯式上升

6. 标准化管理的根本目的是

    A. 提高工作质量与工作效率   B. 增进系统整体效能

    C. 标准化管理   D. 将标准化贯穿于管理全过程

    E. 促进质量标准的制定

7. 临床护理活动的质量评价中，对护理人员数量、质量的评价是

    A. 管理人员评价   B. 基础质量评价   C. 环节质量评价

    D. 终末质量评价   E. 过程质量评价

8. 下列不属于护理工作环节质量评价的是

    A. 患者护理情况   B. 病区布局情况   C. 心理护理情况

    D. 护理技术操作规范性   E. 准确执行医嘱

9. 体现护理质量管理中终末质量的内容是

    A. 环境质量   B. 执行医嘱   C. 患者出院满意度

    D. 健康教育   E. 护理人员的编配

10. 医院感染研究的对象不包括

    A. 与患者有血缘关系的人   B. 陪护人员   C. 管床医生

    D. 住院患者   E. 护理人员

11. 心内科全体护理人员为提高静脉穿刺成功率，就目前存在的问题进行原因分析，此为 PDCA 管理模式的

    A. 计划阶段   B. 实施阶段   C. 检查阶段

    D. 处理阶段   E. 反馈阶段

12. 某医院护理部对各病区常规器械消毒灭菌情况进行检查，这种护理质量评价手段属于

    A. 基本素质评价   B. 基础质量评价   C. 环节质量评价

    D. 终末质量评价   E. 结果质量评价

13. 执行长期及临时医嘱是否及时、准确是临床护理工作的

    A. 要素质量评价   B. 终末质量评价   C. 护理人员素质评价

    D. 环节质量评价   E. 护理管理质量评价

14. 在护理质量管理 PDCA 循环方法中，其中 D 代表

    A. 计划   B. 实施   C. 检查

    D. 处理   E. 设定

15. 2018 年某三甲医院肿瘤病区静脉留置针操作合格率为 95%，此项指标为哪类护理质量管理标准

    A. 要素质量标准　　　　B. 环节质量标准　　　　C. 终末质量标准

    D. 技术质量标准　　　　E. 护理管理质量标准

16. 关于护理单元药品管理的叙述，正确的是

    A. 药品只能由护士长管理

    B. 抗生素配置后要在 24 小时内使用

    C. 抢救药品数量可由护士随意确定

    D. 内服药、外用药品可并列放置

    E. 贵重药品、毒麻药品应放置在保险柜，加锁保管

17. 不属于急救药品及各种抢救设备"五定"内容的是

    A. 定数量品种　　　　　　B. 定放置地点

    C. 定人保管　　　　　　D. 定期消毒灭菌及检查维修

    E. 定时使用

18. 护理技术操作的质量标准包括

    A. 基本护理技术操作和临床护理技术操作

    B. 基础护理技术操作和临床护理技术操作

    C. 基础护理技术操作和急救护理技术操作

    D. 基础护理技术操作和专科护理技术操作

    E. 一般护理技术操作和急救护理技术操作

19. 关于手术室质量管理标准内容，下面说法中不正确的叙述是

    A. 手术室有定期清扫制度

    B. 不需要对无菌物品进行细菌培养

    C. 三类切口感染有追踪登记制度

    D. 对感染手术严格执行消毒隔离制度

    E. 无菌手术感染率小于 0.5%

20. 护理文件书写要求不正确的是

    A. 记录客观真实，准确及时

    B. 体现以患者为中心

    C. 病情描述重点突出，运用医学术语

    D. 使用碳素或蓝黑水笔书写

    E. 字迹清晰、端正、无错别字，写错可用涂、刮的方式进行修改

二、思考题

各类护理质量管理方法有何共同特点和差异性？

（王秀丽）

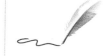

第九章 护理安全管理与优质护理服务

第一节 护理安全管理

扫码"学一学"

案例导入

在某医院，一位 62 岁的脑出血女性患者，由于护士错误输血而死亡。8 月 10 日 16 时，护士在给该患者输血前没有注意到这个病房的床位发生了变化，错误将其他患者备用的"A"型血液输给了本来是"B"型血的该患者，当这位护士发现错误时，血液已被输入约 50ml，结果该患者因急性肾功能衰竭 16 天之后死亡。

请思考：

1. 什么是护理安全管理？

2. 如何通过护理安全管理预防此类事件的发生？

一、护理安全管理的概述

（一）护理安全概念

护理安全是指患者在接受护理服务的全过程中，不发生法律、法规及法定的规章制度允许范围以外的心理、机体结构或功能上的损害、障碍、缺陷或死亡。

从广义的角度，护理安全既指患者的安全，还包括护士自身的执业安全，指在执业的过程中不因环境污染、各种病原体、细胞毒性药物、放射性物质、各种锐器伤等对护士造成的不良影响和健康损害。

（二）护理安全管理概念

护理安全管理是指为保证患者的身心健康，对各种不安全的因素运用技术、教育、管理三大对策，从根本上对影响护理安全的因素采取有效的预防措施，把护理差错事故减少到最低程度，防范护理事故，从而创造一个安全高效的医疗护理环境，确保患者安全。零缺陷是护理安全管理的理想追求。

护理安全管理是保障患者安全的必备条件，是减少护理质量缺陷、提高护理水平的关键环节，是控制或消灭不安全因素、避免发生医疗纠纷和医疗事故的客观需求。

二、护理安全影响因素及管理内容

护理安全管理涉及护理活动的每个成员及每一个环节。护理安全管理主要包括患者的安全管理和护理人员的职业防护。它是护理质量管理的主要内容，也是医院安全管理的一部分。

（一）影响患者护理安全的因素

1. 医院管理方面的因素　①管理体系不完善：没有建立或完善相应的安全管理组织体系，或未能发挥安全管理组织的作用。②安全管理制度不完善或制度执行不力：规章制度不健全，或规章制度执行不力，监督检查不到位。③护理安全培训和教育不到位：没有对护理人员进行质量和安全意识教育。④岗前教育培训内容中缺少安全教育的内容。⑤"三基"——基础理论、基本知识、基本技能及专科知识的培训不扎实，不重视护理新知识、新技术的学习，在职护士继续教育培训重形式，效果无考核。⑥人力资源不足与使用不合理：护理人力资源未按床护比或患护比进行配备，特别是临床一线护理岗位人员配备不足，不能做到动态调整和弹性排班，护理人员超负荷工作等。⑦未建立护理工作应急预案或有预案没有进行现场演练。⑧医院的安全保障措施不到位：安全防护标识未设置或防护用品质量偏差，药品质量低下，护理专用仪器及设备未及时更新；计算机系统运行速度缓慢，老式医疗用房不能满足护理安全需要都是导致不安全的因素。

2. 护理人员的因素　①部分护士安全意识不强、法律知识缺乏、法律意识淡薄，忽视临床护理工作中潜在的法律问题，如泄露患者隐私、护理文件书写不客观、不及时，忽视证据的保存、收集、管理。②部分护理人员三基理论知识和专科知识不扎实，不能及时发现患者的病情变化，解决问题的能力不足，操作技能不熟练，流程不规范，不重视新知识、新技术的学习，在护理的过程中，增加患者的痛苦，加重患者的经济负担，甚至延误治疗和抢救，造成不必要的经济纠纷。③服务意识不强，工作责任心不强，工作中不能"以患者为中心"，服务态度生硬，工作马虎，规章制度尤其是护理核心制度执行不到位，医嘱执行不规范，病情观察不细致、不及时等。④有效沟通能力欠缺，缺乏与医生、患者或家属的沟通技巧，部分新上岗护士因工作环境不熟、工作任务繁重、专业知识储备不足，倾向于完成事务性工作，进行护理操作时不能很好地做好解释工作，不能针对性进行心理护理及健康宣教，易引起医护、护患纠纷。

3. 患者方面的因素　①部分患者遵医行为差，不能很好地配合医疗护理工作。②患者和医护人员所掌握的医学知识不对等，对医学知识缺乏了解，医护对其进行医疗护理告知与专业教育时沟通困难，容易引起误解。③患者和家属对医疗护理工作的期望值过高，一旦医疗护理效果达不到自己的预期，就怀疑诊断和治疗错误，导致人为的护理不安全因素。

4. 其他因素　患者疾病本身的复杂性、多变性、危险性和个体差异性；药物性因素如药源性疾病等；差错事故的鉴定处理机制不成熟、没有使医患双方都信赖满意的机制；社会、媒体等对医疗机构和医护人员缺乏公正的评价等。

（二）影响护理人员执业安全的因素

1. 部分护理人员自我安全防护意识不到位，该采取的职业防护措施不到位而导致的院内感染、锐器损伤等。

2. 医院的安全防护设施不到位，各种传染病的消毒隔离措施达不到要求、化疗药物不能在输液配置中心配置、有时会直接暴露于射线当中。

3. 护理人员资源不足，护士工作负荷和压力过大，造成机体功能和心理上的负担过重，对护士的身心健康造成一定的影响。

4. 医患关系紧张对护士执业造成的影响。①患者的自身素质高低不一，少数患者或家属在争取个人医疗权利时，不尊重医护人员和其他病患，甚至无理取闹、殴打他人；②患者及其家属由于疾病，特别是突发疾病的影响及经济承受的限制等因素，容易产生不良心境，导致过激行为，引发护患冲突。

（三）护理安全管理内容

1. 患者安全管理　患者安全是指在医疗过程中采取必要的措施，避免或预防患者出现不良的结果或者受到伤害，其目的就是使患者免于由于医疗照顾过程中的意外而导致的不必要的伤害。提高患者安全的重点在于降低系统中不安全的设计、操作及行为，如建立国家患者安全管理中心、健全医疗错误报告制度、规范操作规程等。

2. 护理人员的职业防护　在护理工作中采取切实可行的措施来确保护理人员的安全，加大安全防护设施的投入。如加强对锐器损伤的预防、射线预防、化疗药物损伤的预防、缓解工作压力、进行心理调适等。

三、护理安全预防及控制

（一）护理不良事件的预防

1. 护理不良事件的概念　护理不良事件是指在治疗、护理过程中由于护理行为失误所出现的不在计划内、未预计到的或不希望发生的事件。护理不良事件的管理是护理安全管理的重要组成部分。

2. 护理不良事件的分类及分级

（1）护理不良事件的分类包括压疮、跌倒/坠床、烫伤、给药错误、标本错误、输液外渗、非计划性拔管、自杀、走失、分娩意外、仪器设备等。

（2）护理不良事件的分级标准

0级：事件在执行前被制止。

Ⅰ级：事件发生并已执行，但未造成伤害。

Ⅱ级：轻微伤害，生命体征无改变，需进行临床观察及轻微处理。

Ⅲ级：中度伤害，部分生命体征有改变，需进一步临床观察及简单处理。

Ⅳ级：重度伤害，生命体征明显改变，需提升护理级别及紧急处理。

Ⅴ级：永久性功能丧失。

Ⅵ级：死亡。

（二）护理不良事件的处理

1. 完善护理不良事件报告系统，坚持非惩罚性、主动上报原则，早发现早报告，不良事件在处理的同时先口头上报相关部门，发生后 24 小时以内填报不良事件报告表。通过不良事件上报后的缺陷文化共享，可使护理人员从他人的过失中吸取经验和教训，以避免类似不良事件的发生。

2. 对护理不良事件应当立即采取有效的补救措施，力争将对患者造成的伤害后果降到最低限度。护理部应组织有关人员现场调查分析，总结原因，帮助改进工作。根据《医疗事故处理条例》的有关规定进行处理，以事实为准绳，实事求是地公正处理。建立和健全护理不良事件登记、统计制度，详细记录护理不良事件发生的性质、原因、经过、处理结果及改进措施。

（三）护理安全管理措施

1. 建立安全管理组织　建议建立护理安全管理委员会，建立以护理部、科护士长、科室安全员担任三级护理安全管理监控网络体系，形成科内自控、科室互控、护理部监控的自下而上的管理网络。制定质量检查标准，通过质量检查和监控，并对所发现问题进行追踪管理，定期召开护理安全会议总结工作。

2. 健全规章制度　制定应急预案，完善各类风险评估表，规范护理工作流程的各个环节，使用安全标识，注重事前控制，强化环节和事后控制，进行科学化、制度化、规范化管理，确保护理安全。

3. 合理配备人员　结合各科室护理工作性质及人员配备要求，合理配置人力资源及实行科学的护理工作模式，并根据护理人员自身的条件、业务能力、年龄及职称结构等因素形成护理梯队，充分保证患者安全。

4. 重视安全培训　护理安全教育采取集中培训和临床培训的方法，通过护理安全知识的分类、原因、对策、护理差错实例的讲解，采用根本原因分析法分析护理差错，避免差错的产生。提高医护人员安全保护意识，重视细节管理，构建安全文化，保障患者安全。

5. 抓住重点内容　借助精益管理手段，优化质量控制因素。针对重点内容进行重点管理。重点科室如急诊科、重症监护病房、产房、手术室等；重点患者如婴幼儿、年老体弱、危重、昏迷、新入院、大手术等；重点环节如治疗、抢救危重患者、交接班、护理记录书写等；重点时段如中班、夜班、节假日等；重点护士如进修护士、实习护士、新入职护士、责任心不强的护士等；确保护理安全。

6. 落实保障措施　医院行政、后勤、医技等部门在医院布局设计、环境卫生、设施、仪器设备维护保养、药品供给、辅助检查等方面提供充分保障，为护理安全保驾护航。

7. 遵循处理原则　①执行护理不良事件上报制度：发生护理不良事件后，当事人应立即报告科室护士长，科室护士长应立即报告护理部、医务处及医院相关负责人，并在24小时内填写报表上报护理部。②现场正确处理：针对护理不良事件性质针对性处理。如出现过敏性休克、用药差错等事件，应立即组织专家会诊、抢救，采取补救性措施，尽量控制事件的范围及减低损害程度；对已经发生的严重差错或护理事故，应派专人妥善保管好各种相关记录、检验报告、可疑药品、血制品、器械等，不得私自涂改或销毁，需要时封存病历。③组织调查处理：立即组织职能部门、相关科室进行调查、核实和处理，并上报上级卫生主管部门。依据《医疗事故处理条例》、医院相关处理规定，根据发生问题情节的严重程度及调查鉴定结果，对当事人给予口头批评、通报批评、书面检讨、处分、经济处罚、辞退等处理。④及时总结反馈：发生事件的护理单元应在第一时间内组织所有护理人员认真讨论、分析发生不良事件的原因，并提出改进措施。护理部应根据科室上报材料，深入临床调查分析存在的安全隐患，从全院管理角度进行护理相关制度及措施的改进。

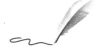

四、患者护理安全十大目标

目标一：严格执行查对制度，提高对患者身份识别的准确性

1. 在进行各项护理操作时，必须严格落实三查八对制度，执行两种以上查对方法（姓名、病案号、出生日期等）。查对患者姓名时，护士应询问患者叫什么名字，进行护患双向查对。

2. 交叉配血时，必须一次只能抽一人，防止出错。输血时严格执行三查十二对工作，输血时一次输一人，必须两名护士或请医生协助核对无误并签字，两人到患者床前与患者或家属再核对患者血型，方可给患者输血。

3. 对手术、传染病、药物过敏、精神病患者、意识障碍、语言障碍等特殊患者应有身份识别标识（如腕带、床头卡、指纹等）。

目标二：保证用药的安全

1. 所有药品专人管理，每周核对、检查并记录，保持数量准确无变质过期。

2. 严格执行麻醉药品、精神药品、放射药品、肿瘤化疗药品、医疗用毒性药品等特殊药品的使用与管理规范。

3. 病房内药柜内服、注射、外用药严格分开，杜绝混放、乱放现象发生，外用消毒液必须单独存放，严防与液体混放。

目标三：严格执行在特殊情况下医务人员之间有效沟通的程序，做到准确、及时执行医嘱

1. 抢救患者时，医生下达的口头医嘱，护士必须向医生重复背述，严格查对，无误后方可执行，同时做好记录，保留安瓿，抢救结束后督促医生6小时内补开医嘱。

2. 护士在执行有疑问的医嘱，需与医生确认无误方可执行。医护之间的学术问题、工作问题要在办公室讨论。

3. 确保沟通过程中信息的正确、完整与及时性。

目标四：提高围术期护理安全

1. 病区护理人员与手术室工作人员间交接核查：双方确认手术前准备皆已完成，所需必要的文件资料与物品（如：病历、影像资料、术中特殊用药等）均已准备完善。

2. 在手术、麻醉开始实施前时刻，实施"暂停"程序，由手术者、麻醉师、手术/巡回护士在执行最后确认程序后，方可开始实施麻醉、手术。

目标五：严格执行手部卫生，减少医院相关性感染

1. 完善职业暴露报告制度、职业暴露防范措施及职业暴露后具体的处理措施和程序。

2. 认真落实手卫生规范，防止由于护理人员手处理不当而引起交叉感染。

3. 进行各种操作，严格无菌观念，做好消毒隔离工作，防止院内感染的发生。

4. 加强无菌物品、一次性医疗用品、手术后废弃物、病区医疗垃圾、生活垃圾的管理、严格按院内感染管理要求，分类别处理，防止流入社会引起危害。

目标六：提高管道护理安全，防止管道滑脱

1. 对带有各种管道的患者，按风险程度进行危险程度评估，不管哪一类均要对患者及家属做好导管安全教育、加强固定，根据风险程度对管道进行不同颜色的标识。

2. 根据管道的危险程度，确定评估记录频次，护理措施等。

3. 评估内容及时记录于导管评估单上，发生导管滑脱者、拔除各类导管必须及时记录。

4. 发生导管滑脱，当事护士填写护理不良事件报告表，护士长审核签名后交护理部。

目标七：防范与减少患者跌倒、坠床事件的发生

1. 评估患者跌倒、坠床风险性，主动告知家属及患者有跌倒、坠床的危险性、预防措施。

2. 加强对患者及家属关于跌倒、坠床的健康教育。

3. 建立跌倒坠床事件处理流程及上报制度。

目标八：防范与减少患者压疮的发生

1. 评估压疮高危患者，向患者及家属介绍压疮发生、发展及预防、治疗护理的一般知识。鼓励家属共同参与预防压疮的发生。

2. 患者住院期间，护理人员应积极消除诱发因素，对皮肤情况严格交接班，合理配置人力资源，保证基础护理的落实。

3. 建立压疮处理流程及上报制度。

目标九：鼓励主动报告护理不良事件

1. 实施无记名无惩罚护理缺陷登记报告制度。

2. 发生护理差错事故，及时积极采取各种补救措施，防止情况继续加重，同时启动相应的应急预案，上报有关部门及护理部。

3. 组织分析讨论，查找原因，提出改进措施，防止类似问题再次发生。

目标十：鼓励患者参与护理安全管理

1. 针对患者的疾病诊疗信息，为患者（家属）提供相关的健康知识的教育，取得患方对护理操作的理解与配合。

2. 主动邀请患者参与护理安全管理，尤其是患者在接受药物治疗时。

3. 教育患者在就诊时应提供真实病情、真实信息，并告知其对护理服务质量与安全的重要性。

4. 公开本院接待患者投诉的主管部门、投诉的方式及途径。

五、护理人员职业防护措施

加强护理人员的职业安全教育，完善各项护理职业安全防护设施，使护理人员掌握相应的各项职业防护知识和技能，从而主动实施防护措施，是避免和减少护理人员职业伤害的重要途径。主要防护措施有：①加强护理人员的职业安全教育和健康管理，如洗手、使用防护用物，重视医院环境卫生管理，建立锐器伤上报制度和紧急处理流程，建立受伤护理人员的追踪监控系统。②锐器伤防护的关键是建立锐器伤防护制度，提高自我防护意识，规范锐器操作行为。如禁止回套护针帽；严格执行医疗废物分类，及时将用后的注射器针头、锐器放入锐器盒，减少二次处理；选用有安全装置、性能好的护理器材，如带保护性针头护套的注射器和输液器、安全型静脉留置针。③化疗药物损害的防护，配制化疗药物在专用层流柜内，建立化疗药物外漏、人员暴露、污染废弃物的处置流程。④加强护理人员的身体锻炼，保持正确的工作姿势，使用劳动保护用品，如腰围、弹力袜等。合理调控人力资源，按需配置护理人员。各类防护设备设施齐全，改善护士工作环境，合理设计工作流程，使护理人员处于身心健康的良好状态。

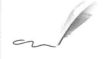

第二节　优质护理服务

案例导入

　　一天护士小孙值夜班，刚踏进科室门，就听见一声声歇斯底里的叫喊声："我不翻身，你们不要动我……"小孙心里一沉，今天夜班不好上了。接班时才知道是位 84 岁的老太太，右侧股骨粗隆间骨折，对治疗、护理一点也不配合。了解情况后，小孙立刻到病房看患者，这时老太太一直念叨："你们不要动我，我屁股好着呢，我不翻身，哎哟哎哟……"家属在一旁也不配合，拒绝翻身。小孙上前笑眯眯地拉着老太太的手说："老太太，您好，我是今晚的夜班护士小孙，您有什么问题都可以跟我说。"老太太一听，像抓了一根救命草一样："小孙啊，你们护士非要给我翻身，你让她们都走。"小孙耐心的对家属和老太太说起了翻身的好处，特别是长期卧床的高龄患者，预防压疮、防止并发症的发生。另外护士会协助翻身，并不是让患者独自进行，而且护士会帮助患者采取适当的方法减轻疼痛。患者的女儿听了后直点头，也劝老太太配合。接下来患者不吵不闹，非常配合医生护士的工作。

请思考：

1. 在临床实际中，如何实行优质护理服务？

2. 我们该如何评价优质护理服务的成效？

一、优质护理服务概述

　　"优质护理服务"是指以患者为中心，强化基础护理，全面落实护理责任制，深化护理专业内涵，整体提升护理服务水平。"以患者为中心"是指在思想观念和医疗行为上，处处为患者着想，一切活动都要把患者放在首位；紧紧围绕患者的需求，提高服务质量，控制服务成本，制定方便措施，简化工作流程，为患者提供"优质、高效、低耗、满意、放心"的医疗服务。

二、优质护理服务的特点

　　1. 优质护理服务是以患者为中心，而原来的普通护理服务是以"医嘱和任务"为中心，没有将患者作为一个整体人来对待，服务缺乏整体性和连续性。

　　2. 优质护理强化落实基础护理，通过临床护士的专业护理能力对住院患者进行全程护理，取消原来护理服务模式中的护工护理，由专业护士对住院患者进行基础护理，同时包含病情观察、治疗、康复、健康指导等，实现了临床护理的整体性，便于全面掌握患者情况。

　　3. 改革护理模式是优质护理服务的关键内容。"优质护理服务工作是一个改革性工作，实施优质护理，实质是护理改革，一是通过护理管理方式的改革，以实施岗位管理为切入点，为护士的配置、考核、分配、培训、晋升以及职业发展建立激励机制，最终实现护士满意，调动护士为患者提供优质服务的积极性和创造性；二是通过护理服务模式的改革，以实施责任制整体护理为切入点，为患者提供全程、全面、专业、人性化的护理服务，最终实现患者满意。

三、优质护理服务的标准

（一）组织领导

1. 加强组织领导

（1）成立由院长任组长的"优质护理服务示范工程"领导小组，定期召开会议，研究解决护理工作中存在的有关问题。

（2）院领导定期进行行政查房，及时听取意见，采取改进措施，提高护理服务水平。

2. 制订并落实工作方案

（1）根据医院实际，制订切实可行的"优质护理服务示范工程"活动工作方案，有明确的进度安排，各有关部门职责清晰、分工协作。

（2）工作方案能够有效落实。

3. 加强培训工作

（1）全院各部门和医务人员能够正确理解开展"优质护理服务示范工程"活动的目的、意义、工作实质和具体措施等。

（2）根据国家卫生健康委员会和国家中医药管理局印发的相关文件、规范，组织开展全员培训，使护理管理者和护士充分认识改革护理工作模式的必要性，为患者提供整体护理服务。

4. 加强宣传交流

（1）加大宣传力度，在全院营造深化"以患者为中心"的服务理念，为患者提供优质护理服务的活动氛围。

（2）在工作中不断总结经验，及时在全院推广，让更多患者受益。

（二）护理管理

1. 健全并落实规章制度

（1）建立健全护理工作规章制度，制定并落实疾病护理常规和临床护理技术规范及标准。中医医院和开设中医病房的综合医院、专科医院，认真执行《中医护理常规、技术操作规程》。

（2）建立护士岗位责任制，明确各级各类护士的岗位职责、工作标准和护理质量考核标准，落实责任制整体护理，探索实施护士的岗位管理。

2. 落实护理管理职能　根据《护士条例》和医院的功能任务，建立完善的护理管理组织体系。护理部对护理工作质量和护理人员进行管理，并具备相应能力。

3. 合理调配护士人力

（1）护理部能够根据临床护理工作需要，对全院护士进行合理配置和调配。护理部掌握全院护理岗位、护士分布情况。

（2）科护士长、病房护士长可以在科室、病房层面根据工作量调配护士，体现以患者为中心。

（3）有条件的医院可以建立机动护士人力资源库，保证应急需要和调配。

4. 建立健全绩效考核制度

（1）根据护士工作量、护理质量、患者满意度等要素对护士进行综合考评。

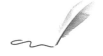

（2）将考评结果与护士薪酬分配、晋升、评优等相结合。

（3）护士的薪酬分配向临床一线护理工作量大、风险较高、技术性强的岗位倾斜，体现多劳多得、优劳优酬。

（三）护理服务

1. 病房管理有序

（1）病房环境安静、整洁、安全、有序。

（2）不依赖患者家属或家属自聘护工护理患者，陪护率明显下降。

2. 公示并落实服务项目

（1）根据《综合医院分级护理指导原则（试行）》等文件要求，结合病房实际，细化分级护理标准、服务内涵和服务项目，在病房醒目位置公示并遵照落实。

（2）患者的护理级别与患者病情和自理能力相符。

3. 护士配备合理

（1）依据护理工作量和患者病情配置护士，病房实际床位数与护士数的比例应当≥1:0.4。每名责任护士平均负责患者数量不超过 8 个。

（2）一级护理患者数量较多的病房，护士配置应当适当增加。

4. 实施责任制整体护理

（1）病房实施责任制分工方式，责任护士为患者提供整体护理服务，履行基础护理、病情观察、治疗、沟通和健康指导等护理工作职责，使其对所负责的患者提供连续、全程的护理服务。

（2）每个责任护士均负责一定数量的患者，每名患者均有相对固定的责任护士对其全程全面负责。

5. 规范护理执业行为

（1）责任护士全面履行护理职责，为患者提供医学照顾，协助医师实施诊疗计划，密切观察患者病情，及时与医师沟通，对患者开展健康教育，康复指导，提供心理支持。

（2）临床护理服务充分体现专科特色，丰富服务内涵，将基础护理与专科护理有机结合，保障患者安全，体现人文关怀。

（3）按照《中医医院中医护理工作指南》要求，中医医院和综合医院、专科医院的中医病房临床护理服务充分体现中医药特色优势，开展辨证施护和中医特色专科护理，配合医师积极开展中医护理技术操作，提高中医护理水平。

6. 护士分层管理 在实施责任制护理的基础上，根据患者病情、护理难度和技术要求等要素，对护士进行合理分工、分层管理，体现能级对应。

7. 护患关系和谐

（1）责任护士熟悉自己负责患者的病情、观察重点、治疗要点、饮食和营养状况、身体自理能力等情况，并能够及时与医师沟通。

（2）患者知晓自己的责任护士，并对护理服务有评价。

（3）护患相互信任支持，关系融洽。

8. 合理实施排班

（1）兼顾临床需要和护士意愿、合理实施排班、减少交接班次数。

（2）病房排班有利于责任护士对患者提供全程、连续的护理服务。

9. 简化护理文书书写　结合专科特点，设计表格式护理文书、简化书写，缩短护士书写时间。

10. 提高患者满意度

（1）定期进行患者满意度调查，调查内容客观，调查资料可信度高。

（2）了解患者对护理工作的反映，听取患者意见，并根据反馈意见采取可持续改进的措施，不断提高患者满意度。

11. 护理员管理使用（适用于有护理员的病房）

（1）建立完善的护理员管理制度，严格限定岗位职责。

（2）护理员必须经过专业培训，协助护士完成非技术性照顾患者工作。

（3）护理员不得从事重症监护患者和新生儿的生活护理，不得从事护理技术工作。

（四）保障措施

1. 改善护士工作条件和待遇。

（1）落实《护士条例》中规定的护士合法权益。

（2）充实临床一线护士数量，稳定临床一线护士队伍。临床一线护士占全院护士比例≥95%。

（3）提高临床一线护士福利待遇，实行同工同酬。

2. 完善支持保障系统

（1）建立健全支持保障系统，形成全院工作服务于临床的格局。

（2）采取有效措施尽可能减少病房护士从事非护理工作，为患者提供直接护理服务。

四、优质护理服务成效评价与患者满意度

优质护理服务工作的开展要求医院加强护理质量管理，持续改进护理质量，"三分治疗，七分护理"，护理服务质量直接关系到医疗质量和医疗安全。随着优质护理服务在全国医院范围内逐步推行，如何保证优质护理服务质量成为现阶段迫切需要解决的问题。护理服务质量不仅取决于护理人员的素质和技术水平，更依赖于护理质量管理水平。护理质量管理评价是促进医院改善护理质量的重要手段，是护理质量管理研究的核心内容，而护理质量管理评价指标体系是进行护理质量管理评价的最基本、最重要的手段，它不仅为医院护理质量管理提供指南，也为护理质量控制提供依据。

根据以过程为基础的质量管理体系模式，确立个一级指标，分别为"组织领导""护理资源管理""临床护理服务""持续改进护理质量管理"。这四个方面蕴含着持续质进思想，也是医院进行优质护理服务质量管理的方法。医院管理者和护理部管理者根据内外部顾客的需求（包括患者及其家属、政府、内部护理工作人员）加强优质护理服务的组织领导工作，制定质量管理目标和方案，策划为达到质量目标所应采取的措施—"组织领导"，明确实施优质护理服务所需的资源，提供必要的资源和支持并进行管理，以保证优质护理服务的开展—"护理资源管理"，在优质护理服务管理有序的情况下，医院护理工作者按照工作方案和相应制度规范，为患者提供全面、全程、连续的优质护理服务，落实责任制整体护理工作职责—"临床护理服务"，定期对优质护理服务的开展情况进行检查、审核，发现质量管理方面存在的问题，制定持续改进的措施—"持续改进护理质量管理"。

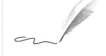

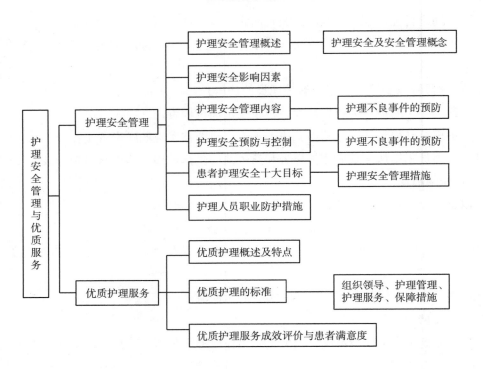

本章小结

习题

一、选择题

1. 开展优质护理服务活动要求充实临床一线护士数量，稳定临床一线护士队伍。临床一线护士占全院护士比例为

    A. 100%   B. ≥95%   C. ≥90%

    D. 80%   E. 95%

2. 医院护理安全管理组织中不包括

    A. 护理部   B. 科护士长   C. 护士长

    D. 实习护士   E. 科室质控护士

3. 优质护理服务的内涵主要是

    A. 以护士为中心   B. 以患者为中心   C. 以患者及家属为中心

    D. 以领导为中心   E. 以绩效为中心

4. 依据护理工作量和患者病情配置护士，病房实际床位数与护士数的比例应当

    A. ≥1∶0.4   B. ≤1∶0.4   C. ≥1∶0.04

    D. ≤1∶0.04   E. =1∶0.4

5. 每名责任护士平均负责患者数量不超过（　　　）个

    A. 6   B. 9   C. 8

扫码"练一练"

D. 10　　　　　　　　　　E. 7

6. 护理安全不包括

    A. 患者安全

    B. 患者家属安全

    C. 护士执业安全

    D. 护士个人和医院组织承担的经济方面损害

    E. 因毒性较强的药物对护理人员造成的伤害

7. 下列哪项不属于护士执业安全防护措施

    A. 开瓶使用启瓶器　　　　　　B. 回套护针帽

    C. 及时把锐器放入锐器盒　　　D. 定期进行操作仪器维修

    E. 操作过程中正确运用人体力学原理等避免物理性损伤

8. 发生护理安全事件后，需要在（　　　）小时内填写报表上报护理部

    A. 6　　　　　　　　　B. 18　　　　　　　　　C. 24

    D. 48　　　　　　　　　E. 10

9. 护理安全影响因素不包括下列哪项

    A. 医院管理方面的因素　　B. 护理人员自身素质　　C. 患者的教育程度

    D. 患者家属的素质　　　　E. 政府政策方面因素

10. 执行查对制度时，至少需要采取几种方法核对患者身份

    A. 1　　　　　　　　　B. 2　　　　　　　　　C. 3

    D. 4　　　　　　　　　E. 5

11. 下列哪项不属于优质护理服务

    A. 文明用语　　　　　　B. 微笑服务　　　　　　C. 安慰患者

    D. 对患者做好健康教育　E. 万事都听从患者的意见

12. 医院护理员可以从事下列哪项工作

    A. 接待新患者　　　　　B. 接手术患者　　　　　C. 帮助护士采集血标本

    D. 帮护士拿药　　　　　E. 为患者鼻饲

13. 以下哪项措施不能提高患者满意度

    A. 完善病房生活设施

    B. 热情接待新入院患者

    C. 为病人做好病情宣教

    D. 为减轻患者经济负担，为患者少输两瓶药液

    E. 及时与患者沟通，了解患者心理状况

14. 护理安全管理措施不包括以下哪项内容

    A. 建立安全管理组织　　B. 健全规章制度　　　　C. 合理配备人员

    D. 重视教育培训　　　　E. 所有问题一把抓

15. 护士下列哪种行为可能会导致护理安全问题

    A. 严格执行无菌操作

    B. 帮患者肌肉注射时不核对患者身份

    C. 输血前经双人核对

D. 为高龄患者拉上床栏

E. 保持病房环境清洁

16. 护理安全影响因素中医院管理方面因素不包括下列哪项

    A. 制度不完善　　　　　　　　　　B. 人力资源不足与使用不合理

    C. 相关教育、培训不到位　　　　　D. 保障措施不完备

    E. 经济不支持

17. 以下哪项不属于护理安全管理内容

    A. 防止患者跌倒　　　　B. 避免护士针刺伤　　　　C. 防止护患冲突

    D. 防止医患冲突　　　　E. 防止患者走失

18. 患者什么行为可能会导致护理安全事件

    A. 患者对治疗很配合　　　　　　　B. 患者遵医行为差

    C. 患者有疑问及时咨询护士　　　　D. 患者家属配合护士工作

    E. 患者及时了解自己的治疗动态

19. 下列哪项措施不属于对护理人员的职业防护

    A. 预防针刺伤　　　　　　　　　　B. 做好噪声预防

    C. 做好护理人员的精神缓解　　　　D. 建立静脉治疗药物配制中心

    E. 治疗室加化疗药后及时打开窗户通风

20. 护理安全管理措施处理原则不包括下列哪项

    A. 执行上报制度　　　　B. 现场正确处理　　　　C. 组织调查处理

    D. 及时总结反馈　　　　E. 合理配备人员

二、思考题

1. M 兰和 N 兰两位患者同名不同姓，名字仅一字之差，护士在执行 M 兰的输液治疗（0.9% 氯化钠 100ml + 头孢他定 2g），误将输液输给了 N 兰，输注 15 分钟后患者发现药物不对，护士立即更换液体，观察 30 分钟，无不良反应。

请问：1. 你认为该护士违反了哪些患者护理安全目标？

　　　2. 日常护理工作中应执行护理安全管理措施？

（姚正娟）

第十章 社区护理管理

学习目标

1. **掌握** 社区护理管理的概念及特点。
2. **熟悉** 社区护理的概念、特点；社区护理管理的岗位职责及素质要求。
3. **了解** 社区护理管理组织形式和社区护理质量考核评价及改进。
4. 具备社区护士进行健康教育和保健指导的能力。

故事点睛

　　旁白： 小王是某社区卫生服务中心的护士，她正在为一名糖尿病患者做健康咨询。患者是一名出租车司机，感叹说："大夫，我好几个司机朋友都40多岁就得了糖尿病，您说现在这糖尿病怎么像感冒似的，那么容易患上？"

　　人物： 由两名学生分别担任故事人物，进行即兴表演。

　　请问：

　　1. 社区卫生中心的护士可以提供什么样的指导？

　　2. 社区护理的对象有哪些？

第一节 社区护理管理概述

一、社区护理相关概念、对象及特点

（一）社区护理相关概念

　　在我国20世纪30年代由著名社会学家费孝通先生引入"社区"概念，并根据我国的特点将其定义为：社区是若干社会群体（家族、氏族）或社会组织（机关、团体）聚集在某一地域里所形成的在生活上相互关联的大集体。我国的城市社区一般指街道、居委会、农村社区指乡（镇）、村等。

　　关于社区护理，美国护士协会的定义为：社区护理学是将护理学和公共卫生学理论相结合，用以促进和维护社区人群健康的一门综合学科。在我国，根据现阶段我国的社区卫生服务情况，社区护理可定义为"是综合应用护理学和公共卫生学的理论和技术，以社区为基础，以社区群体为服务对象，以服务为中心，将医学、预防、保健、康复、健康教育、计划免疫等融于护理学中，并以促进和维护人群健康为最终目的，提供连续的、动态的和综合的护理服务。"

（二）社区护理的对象

　　社区护理是适应社区居民的健康需求，伴随着社区卫生服务需要而逐步发展的，因此，

扫码"学一学"

社区护理是社区卫生服务的重要组成部分。社区护理的服务对象即为社区范围内的每一个人、每一个家庭、每一个团体和每一个公共卫生场所。

1. 按社区、家庭、个人分类

（1）社区关注的重点是社区的环境和社区群体的健康。

（2）家庭关注的重点是家庭整体的健康以及家庭整体功能的状态。

（3）个人关注的重点是个人的生理、心理、社会问题。社区中个人的健康是构成家庭和社区健康的基础。

2. 按人的健康程度分类

分为健康人群、亚健康人群、重点人群、高危人群及患病人群。

（三）社区护理的特点

社区护理既有公共卫生学的某些特点，又具有护理学的某些特点，但与护理学和公共卫生学相比较，社区护理在以下七个方面更为突出。

1. 以预防保健为主　社区护理的服务宗旨是提高社区人群的健康水平，以预防疾病、促进健康为主要工作目标。通过一级预防途径，如卫生防疫、传染病管制、意外事故防范、健康教育等，达到促进健康、维持健康的目的。相对医院护理工作而言，社区护理服务更侧重于积极主动的预防，通过运用公共卫生及护理的专业理论、技术和方法，促进社区健康、减少社区人群的发病率。

2. 强调群体健康　社区护理是以社区整体人群为服务对象，以家庭及社区为基本的服务单位。社区护理的工作就是收集和分析社区人群的健康状况，运用护理程序的工作方法，解决社区存在的健康问题，而不是单纯只照顾一个人或一个家庭。社区人群包括健康与疾病、残障或临终的人、家庭、团体、各年龄段和社会阶层的人群。社区卫生护理对象包括：个人、家庭、团体、人口群体、社区五个层次。

3. 社区护理工作范围的分散性及服务的长期性　社区护理的服务对象居住相对比较分散，使得社区护士的工作范围更广，对交通的便利性提出了一定要求；另外，社区中的慢性病患者、残疾人、老年人等特定服务对象对护理的需求具有长期性。

4. 综合性服务　由于影响人群健康的因素是多方面的，要求社区护士的服务除了预防疾病、促进健康、维护健康等基本内容外，还要从整体全面的观点出发，从卫生管理、社会支持、家庭和个人保护、咨询等方面对社区人群、家庭、个人进行综合服务。这种服务涉及各个年龄阶段、各种疾病类型；服务范畴"六位一体"，体现生理、心理、社会整体。由此可见，社区护理的面很广、有一定难度，需要护理人员有高水平、全面的知识和技能。

5. 可及性护理服务　社区护理属于初级卫生保健范畴，其基本要求所提供的服务应是所有社区人群在需要时能得到相应的服务。这就要求护理服务具有就近性、方便性、主动性，以满足社区人群的健康需求。从当前的社区卫生服务管理要求看，要求服务范围为2公里或行走15~20分钟即可到达的服务。

二、社区护理管理的概念及特点

（一）社区护理管理的概念

社区护理管理是运用现代管理理论，研究并发现社区护理工作的特点和规律，对社区护理工作进行计划、组织、协调和控制，以达到激发社区护士工作积极性、优化提高社区护理效应、控制社区护理系统的目的，从而使社区护理系统良性运转，为社区居民提供高质量护理的过程。

（二）社区护理管理的特点

1. 社区护理管理工作具备技术性与管理性的双重属性　就技术性而言，社区护理所提供的医疗、预防、保健、康复等"六位一体"的服务需要高水平的专业技术，这是社区护理管理的基础；就管理性而言，社区护理管理活动属于管理学范畴，其管理工作的计划、组织、协调和控制等活动，是社区卫生服务管理的主要职能。因此，社区护理管理者不仅要熟练地开展社区卫生服务的相关技术，还要掌握和运用科学的管理方法。

2. 社区护理管理工作具备突出的自我服务性　社区护理既受物质因素制约，又会受各种外界社会因素的影响，故在实际工作中会产生非正式的惯性或文化，从而制约社区护士彼此之间的行为。如果社区护理管理者和参与者之间未能形成协调一致的自我服务体系，社区护理的技术质量将难以控制。社区护理管理者对来自不同文化体系的个体所表现出的尊重、敏感、公正等是与社区文化密切相关的，是社区护理管理的积极促进因素。

3. 社区护理管理具备全科性和广泛性的特点　在对社区患者的管理中，全科性很强，涉及不同年龄、不同病种的管理。在社区健康服务的护理管理中也涉及各科知识及对不同个体、家庭和社区的管理。社区护理文件管理、信息管理、药品管理、财务管理、网络管理、科研教学管理等，从专业角度体现了护理学的社会职能。作为社区护理管理人员，不但要协调社区护理服务机构内部各部门之间的关系，还要协调机构与社会方面的关系。要求社区护理管理人员要具备丰富的管理学知识和广博的社会人文科学知识。

4. 社区护理管理工作具备较强的社会性　社区护理管理最突出的特点就是其社会性强，需要直接面对社区和家庭。社区护理管理者的工作具有社会工作者的特点，在社区大环境下的护理工作，必须同时兼顾护理工作的社区特点和专业特点，促使社区护士成为社区护理管理的积极参与者，最终达到结合医院、社区、家庭的全方位护理管理。

第二节　社区护理管理组织

一、社区护理管理组织形式

我国的社区护理起步较晚，组织机构还不够健全。由于目前社区护士大多由医院专科护士转变而来，其工作任务由护理部协调，通过团队合作，可为社区护士间专业知识互补和知识更新提供条件；保证服务对象的护理服务在医院护理与社区家庭护理的连续性，为护理会诊和临终患者家庭护理双向转诊作好准备。组织结构一般可分为 3 个层面，具体如下：

医院或社区卫生服务中心（护理部负责）

↓

社区卫生服务站（总护士长负责各站）

↓

社区护士（个案家访与家庭护理的责任护士）

二、社区护士的基本要求

根据 2002 年原卫生部关于《社区护理管理的指导意见》精神，社区护士的定义及基本

扫码"学一学"

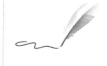

条件如下。

（一）定义

社区护士是指在社区卫生服务机构及其他有关医疗机构从事社区护理工作的护理专业人员。

（二）基本条件

1. 具有国家护士执业资格并经注册。

2. 通过地（市）以上卫生行政部门规定的社区护士岗位培训。

3. 独立从事家庭访视护理工作的社区护士，应具有在医疗机构从事临床护理工作 5 年以上的工作经历。

（三）社区护士的核心能力

借鉴国际护士协会（2013 年）提出的护士核心能力框架，社区护士的"核心能力"主要涵盖以下 9 个能力。

1. 人际交往和沟通能力 社区护理工作既需要其合作者的支持和协助，又需要护理对象的理解和配合。社区护士需要与具有不同的年龄、家庭、文化及社会背景的社区居民、社区管理者及其他卫生工作人员密切合作。因而必须具有社会学、心理学知识和人际沟通技巧方面的能力，以便更好地开展工作。

2. 综合护理能力 根据社区护理概念及社区护士的主要职责，社区护士必须具备各专科护理技能及中西医结合的护理技能，才能满足社区人群的需求。

3. 独立判断、解决问题能力 社区护士在很多情况下需要独立进行各种护理操作、运用护理程序、开展健康教育、进行咨询或指导。因此，慎独、解决问题或应变能力对于社区护理人员非常重要。

4. 预见能力 预见能力主要应用于预防性的服务，而预防性服务是社区护士的主要工作之一。社区护士有责任在问题发生之前，找出其潜在因素，从而提前采取措施，避免或减少问题的发生。

5. 基本的组织、管理能力 组织、管理能力是社区护士的必备能力之一。社区护士在向社区居民提供直接护理服务的同时还要调动社区的一切积极因素，组织开展各种形式的健康促进活动。

6. 收集信息和处理信息的基本能力 如掌握基本的统计学知识，具备处理和分析资料的能力、协助社区进行健康相关研究的能力。

7. 应对社区急性事件的基本能力。

8. 不断获取与本专业发展有关的新知识，培养促进自身与专业发展的能力。

9. 自我防护能力 社区护士的自我防护能力主要包括两个方面，即法律的自我防护及人身的自我防护。

三、社区护理管理人员的配备

社区卫生服务中心应根据规模、服务范围和工作量设总护士长或护士长（超过 3 个护理单元的设总护士长），负责中心内部及社区的护理管理工作。护士数量根据开展业务的工作量合理配备。

社区卫生服务站，应设护士长（或组长）负责护理管理工作。护士数量根据开展业务的工作量合理配备。由医疗机构派出设置的社区卫生服务站，护理工作受所属医疗机构护理部门管理、监督和考核。

　　承担社区卫生服务的其他医疗机构，应根据社区护理工作的需要，配备护理人员并设置护理管理人员。

四、社区护理管理者的岗位职责及素质要求

（一）岗位职责

　　社区护理管理要点是保证社区护理质量的关键，可由以下内容组成。

　　1. 护理人员　若社区卫生服务中心区域太大则可下设若干社区服务站。社区卫生服务中心（站）的护理人员，其编制应根据上级要求及辖区居民人数配备（按服务人口数5000～10000人配置1名全科医生和2名社区护士的比例）。所配置的全科医生和社区护士均应具备相应资格。

　　2. 护理任务　从时间上划分有近期及远期任务，从性质上划分有常规及特殊任务。内容包括护理、医疗及教学等任务。

　　3. 基本设备　药品柜（常备药品）、医疗技术设备（如心电图机、快速血糖仪等）、家庭护理出诊包（必备的医疗器械）及计算机等，应具备开展预防、医疗、保健、康复和计划生育技术指导等多项功能。

　　4. 药品管理　配合全科、家庭医生管理好药品，应考虑以下要点：药品配备应强调针对性医学｜教育网搜集整理；应充分考虑到有效、易得和价廉的特点，以适应大多数居民需求；种类选择应点、面结合，尽量避免重复或雷同；保证药品质量的安全可靠。

　　5. 行政管理制度　社区卫生服务中心（站）应建立、健全各项组织管理制度，如各类人员岗位责任制度；卫生技术人员管理、培训与考核制度；各项技术操作规程；社区服务差错及事故防范处理制度；双向转诊制度；各种财、物及质量管理制度等。

（二）素质要求

　　1. 适应管理者角色　护士长角色的期望主要有：社区要求护士长严格执行各项规章制度和岗位职责，满足患者的需要，树立良好的护理专业价值观，满足护士群体利益的需要，加强与护理相关部门科室、人员的有效沟通合作等。

　　2. 富有人格魅力　具备较强的非权力影响力，良好的人格形象可激发他人钦佩、敬慕而产生模仿意识。护士长作为护理管理者，要带好一帮人，单靠上级给予的权力是不够的，要不断加强自己的品德、才能、知识、能力等方面的修养，在护士中树立较高的威信，增强自身的凝聚力，使下属从心理上信服、尊敬、顺从和依赖，并改变她们的不良行为。

　　3. 科学的管理方法和出色的管理艺术　护理管理是艺术、是技巧，面对为广大患者服务的护士，社区护理管理者不但要站在为广大患者提供优质服务的主导位置，更应该尊重、关心和帮助护士，加强护士素质、专业理论、业务技术的培训。

　　4. 具有严谨的工作作风和开拓创新的精神　树立质量、安全第一的意识，并把这种意识传播给每一个护理人员，使大家向着"一切为患者，为患者的一切"这个目标而努力。

　　5. 具有多谋善断、灵活应变的思维　护士长作为最基层的管理者，在科室的动态运行中起领导、决策、指挥、监督等作用，护士长的管理素质直接影响着人、财、物、时间、

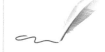

信息等资源的利用程度。因此，护士长只有具备高水准的管理能力，具有竞争意识、创新意识、经营意识、服务意识、质量意识、公关意识、集体意识等，才能适应现代的管理工作。

6. 具备良好的综合文化修养及专科业务能力 作为合格的护士长，不但需要具备扎实的专业知识和管理知识，还应不断拓宽知识面，学习广博的人文社会知识，学习护理政策与法规、外语、计算机、人际沟通与交往，不断学习先进的护理理论和理念，了解本专业的新进展，善于学习掌握应用于临床的一系列新的检查诊断、治疗和护理方法及新设备、新技术的应用，并带领全科加强护理新理论、新知识新技术的学习。

7. 具有健康的心理和身体素质 护理管理者承担着护理质量的管理、患者的管理、物品的管理以及科室经济收支管理等工作，同时还扮演着领导者、联络者、调配者、计划者等诸多角色，这就要求护理管理者要具备健康的身体、旺盛的精力和良好的心态。

第三节　社区护理质量管理

扫码"学一学"

社区护理质量管理是根据社区工作的特点，应用质量管理的方法和工具，一切从护理对象的需要出发，进行社区护理工作环节和结果管理的过程。它是社区护理管理的核心，是管理职能的最终表现形式。

一、社区护理质量管理的内容

护理质量直接关系到患者的生命和健康，因此加强护理质量管理，使患者满意，是护理管理的中心任务。社区护理在内容上与医院护理有很多相似之处，如输液、注射等，但也有较多的不同之处，所以在日常的护理工作中，要增加以下服务内容。

（一）实施家庭访视，为重点人群提供保健服务

社区护士通过家庭访视，为老年人、产妇、新生儿等重点人群提供保健服务，根据其需求提供基础护理及健康指导，如指导母乳喂养、家居环境评估等，并对家庭成员开展健康教育和生活技能指导，为居民提供便捷服务。

（二）做好心理护理和健康宣教

社区护理的服务对象中一大部分为慢性病患者或老年患者，他们既患有躯体疾患，心理上也有因疾病的影响而产生焦虑、抑郁的情绪，故要求社区护士为其做好心理的护理。同时对他们进行健康宣教，纠正不良的生活方式，以减少并发症的发生。

二、社区护理质量管理的方法

（一）PDCA 循环管理法

从表面质量管理中反映质量管理客观规律和运用反馈原理的系统工作方法，由计划、执行、检查、处理四个阶段组成。

（二）标准化管理

以标准化原理为指导，把标准化贯穿于管理全过程，以增进系统的整体效能为宗旨，以提高工作质量与工作效率为根本目的的一种科学管理方法。坚持质量标准的科学性、先进性、合理性、实用性，一切从护理对象的利益出发，贯彻预防为主的原则，保证质量标准的严肃性和相对稳定性。

三、社区护理质量考核评价及改进

（一）完善社区护理质量评价考核标准

根据 2002 年原卫生部关于《社区护理管理的指导意见》精神，社区护理工作的考核与监督内容可包括以下几个方面。

1. 居民对护理服务满意率。

2. 居民对护理服务投诉率。

3. 社区护理差错、事故发生率。

4. 社区护理服务覆盖率。

5. 空巢老年慢性患者访视、护理率。

6. 家庭护理病历建档率，护理计划（含评估、诊断/问题、措施、效果评价）与患者实际符合率。

7. 社区护士培训率。

（二）健全社区护理质量管理评价体系

健全社区三级护理质控网络，即院护理质量管理委员会—社区护理质量管理小组—社区各护理单元或下设站点护理质量管理自控小组。社区卫生服务中心各护理单元质控小组每周对照标准进行自查，每月分析产生护理问题的原因落实整改；社区护理质控管理小组每月对各科护理质量督导检查，对上月查出的护理问题跟踪整改情况，现场评分，检查结果与护士的绩效工资挂钩；医院护理质量管理委员会每季度对各社区医院护理质量管理小组的质控活动进行评价、分析和反馈，奖优罚劣，使护理工作步入科学化、制度化、规范化管理轨道。

本章小结

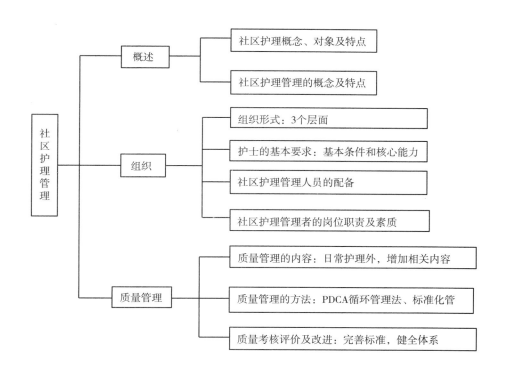

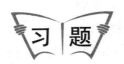

一、选择题

【A1/A2 型题】

1. 社区护士的基本条件不包括

    A. 具有国家护士执业资格　　　　B. 经过社区护士岗位培训

    C. 护士学校毕业者无需培训　　　　D. 独立从事家庭访视护理工作

    E. 具有在医疗机构从事临床护理工作 5 年以上的工作经历

2. 下列为社区卫生服务的重点人群，除外

    A. 慢性病患者　　　　B. 精神障碍者　　　　C. 老年人

    D. 慢性病照护者　　　　E. 儿童

3. 社区卫生服务的特点是

    A. 服务对象广泛　　　　B. 内容综合　　　　C. 提供全程服务

    D. 满足居民需求可及性　　　　E. 以上都是

4. 社区卫生服务以下描述不妥的有

    A. 预防疾病、促进健康　　　　B. 促进社区精神文明

    C. 为有效、经济的中基层服务　　　　D. 控制不合理增长的医疗费用

    E. 实现医学模式转变

5. 以下哪项不属于社区护士的职责范围

    A. 传染病疫区的消毒隔离　　B. 学校性健康教育　　C. 职业危险因素监测

    D. 临终关怀　　　　E. 重症患者监护

6. 下列除哪项外，均是社区护士担当的角色

    A. 照顾者　　　　B. 组织者　　　　C. 领导者

    D. 观察者　　　　E. 协调与合作者

7. 下列对社区卫生服务的描述中，正确的是

    A. 社区卫生服务的对象是社区中的换帮你人群

    B. 社区卫生服务的地点是社区医院

    C. 社区卫生服务提供的时间，应适应居民的需求

    D. 当居民的健康问题得到解决后，社区卫生服务即可停止

    E. 社区卫生服务的内容是对居民进行即可教育

8. 我国目前社区护理组织单位不包括

    A. 社区　　　　B. 家庭　　　　C. 个体

    D. 医院　　　　E. 农村

9. 有关社区护理的特点以下描述不妥的是

    A. 以患者为中心　　B. 独立性、自主性较高　　C. 是综合性的服务

    D. 以健康为中心　　　　E. 具长期性、可及性

10. 以下有关社区特征描述不妥的是

A. 社区是由人群组成的　　　　　　B. 社区具有一定的区域性特征

C. 社区具有共同的目标、需要和问题　D. 社区具有特定的文化特征

E. 社区没有其特有的服务系统

11. 构成社区的最基本要素包括

A. 人群和地域　　　　　B. 生活服务设施　　　　C. 文化背景

D. 生活方式　　　　　　E. 生活制度和管理机构

12. 社区卫生服务的主要内容不包括

A. 老年人的保健服务　　　　　　B. 慢性病患者的基本医疗服务

C. 疑难病患者的诊疗服务　　　　D. 急、危重患者的转诊服务

E. 儿童的保健服务

13. 社区护理的目的不包括

A. 促进健康　　　　　　B. 预防疾病　　　　　　C. 维持健康

D. 治疗各种疾病　　　　E. 提高社区人群的健康水平

14. 社区护理体现在不包括

A. 启发及培养居民的保健意识

B. 协助居民对疾病进行早期发现和早期治疗

C. 督促和指导居民形成健康的生活方式

D. 协助居民学会如何应对和处理疾病及健康问题

E. 营造支援健康的环境

15. 社区护士进行社区护理工作应遵循的准则不包括

A. 忠诚护理事业，全心全意为维护社区人群的健康服务

B. 树立高尚的精神境界和信念，把社区居民的利益放在首位

C. 全面履行社区护理工作者的责任和义务

D. 尊重社区人群的生命、权利和尊严

E. 泄露服务对象的隐私

16. 社区护理对象按人的健康程度分类不包括

A. 健康人群　　　　　　B. 亚健康人群　　　　　C. 重点人群

D. 高危人群　　　　　　E. 弱势人群

17. 社区护理管理人员不需要满足下列哪种要求

A. 严格执行各项规章制度和岗位职责　B. 满足患者的需要

C. 树立良好的护理专业价值观　　　　D. 满足护士群体利益的需要

E. 提高社区经济效益

18. 下列哪项人群属于社区患者群

A. 吸烟的人　　　　　　B. 急性发病患者　　　　C. 急、危重患者

D. 恢复期患者　　　　　E. 病危患者

19. 关于社区护理，下列说法不正确的是

A. 包括预防、保健和促进健康三个方面的内容

B. 局限于某一特别的年龄群或某一疾病

C. 跨越不同年龄与疾病种类

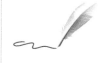

D. 提供连续的、动态的、全科性质的服务

E. 奉行社会公益原则，让人人有机会得到健康照顾

20. 以下哪项不是社区护理质量管理的考核内容

A. 社区护理差错、事故发生率

B. 社区护理服务覆盖率

C. 专科护士培训率

D. 空巢老年慢性患者访视、护理率

E. 家庭护理病历建档率

二、思考题

某社区近期儿童手足口病高发，当地社区社区服务中心护理部立即组织社区护士进行了家庭访视和开展健康宣教。

请问：1. 这体现了社区卫生服务的什么特点？

2. 最终的护理质量该如何管理和评价？

（何曙芝　姚正娟）

实　训

实训一　护理教学查房

一、学习任务

学会临床护理查房的组织方法及实施步骤。

二、学习目标

1. 知识目标　掌握护理查房的目的和流程。

2. 技能目标　根据护理查房步骤，能够初步组织教学查房。

3. 情感目标　初步具有缜密严谨的临床思维。

三、情境体验

时间	2017 年 1 月	地点	产科示教室	主持人	缪护士长
患者姓名	李 *	性别	女	年龄（岁）	21 岁
住院号	123456	入院诊断	G_1P_0 孕 35^{+2} 周待产 LOA；重度子痫前期		
病历类型	疑难　√危重　重大手术前后　死亡　（在相应选项前划√）				
责任组护士	李护士、王护士、周护士	多学科（护理专家）	钱医师（产科主治医师）、孙护士（内科主任护师）		
参加人员	产科病区护士共 34 人				
主要流程： 1. 责任护士简述病情经过。（示教室） 2. 责任护士汇报孕妇存在的护理问题。（示教室） 3. 讨论重度子痫前期的护理要点；硫酸镁用药的注意事项。（示教室） 4. 进入病房为孕妇查体（责任护士演示）。（病房） 5. 指导孕妇卧床期间肢体功能锻炼（责任护士演示）。（病房） 6. 讨论。（示教室） 7. 专家点评。（示教室）					

相关知识：

1. 护理查房的定义　护理查房是检查护理质量、落实规章制度、提高护理质量及护理人员业务水平的重要举措，其内容包括基础护理的落实情况、专科疾病护理内容、心理护理、技术操作、护理制度的落实。

2. 护理查房的目的及作用　护理查房是护理管理中评价护理程序实施效果，了解护士工作性质的一种最基本、最常用、最主要的方法，其本身是护理管理系统中的一个子系统，随着医学科学的发展，护理学研究范围越来越大，临床护理所面临的难题亦愈来愈多，因此开展临床护理查房非常必要。

3. 查房流程

（1）主持人说明查房目的。

（2）责任护士报告患者情况，重点说明患者现存的护理问题、采取的护理措施，达到的护理效果及尚需解决的护理问题。

（3）护理体检　责任护士根据护理病历记录情况询问患者并进行护理体检。

（4）评价与指导　主持人依据获取的资料，如患者护理问题、护理措施落实情况等相

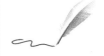

关问题组织护士进行讨论，作出评价。

四、能力拓展

请收集临床病例，小组讨论组织实施教学查房。

（张玉红）

实训二　护理质量缺陷案例分析

一、学习任务

分析护理不良事件，提高护理安全管理意识，掌握防范护理不良事件的有效措施。

二、学习目标

1. 知识目标　掌握临床护理不良事件的常见原因及防范措施。

2. 技能目标　初步学会临床护理不良事件的处理方法。

3. 情感目标　初步具有缜密严谨的临床思维。

三、情境体验

时间	2017 年 08 月 07		地点	骨科一病区		
患者资料	男，60 岁	诊断		肠梗阻	护理级别	一级护理
责任护士基本情况	N3 级护士，从事护理工作 12 年，初始学历中专					
事件经过	2017 年 8 月 7 日上午 9：30 责任护士在进行输液治疗时，准备给 27 床输液，药物为生理盐水 100ml＋头孢呋辛钠 3.0g，刚将输液器接好拿在手上，这时 26 床对于拍背治疗有疑问，该护士直接携带 27 床的输液到 26 床床边进行解释，交谈过程中，思想不集中，一边和患者交谈一边将药液给 26 床输入，既未开放式询问患者姓名、也未核对腕带及未用平板电脑进行扫码，输液过程中途及操作完毕后未再次进行核对，导致责任护士自己未发现输液错误，几分钟后，主管医生到床边看患者时发现输液袋上姓名和患者不符合，发现输液错误，立即更换输液及输液器，并告知护士长，询问患者有无不适主诉，加强观察，做好解释及沟通工作，并上报护理不良事件					
主要问题	1. 作为工作多年的 N3 护士，在工作中思想麻痹大意，未严格执行护理核心制度——患者身份核查制度，未按输液平板电脑操作流程进行扫码，尤其在工作忙的情况下，放松了警惕，简化了流程 2. 该护士在工作流程上没有进行合理安排，对待输液治疗高危性操作时，警觉性不高，受外界干扰，才会直接导致错误的开始 3. 操作时思想不集中，一边交谈，一边操作，造成思维定式，是导致差错的主要原因					
事件处理	1. 事件发生后，护士长和责任护士本人进行沟通谈话再次强调严格执行三查七对的重要性，严格执行护理核心制度——患者身份核查制度，严格执行平板电脑使用流程，杜绝此类事件的再次发生 2. 对于输液、治疗等风险高操作时，应条理清晰，合理安排，专心进行					
反思	1. 如何杜绝不良事件？ 2. 护理不良事件发生后如何及时处理？					

四、能力拓展

事件经过：患者晚上双足泡脚后入睡，陪护人员夜间协助患者翻身时发现左足跟处出现水泡，报告当班护士，当班护士未给予处理，未与下班护士交接。晨发现破损，陪护告知白班责任护士，责任护士汇报护士长及医生，请整形烫伤科会诊：左足跟处约体表面积

0.5%大小范围表皮脱落，Ⅱ°烫伤创面，建议常规换药治疗。

  问题：1. 请分析该护理事件的原因是什么？

     2. 请列出改进措施。

     3. 请从护理管理学角度，说明哪些内容需要重点强化？

（张玉红）

附录

附录一　临床常用护理质量与护理安全量表

XX 医院患者跌倒预防及护理工具单

一、定义及相关概念

（一）跌倒

指住院患者在医疗机构任何场所，未预见性的倒于地面或倒于比初始位置更低的地方。可伴或不伴有外伤。所有无帮助及有帮助的跌倒均应包含在内，无论其由生理原因（如晕厥）或是环境原因（如地板较滑）造成。若患者是从一张较低的床上滚落至垫子（地面）上也应视其为跌倒。

（二）跌倒伤害

指患者跌倒后造成不同程度的伤害甚至死亡。跌倒对患者造成的影响，根据美国美国国家护理质量指标数据库（NDNQI）做出的分级定义如下。

1. 无　没有伤害。

2. 严重度 1 级（轻度）　不需或只需稍微治疗与观察之伤害程度，如擦伤、挫伤、不需要缝合之皮肤小撕裂伤等。

3. 严重度 2 级（中度）　需要冰敷、包扎、缝合或夹板等医疗或护理处置观察伤害程度，如扭伤、大或深的撕裂伤、皮肤撕破或小挫伤等。

4. 严重度 3 级（重度）　需要医疗处置及会诊其伤害程度，如骨折、意识丧失、精神或身体状态改变等。

5. 死亡　患者因跌倒产生的持续性损伤而最终致死。

二、评估工具及风险分级

（一）青少年、成人使用《Morse 跌倒风险评估量表》

项目	评价标准	
近 3 个月有无跌倒	无：0	有：25
多于一个疾病诊断	无：0	有：15
步行需要帮助	否：0	轮椅、平车：0
	拐杖、助行器、手杖：15	
接受静脉输液治疗	否：0	是：20
步态/移动	正常/卧床/轮椅：0	
	乏力：10	
	损伤步态：20	
精神状态	认知能力正常：0	
	认知能力受损：15	

风险级别

项目	分值	干预措施
无风险	0~24	基础护理
低风险	25~44	跌倒标准预防性干预
高风险	45 或以上	跌倒高风险预防性干预

说明：中深度镇静及手术后（局麻除外）的麻醉过程及复苏后 6 小时、产妇产后 24 小时内、步态不稳、肢体无力、晚期妊娠、重度贫血、视物不清、意识障碍、头晕、眩晕、精神状态差自动列入高风险患者。

各变量评分说明如下。

1. 近 3 个月有无跌倒　患者在本次住院期间或近 3 个月出现过跌倒事件，评 25 分。如果没有，评 0 分，若因撞击等外部力量导致的跌倒不属于跌倒史。

2. 多于一个疾病诊断　患者病案中有两项或更多医学诊断（两个及以上不同系统的疾病诊断）评 15 分，只有一项评 0 分。

3. 使用行走辅助用具　患者行走时不需要使用任何辅助设备（由护士/陪护协助行走不视为使用辅助设备），或患者活动时都使用轮椅，或完全卧床不起，评 0 分。患者行走时使用拐杖、助行器、手杖，评 15 分。患者在行走时依扶在家具上，评 30 分。

4. 静脉输液　患者使用任何静脉治疗设备或者留置静脉通路（留置针、PICC、CVC、输液港等）评 20 分，如无评 0 分。

5. 步态　正常、卧床不能移动评 0 分。虚弱无力，患者年龄 ≥65 岁，乏力、弓背、步幅短，可能出现步态凌乱评 10 分。功能障碍，患者可能出现站立困难、平衡差、无法独立行走评 20 分。

6. 精神状态　患者表现为意识障碍、躁动不安、沟通障碍、睡眠障碍或是非常自信，高估了自己的能力，忘记了自己的局限性，评 15 分。患者能对自己的行走能力进行正确评估就是"正常"，评 0 分。

7. 评分和风险级别　对各变量评分，计算总分，并记录。然后确定患者的风险级别和建议的干预措施（如不需干预、标准预防措施、高风险预防措施）。

低风险跌倒标准预防性干预措施

1	保持病区地面清洁干燥，告知卫生间防滑措施（淋浴时有人陪伴），鼓励使用卫生间扶手
2	提供足够的照明，夜晚开地灯，及时清除病房、床旁、通道及卫生间障碍
3	教会患者/家属使用床头灯及呼叫器，放于可及处
4	病床高度合适，将日常物品放于患者易取处
5	患者活动时有人陪伴，指导患者渐进坐起、渐进下床的方法
6	穿舒适的鞋及衣裤，为患者提供步态技巧指导
7	应用平车、轮椅时使用护栏及安全带
8	锁定病床、轮椅、担架床和坐便椅
9	向患者和家属提供跌倒预防宣教，评估并记录患者和家属对宣教的接受情况

高风险跌倒预防性干预措施

1	执行基础护理及跌倒标准预防性干预措施
2	在床头、腕带上做明显标记
3	尽量将患者安置距离护士站较近病房，加强对患者夜间巡视
4	通知医生患者的高危情况并进行有针对性的治疗
5	将两侧床栏全部抬起，在患者下床活动需要协助时要呼叫求助
6	如患者神志障碍，必要时限制患者活动，适当约束，家属参与照护
7	加强营养，定期协助患者排尿、排便

（二）儿童（≤14 岁）使用《Humpty Dumpty 跌倒风险评估量表》

	4 分	3 分	2 分	1 分
年龄	>6 个月，<3 岁	≥3 岁，<7 岁	≥7 岁，<13 岁	≤6 月或≥13 岁
性别			男	女
诊断	神经系统诊断	氧合功能改变	心理/行为疾病	其他诊断
环境	有跌倒史	<3 岁有辅助装置	≥3 岁卧床	门诊患儿
手术麻醉		在 24 小时内	在 48 小时内	超过 48 小时或没有
药物		使用下列 2 个或更多的药物：镇静剂、安眠药、巴比妥酸盐、吩噻嗪类、抗抑郁剂、泻药/利尿剂、毒品	以上所列药物中的一种	其他药物或没有
认知		认知受损，完全无防跌倒意识	认知受损，但有防跌倒意识	认知能力正常

风险级别

风险级别	量表得分	干预措施
低风险	7～11 分	患儿跌倒标准预防性干预
高风险	≥12 分	患儿跌倒高风险预防性干预

各变量评分说明如下。

1. 年龄 <3 岁（不满 3 周岁）评 4 分；3 岁以上（不满 7 周岁）评 3 分；7 岁以上（不满 13 周岁）评 2 分；≤6 月或≥13 岁，评 1 分。

2. 性别 男性评 2 分，女性评 1 分。

3. 诊断

（1）神经系统诊断 惊厥、癫痫、病毒性脑炎、化脓性脑炎、脑性瘫痪、急性感染性多发性神经根炎等。

（2）氧合功能改变 指有肺炎、支气管炎、喘憋、脱水、贫血、厌食、晕厥、头晕等。

（3）心理/行为障碍 指儿童多动症、学校技能发育障碍（阅读障碍、运动技能发育障碍、计算技能发育障碍）、儿童孤独症、学校恐惧症、神经性厌食与贪食、抽动障碍等。

4. 环境 患儿既往/本次住院出现过跌倒事件，评 4 分；<3 岁，有辅助装置如睡在有护栏的婴儿床内评 3 分；≥3 岁，卧床，评 2 分；门诊患儿评 1 分。

5. 手术麻醉/镇静剂反应 在 24 小时内评 3 分；在 48 小时内评 2 分；超过 48 小时或

没有，指超过 48 小时或手术后无任何麻醉反应评 1 分。

6. 药物　应用水合氯醛、鲁米那钠、降压药、利尿剂、泻药（如开塞露、灌肠等），其中的两种以上药物评 3 分；使用上述一种药物评 2 分；应用其他药物或没有使用上述药物评 1 分。

7. 认知　认知受损，完全无防跌倒意识评 3 分；认知受损，但有防跌倒意识评 2 分；认知能力正常评 1 分。

患儿低风险跌倒标准预防性干预措施

1	保持病区地面清洁干燥，告知卫生间防滑措施（淋浴时有人陪伴），鼓励使用卫生间扶手
2	提供足够的照明，夜晚开地灯，及时清除病房、床旁、通道及卫生间障碍
3	教会患儿/家属使用床头灯及呼叫器，放于可及处
4	病床高度合适，使用床栏，将日常物品放于患儿易取处
5	专人（家长或监护人）陪住，患儿活动时有人陪伴
6	穿舒适的防滑鞋及衣裤
7	应用平车、轮椅时使用护栏及安全带
8	锁定病床、轮椅、担架床和坐便椅
9	评估患儿排便排尿需求，必要时提供帮助
10	向患儿和家属提供跌倒坠床预防宣教，评估并记录患儿和家属对宣教的接受情况

患儿高风险跌倒/坠床预防性干预措施

1	执行基础护理及患儿跌倒/坠床标准预防性干预措施
2	在床头、腕带上做明显标记
3	尽量将患儿安置距离护士站较近病房，加强对患儿夜间巡视
4	通知医生患儿的高危情况并进行有针对性的治疗
5	将两侧床栏全部抬起，在患儿下床活动时家长或监护人照护
6	必要时限制患儿活动，适当约束，家长或监护人参与照护
7	如家长或监护人要离开，要求家长必须通知护士，护士负责照护，直到家长或者监护人回来
8	对遵医行为依从性差者，做好护理记录，严格交接班

三、评估时机

（一）首次评估

患者入院后 2 小时内完成评估，如遇急症手术等特殊情况，术后及时完成评估。

（二）再次评估

评估为高风险患者需每日白班进行再评估。无风险、低风险成人患者每周进行 1 次再评估（原则上每周二评估）。有以下情况者需要再次评估。

（1）病情变化，如手术前后、疼痛、意识、活动、自我照护能力等改变时。

（2）使用影响意识、活动、易导致跌倒的药物，如抗胆碱药、抗高血压药、镇静催眠药、抗癫痫药、缓泻药、利尿脱水药、降糖药、抗过敏反应药、阿片类止痛药、抗抑郁药、抗精神病药、眼药水时。

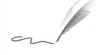

（3）转病区后。

（4）发生跌倒事件后。

（5）特殊检查治疗后。

（6）自动列为高风险患者/患儿解除后。

四、预防护理措施

（一）警示标识

评估高风险患者应在床边或其他醒目位置放置防跌倒警示标识。

（二）环境

光线充足，提供足够的照明，夜晚开地灯；走廊及卫生间安装扶手；及时清除病房、床旁、通道及卫生间障碍，保持通道畅通；如遇雨雪天气地面湿滑，各出入口放置防滑垫，保洁人员及时清扫地面水渍；保持病区地面清洁干燥，告知卫生间防滑措施（淋浴时有人陪伴），鼓励使用卫生间扶手。

（三）设施

病床高度合适，患儿应使用床栏，将日常物品放于患者/患儿易取处；教会患者/患儿/家属使用床头灯及呼叫器，放于可及处，及时回应患者的呼叫；所有带轮子的床、轮椅、平车都要有锁定装置，使用前应检查锁定装置功能是否正常，患者坐轮椅时要使用安全带；转运时必须拉起床栏或平车护栏，系好安全带。

（四）患者及家属教育

门诊区域、病区走廊、卫生间张贴预防跌倒标识及温馨提示；专人（家长或监护人）陪住，活动时有人陪伴，指导患者渐进坐起、渐进下床、上下轮椅的方法；穿舒适的防滑鞋及衣裤，为患者提供步态技巧指导；教育患者需要任何协助时，主动寻求工作人员的帮助，如厕时有紧急情况，按厕所内的紧急呼叫按钮呼叫工作人员；教育患者行走时出现头晕、双眼发黑、下肢无力、步态不稳等情况时，立即原地坐（蹲）下或靠墙，呼叫工作人员帮助；教育家属看护儿童，勿在通道上跑动或在候诊椅上过度玩耍；教育家属扶好孕妇、老人，注意周围环境及走动的人群，避免碰撞跌倒。

（五）高风险患者预防性干预措施

加强对患者/患儿夜间巡视；通知医生患者/患儿的高危情况并进行有针对性的治疗；将两侧床栏全部抬起，在患者/患儿下床活动时家长或监护人照护，需要协助时要呼叫求助；如患者神志障碍，必要时限制患者活动，适当约束，家属参与照护；加强营养，定期协助患者排尿、排便；如家长或监护人要离开，要求家长必须通知护士，在家长及监护人外出期间由护士负责照护。

患者生活自理能力评定工具单

ADL 评分（Barthel 指数）

序号	ADL 项目	完全独立	需部分帮助	需极大帮助	完全依赖
1	进食	10	5	0	—
2	洗澡	5	0	—	—

序号	ADL 项目	完全独立	需部分帮助	需极大帮助	完全依赖
3	修饰	5	0	—	—
4	穿衣	10	5	0	—
5	控制大便	10	5	0	—
6	控制小便	10	5	0	—
7	上厕所	10	5	0	—
8	床椅转移	15	10	5	0
9	行走	15	10	5	0
10	上下楼梯	10	5	0	—

Barthel 指数总分 _____
根据患者实际情况在每个相应的得分上划"√"

自理能力分级

自理能力等级	等级划分标准	需要照护程度
重度依赖	总分≤40 分	全部需要他人照护
中度依赖	总分41～60 分	大部需他人照护
轻度依赖	总分61～99 分	少部分需他人照护
无需依赖	100 分	无需他人照护

Barthel 指数评定细则

1. 进食　用合适的餐具由容器送到口中，包括用筷子（勺子或叉子）取食物、对碗（碟）的把持及咀嚼、吞咽等过程。

10 分：可独立进食

5 分：需部分帮助

0 分：需极大帮助或完全依赖他人或留置胃管

2. 洗澡

5 分：准备好洗澡水后，可独立完成洗澡过程

0 分：在洗澡过程中需他人帮助

3. 修饰　包括洗脸、刷牙、梳头、刮脸等。

5 分：可独立完成

0 分：需他人帮助

4. 穿衣　包括穿（脱）衣服、系扣子、拉拉链、穿（脱）鞋袜、系鞋带等。

10 分：可独立完成

5 分：需部分帮助

0 分：需极大帮助或完全依赖他人

5. 控制大便

10 分：可控制大便

5 分：偶尔失控，或需他人提示

0 分：完全失控

6. 控制小便

10 分：可控制小便

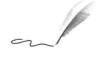

5 分：偶尔失控，或需他人提示

0 分：完全失控或留置导尿管

7. 如厕　包括去厕所、解开衣裤、擦净、整理衣裤、冲水等过程。

10 分：可独立完成

5 分：需部分帮助

0 分：需极大帮助或完全依赖他人

8. 床椅转移

15 分：可独立完成

10 分：需部分帮助

5 分：需极大帮助

0 分：完全依赖他人

9. 平地行走

15 分：可独立在平地上行走 45m

10 分：需部分帮助

5 分：需极大帮助

0 分：完全依赖他人

10. 上下楼梯

10 分：可独立上下楼梯

5 分：需部分帮助

0 分：需极大帮助或完全依赖他人

XX 医院临床护理质量与安全监测指标（试行）

基础监测指标（一）

项目	指标名称	适用范围	计算与评价	改善标准	备注
结构指标	护士配置	三级医院	计算方法： ①普通病房护士人数与开放床位数之比≥0.4∶1，每名护士平均负责的患者≤8 个 ②重症监护病房护士人数与开放床位数之比≥2.5～3∶1，护患比≥2.5～3∶1 ③新生儿病室护士人数与实际开放床位之比≥0.6∶1，新生儿监护病房护患比≥1.5～1.8∶1 ④手术室护士人数与手术间数量之比≥3∶1 评价方法：护理部汇总分析	逐步优化	1.《三级综合医院评审标准与评审细则（2011 版）》：第一章，1.1.1.1 条款；第四章，4.5.8.2 条款，4.9.1.1.2 条款；第五章，5.2.3.1 条款，5.5.1.2.1 条款，5.5.3.2.1 条款 2.《中华人民共和国护士管理条例》第四章，第二十条 3.《中国护理事业发展规划纲（2011～2015 年）》 4.《2012 年推广优质护理服务工作方案》

项目	指标名称	适用范围	计算与评价	改善标准	备注
结构指标	护士在本单位的执业注册率（%）	所有医院	计算方法： 在医院执业的护士均需取得执业资格，在本单位的执业注册率100% 评价方法：科室监管，护理部汇总分析	比率上升	1. 三级综合医院评审标准与评审细则（2011 版）第六章，6.1.3.1 条款 2.《中华人民共和国护士管理条例》第四章，第二十一条
	在岗人员参加"三基"培训覆盖率、考核合格率（%）	所有护理单元	1. 计算方法： 在岗人员参加"三基"培训覆盖率（%）× $\frac{单位时间护理在岗人员参加"三基"培训人数}{同一单位时间在岗护士总人数}$ ×100% 在岗人员参加"三基"培训考核合格率（%）= $\frac{单位时间护理在岗人员参加"三基"培训考核合格人数}{同一单位时间内护理在岗护士参加"三基"培训人数}$ ×100% 2. 评价方法：三级质控管理人员均进行监管，各家医院根据本医院的实际情况确定培训的频次、层次、内容与合格分数	比率上升	三级综合医院评审标准与评审细则（2011 版）：第四章，第2 节4.2.3.1 条款

基础监测指标（二）

项目	指标名称	适用范围	计算与评价	改善标准	备注
过程指标	高危患者入院时压疮风险评估符合率（%）	所有入院患者	1. 计算方法： 高危患者入院时压疮风险评估符合率（%）= $\frac{单位时间内检查入院高危患者压疮风险评估符合例数}{同一单位时间内查检的入院压疮高危患者总例数}$ ×100% 2. 评价方法：三级质控管理人员均进行监管，逐级上报，护理部汇总分析。护士按照本院相关制度规定的评估要求正确评估即视为"评估符合"	比率上升	《三级综合医院评审标准与评审细则（2011 版）》：第三章，第3 节3.8.1.1 条款
	高危患者入院时跌倒/坠床风险评估符合率（%）	所有入院患者	1. 计算方法： 高危患者入院时跌倒/坠床风险评估符合率（%）= $\frac{单位时间内查检入院高危患者跌倒/坠床风险评估符合例数}{同一单位时间查检的入院跌倒/坠床高危患者总例数}$ ×100% 2. 评价方法：三级质控管理人员均进行监管，逐级上报，护理部汇总分析。护士按本院相关制度规定的评估要求正确评估即视为"评估符合"	比率上升	1.《三级综合医院评审标准与评审细则（2011 版）》：第三章，第7 节3.7.1.1 条款 2.《美国医疗机构评审国际联合委员会医院评审标准（第三版）》：国际患者安全目标：目标6（减少患者跌倒所致伤害的风险）
	危重患者风险评估率（%）	所有住院危重患者	1. 计算方法： 危重患者风险评估率（%）= $\frac{单位时间内查检危重患者风险评估例数}{同一单位时间内查检的危重患者总例数}$ ×100% 2. 评价方法：三级质控管理人员均进行监管，逐级上报，护理部汇总分析。危重患者即医嘱"病危""病重"的患者	比率上升	1.《三级综合医院评审标准与评审细则（2011 版）》：第五章，第3 节5.3.4.2 条款 2.《美国医疗机构评审国际联合委员会医院评审标准（第三版）》：第一部分，第四章（患者的医疗护理）：COP.1，COP.2，COP.3.9 条款

项目	指标名称	适用范围	计算与评价	改善标准	备注
过程指标	医疗器械消毒灭菌合格率（%）	消毒供应室	1. 计算方法： 医疗器械消毒灭菌合格率（%）= $\dfrac{单位时间内查检医疗器械灭菌合格件数}{同一单位时间内查检的医疗器械消毒灭菌总件数}\times100\%$ 2. 评价方法：三级质控管理人员均进行监管，逐级上报，护理部汇总分析	比率上升	1.《三级综合医院评审标准与评审细则（2011版）》：第五章第5节，5.5.2所有条款 2.《中华人民共和国卫生行业标准：医院消毒供应中心管理规范》

基础监测指标（三）

项目	指标名称	适用范围	计算与评价	改善标准	备注
过程指标	患者身份识别正确率（%）	所有患者	1. 计算方法： 患者身份识别正确率（%）= $\dfrac{单位时间内查检患者身份识别正确例次}{同一单位时间内查检的患者总例次}\times100\%$ 2. 评价方法：三级质控管理人员均进行监管，逐级上报，护理部汇总分析。护士按照本院相关制度规定的身份识别方法及查对规范正确落实方可视为患者身份识别正确，一项不符合即视为"不正确"	比率上升	1. 三级综合医院评审标准与评审细则（2011版）：第三章，第1节所有条款 2.《美国医疗机构评审国际联合委员会医院评审标准》：国际患者安全目标，目标1（正确识别患者）
	重点环节交接落实率（%）	所有重点环节交接患者	1. 计算方法： 重点环节交接落实率（%）= $\dfrac{单位时间内查检患者重点环节交接落实例次}{同一单位时间内查检的患者重点环节交接总例次}\times100\%$ 2. 评价方法：三级质控管理人员均进行监管，逐级上报，护理部汇总分析。重点环节交接包括：手术患者交接、病房与病房/ICU间交接、急诊与病房交接、产房或手术室与病房的新生儿交接、病房与血透室交接等主要环节。护士按照本院相关制度规定的交接内容要求全面、正确落实，一项不符合即视为"未落实"	比率上升	1. 三级综合医院评审标准与评审细则（2011版）：第二章，第4节2.4.3.1条款 2.《美国医疗机构评审国际联合委员会医院评审标准》：第一章：医疗可及性及连续性
	仪器设备规范操作合格率（%）	所有护理单元	1. 计算方法： 仪器设备规范操作合格率（%） = $\dfrac{单位时间查检护士仪器设备操作合格例次}{同一单位时间查检的护士仪器设备操作总例次}\times100\%$ 2. 评价方法：三级质控管理人员均进行监管，逐级上报，护理部汇总分析。护士依据护理部、科室的相关操作规程完成，达合格线视为"操作合格"。（合格线不统一规定，各医院根据操作要求自行划分）	比率上升	1. 三级综合医院评审标准与评审细则（2011版）：第五章，第3节5.3.8.1条款
	急救物品完好率（%）	所有护理单元	1. 计算方法： 急救物品完好率（%） = $\dfrac{单位时间查检急救物品完好例次}{同一单位时间急救物品查检的总例次}\times100\%$ 2. 评价方法：三级质控管理人员均进行监管，逐级上报，护理部汇总分析。急救物品包括急救设备和抢救车/抢救箱内一般抢救物品。急救设备包括：心电图机、心电监护仪、心脏起搏/除颤仪、简易呼吸器、气管插管设备、呼吸机、负压吸引器、给氧设备、洗胃机、血液净化设备、一般急救搬动、转运器械、微量注射泵、各种基本手术器械、升降温设备等	比率上升	1.《三级综合医院评审标准与评审细则（2011版）》：第四章，第8节4.8.5.1条款 2.《急诊科建设与管理指南》第四章，第二十七条及附件1 3.《重症医学科建设与管理指南（试行）》附件1：重症医学科基本设备

基础监测指标（四）

项目	指标名称	适用范围	计算与评价	改善标准	备注
结果指标	患者满意度（%）	出院患者	评价方法：护理部调查，或依据本院现行的方式进行调查	满意度上升	1.《医院实施优质护理服务工作标准》 2.《2012年推广优质护理服务工作方案》 3.《美国医疗机构评审国际联合委员会医院评审标准》：第二部分，第八章，QPS.3.16、QPS.3.17条款
	高危药物外渗的发生例次	所有患者	1. 计算方法：单位时间高危药物外渗发生的例次 2. 评价方法：日常监管与不良事件上报，护理部汇总分析。高危药物包括高渗药物、低渗药物、血管活性药物、细胞毒性药物、放射性药品等	数量下降	三级综合医院评审标准与评审细则（2011版）第三章，第5节，3.5.1.1条款，3.5.2.1条款
	住院患者压疮发生率（%）	所有住院患者	1. 计算方法：院内压疮发生率 = $\dfrac{\text{同期住院患者压疮新发病例数}}{\text{统计周期内住院患者总数}} \times 100\%$ 2. 评价方法：日常监管与不良事件上报，护理部汇总分析	比率下降	三级综合医院评审标准与评审细则（2011版）第七章第二节：住院患者医疗质量与安全监测指标表（表7-1 住院患者压疮发生率及严重程度）
	医院内跌倒/坠床发生率及伤害严重程度（%）	所有住院患者	1. 计算方法：住院患者跌倒发证率 = $\dfrac{\text{同期住院患者中发生跌倒例数}}{\text{统计周期内住院患者总数}} \times 100\%$ 2. 评价方法：日常监管与不良事件上报，护理部汇总分析	比率下降	三级综合医院评审标准与评审细则（2011版）第七章第二节：住院患者医疗质量与安全监测指标（表7-2）
	护士执行用药医嘱错误例数	所有患者	1. 计算方法：单位时间内护士执行用药医嘱错误的发生例数 2. 评价方法：日常监管与不良事件上报，护理部汇总分析。护士执行用药医嘱错误是指护士在落实用药医嘱的整个过程中由于护理行为不规范所导致的用药差错	数量下降	1.《三级综合医院评审标准与评审细则（2011版）》：第四章，第15节4.15.3.3条款，第三章，第5节3.5.2.1条款 2.《美国医疗机构评审国际联合委员会医院评审标准（第三版）》：第一部分，第六章（药品管理和使用），MMU6.1条款

基础监测指标（五）

项目	指标名称	适用范围	计算与评价	改善标准	备注
结果指标	护士执行输血医嘱错误例数	输血治疗患者	1. 计算方法：单位时间内护士执行输血医嘱错误的发生例数 2. 评价方法：日常监管与不良事件上报，护理部汇总分析。护士执行输血医嘱错误是指护士在落实输血医嘱的整个过程中由于护理行为不规范所导致的输血差错	数量下降	1.《三级综合医院评审标准与评审细则（2011版）》：第四章，第19节，4.19.3所有条款 2.《医疗机构临床用血管理办法》中华人民共和国卫生部85号令

项目	指标名称	适用范围	计算与评价	改善标准	备注
结果指标	人工气道非计划性拔管发生率（‰）	所有置入人工气道患者	1. 计算方法： 危重患者人工气道非计划性拔管发生率（‰）= $\dfrac{\text{单位时间危重患者人工气道非计划性拔管发生例次}}{\text{同一单位时间危重患者使用人工气道总日数}} \times 1000‰$ 2. 评价方法：日常监管与不良事件上报，护理部汇总分析。非计划性拔管指导管意外脱落或未经医护人员同意，患者将插管拔除，也包括医护人员操作不当所致拔管	比率下降	《三级综合医院评审标准与评审细则（2011 版）》：第五章第 3 节 5.4.3.2 条款，第七章第四节：重症医学质量检测指标
	各类导管管路滑脱与再插管率	所有住院患者	1. 计算方法： 危重患者各类导管管路滑脱率（‰）= $\dfrac{\text{单位时间危重患者各类导管滑脱发生例次}}{\text{同一单位时间危重患者使用导管总日数}} \times 1000‰$ 再插管率（%）= $\dfrac{\text{单位时间内各类导管滑脱后再插管例次}}{\text{单位时间内导管滑脱总例次}}$ 2. 评价方法：日常监管与不良事件上报，护理部汇总分析。监测导管：除人工气道、吸氧管、浅静脉留置针之外的所有导管	比率下降	《三级综合医院评审标准与评审细则（2011 版）》：第五章第 3 节 5.4.3.2 条款，第七章第四节：重症医学质量检测指标

XX 科室抢救车定期检查登记表（2018 年）

	时间 名称 \ 数量									
第一层	阿托品 0.1mg×5									
	利多卡因 0.1g×5									
	盐酸肾上腺素 1mg×5									
	医用棉签									
	碘伏									
	砂轮									
	止血带									
	舌钳开口器									
	压舌板									
	血压表									
第二层										
	吸痰器									

续表

名称 \ 时间 数量							
吸氧装置							
手电筒							
呼吸气囊							
葡萄糖氯化钠 500 ×							
0.9% 氯化钠 500 ×							
输液器							
10ml 注射器 ×							
30ml 注射器 ×							
5ml 注射器 ×							
检查者签名							

（第三层为左侧纵向标注）

说明：该表每月检查一次。

XX 医院护理质量评价标准

第一部分：一级指标——护理组织管理（100 分）

二级指标	分值	三级指标	评价方法及扣分标准
组织体系	15	1. 有院长（或副院长）领导下的护理组织管理体系，逐步执行（护理部—科护士长—护士长）三级管理。（3 分） 2. 护理质量管理委员会人员组成合理，包括分管护理工作的副院长、各级护理管理人员、与护理工作密切相关的其他部门（如医务、门诊、院感、质量控制等部门）。每年至少召开 2 次工作会议。（4 分） 3. 护理管理体系有效运行，与相关科室人员及职能部门有联席会议或其他协调机制，逐步实现垂直管理。（3 分） 4. 各级护理管理岗位职责明确，有考核机制和标准，定期组织考核。（5 分）	现场查看护理部及相关部门资料，并访谈分管院领导、护理部主任、副主任，及相关科室负责人，了解工作落实情况 1. 每项工作部分落实扣 1 分，未落实不得分
目标管理	20	1. 有院、科两级护理管理目标。（4 分） 2. 健全护理质量评价指标及标准。（4 分） 3. 相关人员知晓上述内容并履行职责。（4 分） 4. 各级护理管理者负责落实护理管理目标并按标准实施护理管理。（4 分） 5. 护理部定期对护理管理目标及各项护理标准落实情况进行检查、评价、分析、反馈，有整改措施。（4 分）	现场查看护理部及相关部门资料，访谈分管院领导、护理部主任、副主任，科护士长、护士长，了解工作落实情况 1. 每项工作部分落实扣 1 分，未落实不得分。未体现持续改进扣 2 分

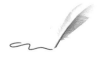

二级指标	分值	三级指标	评价方法及扣分标准
工作规划	15	1. 护理部有护理工作中长期规划、年度计划（质量、培训等），与医院总体规划和护理发展方向一致，中长期规划在年度计划中有体现。（3分） 2. 相关人员知晓规划、计划的主要内容。（3分） 3. 有效执行护理工作中长期规划及年度计划。（4分） 4. 护理部对计划落实情况有追踪分析与总结：至少每2年分析一次中长期规划落实情况；护理年度工作计划有总结并对完成和调整情况进行分析。（5分）	现场查看护理部资料，访谈相关人员 1. 规划、计划不科学、与医院总体规划不一致扣2分 2. 规划、计划未落实且无分析说明扣2分 3. 主管部门对规划落实未追踪、分析、总结，缺一项扣2分
优质护理	20	1. 有医院优质护理服务规划、目标及实施方案。（3分） 2. 有推进开展优质护理服务的保障制度和措施及考评激励机制。（4分） 3. 根据各专业特点，有细化的优质护理服务措施。（5分） 4. 定期听取患者及医护人员等多方意见和建议，持续改进优质护理服务。（4分） 5. 积极推进优质护理服务，逐步实现优质护理服务病房覆盖率100%。（4分）	查看护理部、科室资料，现场访谈护理管理者及科室医护人员、患者及家属了解工作落实情况 1. 无方案扣4分，保障措施不到位或未体现激励机制各扣2分 2. 医护人员、患者及家属不满意每人次扣0.5分 3. 优质护理病房覆盖率<50%扣4分，<100%扣2分
规章制度建设	30	1. 护理工作制度、岗位职责、工作流程及应急预案健全。（5分） 2. 护理工作制度修订遵循"试行—修改—批准—培训—执行"的程序，并有修订标识。（5分） 3. 定期对员工进行护理核心制度（分级护理、查对、交接班、安全输血等制度）、岗位职责、应急预案进行培训和考核，有记录。（5分） 4. 有护理常规和操作规范并及时修订，开展的新项目、新技术有相应的护理常规和操作规范或补充和完善原有常规和规范。（5分） 5. 护理单元对以上内容有自查、分析、反馈及整改措施。（5分） 6. 主管部门履行监管职责，至少每年检查一次并有分析、反馈，追踪与评价，持续改进。（5分）	现场查看护理部、科室资料，访谈相关人员，查看工作落实情况 1. 各项文件缺少一项扣1分 2. 新项目、新技术未及时补充护理常规或操作规范扣1分 3. 核心制度、岗位职责、应急预案培训与考核缺一项扣1分 4. 制度修订程序不规范扣1分 5. 护理部、护理单元缺乏动态管理各扣1分

第二部分：一级指标——护理人力资源管理（100分）

二级指标	分值	三级指标	评价方法及扣分标准
护士素质	10	1. 恪守职业道德规范，尊重患者，保护患者隐私。（2分） 2. 仪表端庄，举止行为规范，服务热情。（2分） 3. 严格遵守各项法律法规和规章制度。（2分） 4. 严格要求自己，工作认真仔细，作风严谨扎实，有"慎独"精神和强烈的责任感。（2分） 5. 熟练掌握基本理论、基本知识、基本技能，不断提高业务能力。（2分）	现场查看、访谈护士 1. 护士行为不符合要求一人次扣2分
护士资质管理	15	1. 护士依法执业，持证上岗。（2分） 2. 实施护理人员分层级管理并有实施方案（分层方案、进阶条件及标准）。（2分） 3. 有各层级护理人员资质审核规定与程序并有效落实。（2分） 4. 有统一管理的护理人员分层管理档案，至少包括护士基本信息、层级、晋阶考核资料、主管部门审核结果。（2分） 5. 护士层级与个人技术能力相符。（2分） 6. 特殊岗位（至少包括急诊、手术室、ICU、新生儿、血液净化、消毒供应等）护士需通过资质准入方可独立执业。（2分） 7. 护士资质准入内容至少包括准入培训及考核方案（包括理论、技能、专业素质等）、培训落实情况记录、考核成绩及主管部门审核结果。（2分） 8. 护理人员离岗3个月以上，返岗须有复岗培训及考核（培训内容至少包括离岗期间新增理论、技能、制度及各项管理要求等），考核合格后方可上岗。（1分）	查看护理部、科室资料，访谈护理管理人员及护士，询问工作落实情况，现场查看排班、护士执业资格证及技术档案 1. 未取得护士执业证人员独立值班每人次扣2分 2. 文件少一项扣1分 3. 无护士分层管理档案每人次扣2分，填写不全每处扣0.5分 4. 护士层级管理未体现个人技术能力扣2分 5. 资质准入不符合要求，每人次扣2分，无复岗考核每人次扣1分

续表

二级指标	分值	三级指标	评价方法及扣分标准
护士配置	10	1. 按照医院规模及收治患者的特点合理配置护理人力资源。(2分) 2. 临床一线护理人员占护理人员总数≥95%。(2分) 3. 普通病房护士人数与实际开放床位数之比≥0.4∶1，1名护士负责≤8名患者。(1.5分) 4. 重症监护病房护士人数与实际开放床位数之比≥2.5~3∶1。(1.5分) 5. 新生儿病室护士人数与实际开放床位之比≥0.6∶1，1名护理人员负责≤6名普通患儿或≤3名重症患儿。(1.5分) 6. 手术室护士人数与手术间数量之比≥3∶1。(1.5分)	查阅护理人力资源配置方案，随机抽查临床科室排班表及住院患者报表 1. 护士人力资源配置不能满足临床患者需要，每科室扣1分
护士排班与人力调配	10	1. 护理部、大科、护理单元有弹性人力资源调配实施方案。(1分) 2. 护理部根据收住患者特点、护理等级比例、床位使用率等实行弹性人力资源调配。(2分) 3. 护理单元按照能级对应原则，依据患者病情、护理级别及护士能力合理排班，满足患者需要。(2分) 4. 护士排班体现连续性、弹性，尽量减少交接班次数。(1分) 5. 护理部有紧急护理人力资源调配方案。(1分) 6. 有护理人员储备，可供紧急状态或特殊情况下调配使用，对储备人员有培训与考核。(2分) 7. 有紧急情况下人力资源调配演练并体现持续改进。(1分)	现场查看护理部人力调配方案、调配记录、调配护士名单、储备人员培训考核及使用情况等相关资料，并访谈护理管理人员及护士，了解工作落实情况 1. 无弹性人力资源调配实施方案扣1分 2. 护士排班未根据患者病情及护士能力，每人每次扣1分 3. 排班未体现连续性扣1分 4. 无护理人员储备扣2分，无紧急情况下人力资源调配演练记录扣1分，未体现持续改进扣0.5分
岗前培训	10	1. 对新入院的护士进行岗前培训，时间不少于40学时。(2分) 2. 制定"新护士岗前培训计划"，并组织。主要培训内容包括：医院护理概况、法规与理念教育、医院伦理与职业道德教育、护士职业行为规范、护理工作制度、护理安全管理及各岗职责、护理文书书写规范与质量标准、常用技术操作规程等。(5分) 3. 培训结束后，护理部组织进行理论及操作考核，合格后方可进入临床科室接受护士分层培训。(3分)	查看护理部、科室岗前培训计划、培训课时、课程及落实资料 1. 无岗前培训扣10分 2. 培训计划、培训及考核记录等资料，缺一项扣1分 3. 培训内容缺一项扣1分
护士分层培训	15	1. 建立并完善护理人员分层培训及考核制度。(1分) 2. 有与培训相适宜的培训师资、设施、设备及经费保障。(2分) 3. 护理部、各护理单元制定不同层级护士的培训与考核计划，护士培训与考核结合临床需求，充分体现不同专业、不同层级护理人员的特点。(4分) 4. 严格落实培训计划，定期组织业务学习、护理查房并有记录。(4分) 5. 严格落实考核计划，定期组织理论及专业技能考核，有记录。对考核不合格的人员进行再培训与考核，有记录。(4分)	查看护理部、科室资料，访谈护理管理人员及护士 1. 各项文件缺少一项扣1分 2. 培训与考核内容缺乏针对性扣1分，不能充分体现专业特点扣2分 3. 各项计划落实不到位一项扣1分 4. 对考试不合格人员未进行再培训和考核扣2分
管理者培训	5	1. 有护理管理岗位人员培训计划并组织实施。(2分) 2. 培训重点包括：现代管理理论在护理工作中的应用、护士人力资源管理、绩效考核、护理质量管理与持续改进、护理业务技术管理等。(3分)	查看护理部培训落实资料，访谈护理管理人员，了解培训落实情况 1. 未制定护理管理岗位人员培训计划扣1分，落实不到位扣1分 2. 培训内容与计划不符且未说明扣1分

二级指标	分值	三级指标	评价方法及扣分标准
专科护士培训	10	1. 根据医院功能及需要，依据卫健委《专科护理领域护士培训大纲》，制定专科护理人员培训方案和培养计划。（2分） 2. 有开展专科护理人员日常训练所需的师资、设备设施等资源保障。（3分） 3. 严格落实培训计划，对培训效果进行考核并有记录。（3分） 4. 对已经取得专科护士资质的人员有再培训（包括培训周期、时间、内容、护士层级）与考核的机制并落实。（2分）	现场查看护理部资料，访谈护理管理人员，了解培训落实情况 1. 未根据实际需要制定培训计划和方案扣1分 2. 所需的师资、设备设施等资源保障不到位扣1分 3. 再培训与考核的机制不健全扣1分，未落实扣1分
绩效考核	15	1. 有保障护理人员实行同工同酬，并享有相同的福利待遇和社会保险（医疗、养老、失业保险）的制度。（2分） 2. 有基于护理工作量、护理质量、患者满意度、护理难度、护理风险、劳动强度及技术要求的绩效考核方案。（2分） 3. 护士薪酬向临床一线和关键岗位倾斜，体现优劳优得，多劳多得，调动护理人员积极性。（5分） 4. 绩效考核方案制定应充分征求护理人员意见，全员知晓。（2分） 5. 绩效考核结果与评优、晋升、薪酬挂钩。（4分）	查阅医院护士工资、奖金情况一览表及护理部相关资料，访谈分管院长、人事处、护理部及护士，了解绩效考核工作落实情况 1. 无落实同工同酬相关制度扣2分 2. 绩效考核方案未体现工作量、工作质量、患者满意、护理技术难度等扣2分，未向临床一线和关键岗位倾斜扣2分，未与评优、晋升、薪酬挂钩扣2分

第三部分：一级指标——病区管理（100分）

二级指标	分值	三级指标	评价方法及扣分标准
环境质量	20	1. 病区整洁、安静，温湿度适宜。（2分） 2. 工作间物品分类放置，标识明显，管理有序。（2分） 3. 床单元物品配置齐全，传呼装置在正常状态，患者触手可及。（2分） 4. 有防滑、防烫伤、安全用氧等安全警示标识，地面干燥无积水。（3分） 5. 安全通道畅通无阻，应急灯功能良好。（2分） 6. 消防设施完好，定点放置，定期检查，人人掌握使用方法。（5分） 7. 家属和陪探人员管理有序。（2分） 8. 禁止吸烟，注意用电安全。（2分）	现场查看病区环境及各项安全警示标识情况，随机抽查医护人员消防设备操作或应急预案演练 1. 现场查看环境，一项不符合扣1分 2. 消防设施未处于备用状态一项扣2分，检查记录一项不符合要求扣1分 3. 随机抽查护士消防设备操作，操作不正确每人次扣2分。应急预案不完善扣1分
物品仪器设备管理	20	1. 病房内物品、仪器、设备账物相符，库存合理。（2分） 2. 所有仪器设备有操作流程牌标，护理人员均能掌握，熟练应用。（5分）（根据操作规程规定合格分数） 3. 性能良好的仪器设备悬挂"正常"标识，出现故障时悬挂"待修"标识并及时送修。（2分） 4. 物品及仪器设备用后及时清洁、消毒，物归原处。（2分） 5. 急救物品做到"五固定两及时"（定数量品种、定点放置、定人保管、定期消毒灭菌、定时检查维护；及时维修，及时请领报销废。）（3分） 6. 护理人员了解科室物品及仪器设备的保养方法，定期检查、保养，保证性能良好，处于应急备用状态。（2分） 7. 冰箱不存放非低温保存药品及私人用品。每日至少监测温度一次并有记录，发现温度异常及时维修。（2分） 8. 护士长对物品、仪器、设备管理情况定期检查（至少每月1次）并有签名。（2分）	现场查看病区仪器设备，抽查仪器设备性能。抽考护理人员仪器设备操作 1. 物品、仪器、设备未处于备用状态一处扣2分 2. 仪器、设备未按照规范标识、保养、检查每项扣1分 3. 急救物品及仪器设备管理，一项不符合要求扣1分 4. 冰箱内存放非低温保存物品及私人物品扣2分，冰箱监测记录一项不符合要求扣1分 5. 抽考护士对仪器、设备的操作，1人次不合格扣1分

续表

二级指标	分值	三级指标	评价方法及扣分标准
药品管理	20	1. 根据科室情况可备用一定备用药品，备用药品保存一定基数，有备案表。（2分） 2. 根据药品种类、性质分别放置，定数量、定位置，标签清晰。（3分） 3. 建立登记本，班班交接并签名。（2分） 4. 抢救备用药品应摆放于抢救车（箱）内。（1分） 5. 需要低温保存的药品应置于冰箱中的冷藏层（2℃～8℃）。（1分） 6. 严格执行麻醉药品、精神药品、放射性药品、医疗用毒性药品及药品类易制毒化学品等特殊药品的使用管理制度，存放区域、标识及贮存方法符合规定。（2分） 7. 高浓度电解质、化疗药物等特殊药品有标识，贮存方法正确。（2分） 8. 对包装相似、听似、看似药品，一品多规或多剂型药物的存放应有明晰的"警示标识"。（2分） 9. 每月检查备用药品的有效期，做好记录，近效期药品有明显标识。（1分） 10. 对药品的取放有明确规定，遵循近效期先用原则。（2分） 11. 过期药品由护士长确认后，交药剂科统一销毁，各护理单元不得自行销毁。（2分）	实地查看治疗室、冰箱、抢救车内药品管理。提问护士安全用药相关知识 1. 各种药品交接、存放、标识一项不符合要求扣1分 2. 护士对使用麻、精、放、毒的注意事项回答不全面，一项扣1分 3. 高浓度电解质、化疗药物等特殊药品、包装相似、听似、看似药品，一品多规或多剂型的药品无"警示标识"，一处扣1分 4. 有关药品效期使用原则、标识及检查记录，一项不符合要求扣1分 5. 过期药品处理方法不符合要求扣1分
抢救车/箱管理	10	1. 抢救车（抢救箱）定点放置，专人/专班管理。（2分） 2. 抢救车分区合理，物品、药品分类放置，有示意图。（2分） 3. 抢救车内药品、物品取用后及时（2小时内）补充，确保处于备用状态，近效期药品有标识，禁止过期。（2分） 4. 抢救车每月全面检查一次并有记录。（2分） 5. 采用封条管理时，应注明封存时间及两名核对者签名，班班交接封条的完好性，每月由两名护士对抢救车全面检查一次并有记录，抢救车内药品或物品使用后，及时整理补充封存。（2分）	实地检查抢救车、交接和使用记录 1. 未定点放置扣1分，无专人管理扣1分，无示意图扣1分，无记录扣1分 2. 封条黏贴和标记不符合要求扣0.5分 3. 近效期药品未做标识扣1分，有过期药品或物品扣2分，使用未记录扣1分，补充不及时扣1分 4. 其他一项不符合要求扣1分
消毒隔离	30	1. 有消毒 隔离制度与相关规范要求。（2分） 2. 清洁区、污染区分区合理、明确，标识清楚。（2分） 3. 按要求进行物体表面及空气消毒。（2分） 4. 实施标准预防，根据疾病传播途径采取相应隔离措施。（3分） 5. 手卫生设备和设施配置有效、齐全、使用便捷。有手卫生相关要求（手清洁、手消毒、外科洗手操作规程等）的宣教、图示。（3分） 6. 护士严格执行手卫生规范，洗手方法正确。（3分） 7. 无菌物品专柜储存，离地面20cm及以上，距天花板50cm以上，距墙壁5cm以上。（2分） 8. 无菌物品按照灭菌日期摆放，遵循近效期先用原则，定期检查，无过期失效。（2分） 9. 无菌物品开启时注明开启时间，保存方法符合要求并在有效期内使用。（2分） 10. 一次性无菌医疗用品不得重复使用，用后按医疗垃圾分类处理。（2分） 11. 可重复使用的医疗用品定期更换，用后消毒灭菌，微生物检测符合要求。（3分） 12. 工作人员掌握消毒液的浓度、配制方法与使用方法。按要求监测消毒液浓度。（2分） 13. 生活、医疗垃圾分类收集处理。特殊感染的垃圾用双层黄色垃圾袋严密封闭，标识清楚，严格执行转运交接登记。（2分）	现场查看治疗室、换药室、处置室、病室，提问医护人员消毒隔离知识掌握情况 1. 制度、规范，每缺一项1分 2. 分区设计不合理扣1分 3. 隔离措施防护不到位，扣1分 4. 无菌物品放置不符合规范和标准扣2分 5. 各种洗手设备及配套设施，每缺一项扣1分 6. 工作人员洗手方法不正确每人次扣1分 7. 无菌物品存放不符合要求扣1分。有过期物品扣2分 8. 一次性无菌医疗用品使用及医疗垃圾分类处理情况违反规定扣2分 9. 工作人员对消毒液使用相关知识回答不全扣1分 10. 查看垃圾分类及交接记录，一处不符合规定要求扣0.5分

第四部分：一级指标——临床护理质量管理（100分）

二级指标	分值	三级指标	评价方法及扣分标准
临床护理模式	10	1. 实施"以患者为中心"的整体护理工作模式，体现护理人员工作中的责任制。（3分） 2. 依据《综合医院分级护理指导原则》，制定符合医院实际的分级护理制度。（2分） 3. 护理人员掌握分级护理的内容。（3分） 4. 有护理级别标识，患者的护理级别与病情相符。（2分）	现场查看分级护理制度、护理级别标识和提问护士相关分级护理知识 1. 未实行责任制整体护理扣2分 2. 分级护理制度与医院实际不符扣1分 3. 护理人员对分级护理的内容掌握不全每人次扣1分 4. 无护理级别标识，扣1分；护理级别与病情不符扣1分
病情评估与观察	10	1. 有患者病情评估管理制度，对患者病情评估的重点范围、评估标准与内容、时限要求等有明确规定。（1分） 2. 根据制度要求，认真做好病情评估。患者的病情评估应包括：生命体征监测、特殊指标监测（如有创血压监测、心电监测、血糖监测、血氧饱和度（SPO2）监测）、自理能力评估、高危因素的风险评估、心理状态评估及各系统的全面评估（如一般状态评估、循环系统评估、呼吸系统评估、消化系统评估、神经系统评估）等。病情变化的风险评估主要包括：压疮、跌倒、坠床、管路滑脱、误吸以及手术后并发症（肺栓塞、深静脉血栓、肺部感染、出血或血肿）。（1分） 3. 按分级护理要求及患者病情需要做好病情观察，发现异常及时汇报并积极处理。（1分） 4. 责任护士熟知分管患者的诊疗护理信息。①一般资料：床号、姓名、性别、年龄、主管医师；②主要诊断、第一诊断；③主要病情：住院原因、目前身体状况、临床表现、饮食、睡眠、大小便、活动情况、心理状况等；④治疗措施及诊疗计划：主要用药和目的、手术名称和日期；⑤主要辅助检查的阳性结果；⑥主要护理问题及护理措施；⑦病情变化的观察重点。（5分） 5. 认真执行护理交接班制度，落实晨会及床边交接班，交接内容全面，重点突出。（2分）	现场查看病情评估管理制度和提问护士所分管患者病情评估及诊疗护理情况 1. 无评估制度扣1分 2. 未按制度要求评估扣1分，评估内容与患者病情不符一项扣0.1分 3. 护士观察病情不及时，延误病情处理扣5分 4. 护士掌握病情不全面每项扣0.5分 5. 交接班制度落实不到位扣1分
生活照顾	10	1. 准确评估患者生活自理能力。（1分） 2. 根据患者自理能力及病情，协助患者进食或水。（1分） 3. 根据护理级别及患者自理能力，协助患者做好面部清洁、梳头、口腔护理、会阴护理和足部清洁，保持头发、皮肤、指或趾甲清洁整齐。（2分） 4. 根据护理级别及患者自理能力，协助患者翻身、有效咳嗽、教会家属扣背、床上移动，保持舒适卧位。（2分） 5. 根据护理级别及患者自理能力，为大小便失禁患者保持皮肤清洁、干燥；提供床上使用的便器，满足患者需要；为留置导尿的患者每天做好会阴护理。（3分） 6. 不依赖患者家属或护工护理患者。（1分）	现场查看护士对所分管患者的生活自理能力评估情况及生活照顾落实情况 1. 未进行患者生活自理能力评估扣1分，患者生活自理能力评估与患者实际病情不符扣1分 2. 生活不能自理的患者由家属或护工完成口护、皮护、管饲、会阴消毒或冲洗、吸痰等任一护理工作扣5分 3. 需协助完成的生活护理，一项不到位扣1分

续表

二级指标	分值	三级指标	评价方法及扣分标准
护理措施落实	45	1. 护士熟知核心制度、工作流程、护理常规及操作规范内容，并在工作中有效落实。（2分） 2. 根据医嘱，为患者正确实施各项治疗及护理措施，对模糊不清和有疑问的医嘱，必须与下达医嘱的医师进行核对，确认后方可执行。（2分） 3. 护士处理及执行医嘱后，及时签署时间、姓名，执行时间与事实相符，与护理记录时间一致。（2分） 4. 饮食、药物过敏、分级护理等护理标识使用规范并与医嘱相符。（2分） 5. 尊重患者知情权，进行治疗及护理时说明目的及注意事项，取得患者配合。（2分） 6. 了解患者心理状态、文化信仰、社会支持等情况，做好心理护理。（2分） 7. 根据患者病情做好风险评估和安全防范措施并有记录，采取有效措施预防与处理护理并发症。（3分） 8. 严格执行查对制度，及时、准确给患者用药，观察用药反应，发现异常情况及时汇报并处理，有记录。（5分） 9. 责任护士掌握化疗药物的剂量、用法及注意事项，了解抗肿瘤药物毒副作用及药物外渗或洒出时的应急处理。（2分） 10. 认真执行输血技术操作规范；输血前严格执行双人查对签名制度；输血过程中严密观察，做好记录；护士熟知输血注意事项、输血反应及处理方法。（5分） 11. 做好各种管道的护理，如胃管、尿管、引流管、动静脉置管、气管插管等。（3分） 12. 护士熟知危重患者护理常规，并具有生命支持设备操作、患者病情评估与处理、紧急处置能力等抢救技能，为危重患者提供规范护理，并做好记录。（4分） 13. 根据围手术期护理常规、评估制度和处置流程，为围手术期患者提供规范的术前和术后护理，各项治疗措施及时落实到位。（4分） 14. 护理人员技术操作熟练，掌握常见护理操作并发症的预防措施及处理流程。（3分） 15. 使用恰当的质量监测指标并实施监测，持续改进患者护理质量。（2分） 16. 根据专科特点，对疑难病例组织讨论并有记录。（2分）	现场查看患者，询问患者及家属，了解护理核心制度、工作流程、护理常规及操作规范内容落实情况。提问护士制度、流程、常规相关内容，现场查看护士操作 1. 核心制度、工作流程、护理常规及操作规范内容不健全扣1分 2. 医嘱处理相关内容一项不到位扣1分 3. 治疗或护理操作时，未告知相关内容，扣1分 4. 未关注患者心理、文化信仰等每人次扣1分 5. 患者安全防范措施未落实扣2分 6. 未严格执行给药流程扣4分。未掌握药物使用注意事项扣1分 7. 未严格按照输血流程规范操作，每项扣2分 8. 各种管道标识不清楚，护理不到位扣2分 9. 护士对危重患者护理常规及常见护理操作不熟练，每项扣1分 10. 护理人员对常见护理操作并发症预防措施及处理流程不熟练，每人次扣1分 11. 未落实围手术期患者护理常规及各项护理措施，每项扣2分 12. 无恰当的专科质量监测指标扣1分，未体现持续改进扣2分 13. 对疑难病例未及时组织讨论扣1分
健康教育	10	1. 有符合专业特点的健康教育资料方便护士及患者使用。（2分） 2. 根据患者需求提供适宜的指导内容和方式，对指导效果进行评价。（2分） 3. 做好患者的入院指导，包括住院制度、病房设施使用、住院环境、主管医师、责任护士等。（2分） 4. 根据患者的需求提供疾病及康复、饮食、活动等相关知识，特殊检查治疗、用药的目的及注意事项，手术的配合及注意事项等，患者知晓相关内容。（2分） 5. 做好患者的出院指导，如出院用药指导、饮食活动休息的要求及注意事项等，患者知晓相关内容。（2分）	现场查看专业健康教育资料，查看、访谈患者及家属 1. 未告知患者相关健康教育内容扣2分 2. 健康教育资料不符合专业特点扣1分 3. 患者不知晓教育相关知识一项扣0.5分，患者不满意扣1分 4. 患者及家属对健康教育的依从性低扣2分
护理文书	15	1. 体温单、手术清点记录、病重（病危）患者护理记录、护理日夜交接班报告、医嘱单的书写按照《××省护理文书书写基本要求和格式（2010年修订版）》规范执行。其余护理文书按照医院相关规定执行。（2分） 2. 护理文书内容客观真实，规范使用医学术语。（2分） 3. 各项护理文书记录及时，内容填写齐全无漏项、表述准确，标点正确，字迹清晰。（2分） 4. 护理文书书写应使用中文，通用的外文缩写和无正式中文译名的内容可使用外文。使用阿拉伯数字书写日期和时间，采用24小时制记录。（2分） 5. 护理文书书写过程中出现错字时，应用双线划在错字上，保留原记录清楚、可辨，修改人签名。不得采用刮、粘、涂等方法。（2分） 6. 标注页码，页面整洁，排序正确，不缺页。（2分） 7. 护理记录按照有关规定由相关护理人员审核签字。（1分） 8. 主管部门对运行的护理文件进行质量评价，有记录。（2分）	现场查看各项护理文书书写情况及主管部门、科室监管资料 1. 护理文书相关内容一项不符合要求扣0.5分 2. 护理文书中模仿或替他人签名扣2分 3. 护理文书涂改一处扣0.5分 4. 缺整页护理记录造成病案不完整扣5分 5. 护理文书中记录内容相互矛盾一处扣2分 6. 护理文书不整洁（严重污迹、页面破损）一处扣1分 7. 字迹潦草、不易辨认一处扣1分

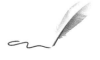

第五部分：一级指标——护理安全管理（100 分）

二级指标	分值	三级指标	评价方法及扣分标准
身份识别	10	1. 有标本采集、给药、输血或血制品、发放特殊饮食、诊疗活动时患者身份确认的制度、方法和核对程序。（2分） 2. 至少同时使用两种患者身份识别方式，如姓名、年龄、出生年月、病历号、床号等（禁止仅以房间或床号作为识别的唯一依据）。（3分） 3. 核对时让患者或其亲属陈述患者姓名，不得诱导提问。（2分） 4. 护士严格执行查对制度，查对方法正确。（3分） 5. 有条件的医院可以使用可扫描自动识别的条形码"腕带"识别患者身份	查看制度，现场查看患者身份识别过程 1. 无确认患者身份识别制度扣2分 2. 识别患者身份方法或程序不符合要求扣2分
腕带管理	10	1. 对需使用"腕带"作为识别身份标识的患者和科室有明确制度规定。（2分） 2. 所有住院患者、手术室、急诊留观室、门诊留观室及输液室患者必须使用腕带作为诊疗活动时医务人员识别患者身份的一种必备手段。新生儿实行双腕带管理。（2分） 3. 对传染病、药物过敏等特殊患者有识别标识（腕带与床头卡）。（2分） 4. 正确填写腕带识别信息，字迹清晰规范，双人核对确保准确无误，若腕带损害需更新时，须经两人重新核对。（2分） 5. 护士要勤观察佩戴腕带部位的皮肤情况及肢端血运，出院时由护士取下。（2分）	查看制度，实地查看患者腕带佩戴情况 1. 无制度规定扣2分 2. 一人次未佩戴腕带扣1分，腕带信息不齐全或不正确扣1分 3. 特殊患者无识别标志，一项扣1分 4. 腕带佩戴不舒适，出院患者未取下腕带扣1分
重点患者交接	10	1. 对重点患者（如产妇、新生儿、手术、介入、ICU、急诊、无名氏、意识不清、语言交流障碍、镇静期间患者）有明确的身份标识方法和交接流程。（2分） 2. 医护人员严格执行身份识别和无缝隙交接。（2分） 3. 重点患者交接由接患者人员和护送患者人员完成，发现问题，立即查问，交接时发现问题由相应科室负责。（2分） 4. 对新生儿、意识不清、语言交流障碍等无法陈述自己姓名的患者，由患者陪同人员陈述患者姓名。（2分） 5. 科室有转科交接登记本，内容记录齐全，双人签名。（2分）	查看科室关键流程交接相关资料，实地跟踪患者关键流程交接落实情况 1. 无重点患者身份识别的流程，扣2分；科室转科交接记录有漏项、时间不准确、无交接人签名一项不符合要求扣0.5分 2. 患者转科交接时，身份的识别、患者的转运交接、药物及其他相关资料等的交接，一处不符合要求扣0.5分
执行口头医嘱	10	1. 除紧急抢救情况外，一般不执行口头医嘱。（2分） 2. 抢救患者时医师下达的口头医嘱，执行者需完整复述，由双人核查后方可执行，并保留空安瓿。（2分） 3. 抢救结束后，医师及时补记医嘱。（2分） 4. 两人核对空安瓿、医嘱及用药记录。（2分） 5. 执行者于医嘱单签字。（2分）	现场查看相关资料，实地提问医护人员口头医嘱执行相关要求 1. 抢救情况下口头医嘱执行一处不符合要求扣1分 2. 护士对口头医嘱的执行，一处不知晓扣1分
危急值管理	5	1. 护士知晓临床危急值报告制度及流程。（1分） 2. 护士接获非书面危急值报告时应规范、完整、准确地记录患者识别信息、检查（验）结果和报告者的信息。（2分） 3. 复述确认无误后及时向值班医生报告，并做好记录。（2分）	查看相关制度及流程。追踪危急值处理并提问护士危急值相关知识 1. 无危急值报告制度及流程扣1分 2. 护士不知晓扣2分，回答不完整一处扣0.5分 3. 危急值报告处理不及时扣2分，危急值记录不规范、不完整一处扣0.5分
重点环节应急管理	10	1. 有患者用药、输血、治疗、标本采集、围术期管理、安全管理等重点环节的应急预案。（2分） 2. 应急预案有培训，相关岗位护理人员知晓，每年至少演练相关应急预案一次，有记录。（3分） 3. 护理人员配制化疗药、锐器处理、为隔离患者实施治疗及护理时防护措施到位。（3分）	查看相关资料，查看护理人员职业防护措施，现场考核护理人员 1. 无应急预案扣1分；设计场景，应急预案处理，一项不符合要求扣0.5分 2. 护士不知晓最近培训及演练内容，扣1分 3. 化疗药物、锐器处理、隔离患者的防护措施不符合要求一项扣1分 4. 提问护士职业防护相关知识，不知晓扣1分，不正确扣0.5分

续表

二级指标	分值	三级指标	评价方法及扣分标准
不良事件管理	15	1. 实行非惩罚性护理安全（不良）事件报告制度，有护理人员主动报告的激励机制。（1分） 2. 有多种途径便于护理人员报告护理安全（不良）事件。（2分） 3. 有护理安全（不良）事件统一报告网络，统一管理。（2分） 4. 有护理人员主动报告护理安全（不良）事件的教育和培训。（2分） 5. 发生护理不良事件，护士按照相关规定进行上报并有记录。（2分） 6. 护理安全（不良）事件有成因分析和讨论。（2分） 7. 应用护理安全（不良）事件案例成因分析结果，修订护理工作制度或完善工作流程并落实培训，并督查执行情况。（2分） 8. 至少每半年对护理人员进行安全警示教育一次。（2分）	查看相关资料，现场考核护理人员不良事件相关知识及上报流程 1. 无不良事件上报制度扣1分。护士对上报不良事件的方法和流程，不知晓扣2分，不正确扣1分 2. 无护理安全不良事件统一报告网络，未统一管理，扣2分 3. 无典型案例成因分析，扣2分，无针对性整改措施扣2分 4. 护士不知晓科室最近出现的不良事件及科室的改进措施，扣1分 5. 未进行安全教育培训扣2分
跌倒/坠床管理	15	1. 有防范患者跌倒/坠床的相关制度，并体现多部门合作。（2分） 2. 对住院患者进行跌倒/坠床风险评估，根据患者病情及用药变化进行动态评估，持续追踪有记录。（3分） 3. 提供安全的医疗环境：保持地面清洁干燥，有防滑设备和防滑警示牌，走廊、洗手间装配扶手，患者可能使用的物品如眼镜、防滑拖鞋、床旁呼叫铃等置于随手可及之处。（2分） 4. 采取适当措施防止跌倒/坠床等意外，如警示标识、语言提醒、搀扶或请人帮助、床挡等。（2分） 5. 加强安全教育，主动告知患者跌倒/坠床风险及防范措施。（2分） 6. 护士知晓患者发生跌倒/坠床的紧急处理和报告程序。（2分） 7. 有跌倒/坠床的质量监控指标数据收集和分析。（2分）	查看相关资料，现场查看跌倒/坠床相关护理措施落实情况。考核护士跌倒/坠床相关知识 1. 无制度扣2分，制度不符合实际扣1分，未体现多部门合作扣1分 2. 未评估扣2分，未根据患者病情及用药变化进行动态评估扣1分，评估不正确一项扣1分，无追踪记录扣1分 3. 防范措施一项不到位扣0.5分 4. 未告知风险及防范措施扣2分 5. 无数据收集和分析扣2分
压疮管理	15	1. 有压疮风险评估与报告制度、处理流程。（2分） 2. 有压疮诊疗与护理规范。（2分） 3. 对高危患者进行压疮风险评估，并根据病情变化进行动态评估。（3分） 4. 对发生压疮的案例有分析及改进措施。（3分） 5. 落实预防压疮措施，无非预期压疮事件发生。（3分） 6. 职能部门有督促、检查、总结、反馈，有改进措施。（2分）	查看相关资料，追踪和现场查看压疮相关护理措施落实情况。考核护士压疮相关知识 1. 压疮相关制度、规范少一项扣1分 2. 压疮风险评估与患者实际情况不符，每人次扣1分。预防措施不到位扣2分，发生非预期压疮扣3分 3. 职能部门无监管，无改进措施扣2分，未体现持续改进扣2分

附录二 临床常用护理质量评价表

XX医院XX科VTE护理质量管理专项查检表

检查人员签字：

检查日期	护士姓名	患者姓名	VTE小组活动内容科室传达培训，有记录	护士知晓VTE用评估工具主要内容（提问责任护士）	评估方法正确（查看患者评估过程）	护士知晓VTE的临床表现（提问护士）	评估时限符合要求（查看5位患者）	护士主动告知患者及家属VTE风险及防范措施，鼓励患者参与相关预防措施落实（访谈患者）	评估结果正确（查看患者）	VTE预防宣教措施落实到位。高危患者有VTE预防医嘱。如活动踝关节、运动疗法（下肢动静脉泵）、双下肢气压治疗、低分子肝素抗凝等。（查看评估高危患者）	对发生的VTE案例有分析及改进措施（查看资料及现场）	VTE护理质量标准落实率（%）
分指标统计（%）												
总体评价主要问题及整改要求												

注：1. 检查项目落实在相应位置打"√"，未落实或部分落实在相应位置打"×"。2. VTE护理质量标准落实率=（已落实项目÷查检项目总数）×100%。

XX 医院 XX 科不良事件管理专项查检表

检查人员签字：

日期	患者	护士	护士知晓不良事件分级、分类（包括事件具体分类针对具体事件分级分类正确，提问护士）	护士对不良事件上报情况（现场演示，查看护士）	护士知晓不良事件报告、处理流程（提问护士）	护士知晓不良事件上报奖惩情况（提问护士）	科室奖惩措施落实情况	护士知晓医院发生的重要不良事件（提问护士）	护士对本科室上报不良事件知晓情况（提问护士）	护士对科室不良事件知晓情况（主要知晓事件根本原因、整改措施，提问 2 名护士）及工作中措施落实（看具体工作）	科室有不良事件讨论分析记录（查看资料是否全面，是否找出根本原因）、系统填写是否符合制度要求（时间、内容等）	改进效果（查看上报事件是否有与本科室上月类似事件发生）	科室无瞒、漏报事件如（了解患者查看脱管、查看内带管科室患者）	病区不良事件管理落实率（%）
分指标统计（%）														
总体评价														
主要问题														
及整改要求														

注：1. 检查项目落实在相应位置打 "√"，未落实或部分落实在相应位置打 "×"。2. 不良事件管理落实率 = （已落实项目÷查检项目总数）×100%。

XX医院XX科跌倒护理质量管理专项查检表

检查人员签字：

日期	护士	患者	跌倒小组活动内容进行培训并有记录	护士掌握跌倒概念（理解，提问护士）	护士熟练掌握跌倒伤害程度（理解，提问护士）	会使用Morse评分量表并评估准确（提问护士）	护士熟练掌握哪些患者自动列入跌倒高风险（提问护士）	护士对分管患者入院跌倒风险评估及时准确（查看患者）	责任护士熟知分管的患者有几位跌倒高风险患者；分别是哪些患者；是否悬挂警示牌（提问责任护士）	护士掌握高低风险标准性预防干预措施（提问护士）	护士掌握跌倒上报、处置流程（提问护士）	高风险患者跌倒防护预防措施落实及健康指导到位（查看患者）	责任护士对患者跌倒风险动态评估是否符合要求如病情变化、用药后（查看患者）	电子护理评估填写情况（查看嘉和电子病历）	评估高风险患者是否有医嘱	跌倒护理标准落实率（%）
分指标统计（%）																

总体评价
主要问题
及整改要求

注：1. 检查项目落实在相应位置打"√"，未落实或部分落实在相应位置打"×"。2. 跌倒护理质量标准落实率=（已落实项目÷查检项目总数）×100%。

XX 医院 XX 科消毒隔离质量管理专项查检表

检查人员签字：

日期		护士知晓消毒隔离制度与相关规范要求（提问护士）	清洁区、污染区分区合理，标识清楚明确。（查看治疗室、换药室）	按要求进行空气、物体表面及紫外线消毒，询问及查看记录，患者、护士，定点手术、出院患者换药室）	实施标准预防，根据疾病传播途径采取相应隔离措施（重点查看多重耐药患者）	手卫生设备和设施配置齐全、使用便捷。有手卫生相关要求（手清洁、消毒、外科洗手操作规程等）的宣教图示	护士严格执行手卫生规范，洗手方法正确（查看护士）	无菌物品储存，离地面20cm及以上，距天花板50cm以上，距墙壁5cm以上。（查库房、治疗室）	无菌物品按照灭菌日期摆放，遵循近效期先用原则，定期检查，无过期失效	无菌物品开启时注明开启时间，保存方法符合要求并在有效期内使用。	可重复使用的医疗用品定期更换，用后灭菌消毒（重点查止血带、湿化瓶）	工作人员掌握消毒液的配制浓度、使用方法与要求。按消毒液监测浓度（提问护士）	生活、医疗垃圾分类收集处理。特殊感染的垃圾用双层黄色垃圾袋密封闭，标识清楚，严格执行转运交接登记	一次性无菌医疗用品不得重复使用，用后按医疗垃圾分类处理	消毒隔离质量标准落实率（%）
	护士														
	患者														
分指标统计（%）															
总体评价主要问题及整改要求															

注：1. 检查项目落实在相应位置打"√"，未落实或部分落实在相应位置打"×"。 2. 消毒隔离质量标准落实率＝（已落实项目÷查检项目总数）×100%。

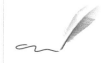

参考答案

第一章

1. A 2. E 3. C 4. D 5. A 6. C 7. B 8. D 9. E 10. C
11. C 12. E 13. A 14. A 15. D 16. B 17. C 18. E 19. B 20. E
21. B

第二章

1. D 2. A 3. C 4. A 5. C 6. E 7. C 8. A 9. E 10. C
11. B 12. D 13. D 14. D 15. B 16. A 17. A 18. A 19. B 20. A

第三章

1. A 2. E 3. D 4. B 5. B 6. D 7. C 8. A 9. D 10. D
11. E 12. C 13. E 14. C 15. D 16. B 17. C 18. E 19. B 20. E

第四章

1. C 2. C 3. D 4. C 5. B 6. A 7. C 8. A 9. C 10. A
11. C 12. E 13. D 14. C 15. D 16. B 17. C 18. C 19. B 20. A

第五章

1. B 2. C 3. A 4. A 5. D 6. B 7. C 8. E 9. B 10. E
11. A 12. D 13. C 14. A 15. A 16. B 17. C 18. A 19. C 20. A

第六章

1. E 2. A 3. A 4. C 5. A 6. C 7. D 8. E 9. D 10. C
11. B 12. D 13. E 14. A 15. D 16. B 17. D 18. D 19. C 20. E

第七章

1. B 2. C 3. B 4. C 5. A 6. C 7. A 8. A 9. D 10. D
11. E 12. A 13. B 14. E 15. E 16. C 17. C 18. A 19. B 20. C

第八章

1. B 2. D 3. D 4. C 5. C 6. A 7. B 8. B 9. C 10. A
11. A 12. C 13. D 14. B 15. C 16. E 17. E 18. D 19. B 20. E

第九章

1. B 2. D 3. B 4. A 5. C 6. B 7. B 8. C 9. E 10. B
11. E 12. D 13. D 14. E 15. B 16. E 17. D 18. B 19. E 20. E

第十章

1. C 2. D 3. E 4. C 5. E 6. C 7. C 8. B 9. A 10. E
11. A 12. C 13. D 14. E 15. E 16. E 17. E 18. D 19. B 20. C

参考文献

[1] 段艮方，王静．护理管理［M］．北京：高等教育出版社，2013．

[2] 郑翠红．护理管理学基础［M］．北京：人民卫生出版社，2014．

[3] 朱爱军．护理管理基础［M］．北京：人民卫生出版社，2015．

[4] 何曙芝．护理管理［M］．北京：人民卫生出版社，2016．

[5] 李玉翠，任辉．护理管理学［M］．中国医药科技出版社，2016．

[6] 李继平．护理管理学［M］．北京：人民卫生出版社，2017．

[7] 尚少梅．护理管理学［M］．北京：北京出版社，2014．

[8] 孙铮．护理管理学［M］．北京：中国医药科技出版社，2013．

[9] 张丽娜，李继平．医院实施护理管理人员继任计划面临的挑战及应对策略［J］．护理管理杂志，2010，10（9）：658－660．

[10] 王凤香．医院护理管理中存在的问题及防范对策［J］．中国实用医药，2013，8（6）：263－264．

[11] 雷芬芳，胡友权．护理管理学［M］.2版．北京：中国医药科技出版社，2012．

[12] 赵德伟，吴之明．护理管理学［M］.2版．上海：同济大学出版社，2014．

[13] 孟庆慧，刘美萍．护理管理学［M］．北京：科学出版社，2013．

[14] 雷巍娥，贺伟，彭艾莉．护理管理学［M］．北京：北京大学医学出版社，2011．

[15] 罗艳华，薛军霞．护理管理学［M］．北京：科学出版社，2000．

[16] 任小红．护理管理学［M］．长沙：中南大学出版社，2012．

[17] 吴沛霞，席淑新．护理人力资源配置研究现状与展望［J］．护理研究，2014，28（17）：2049－2051．

[18] Needleman J，Buerhaus P，PankratzVS，et al. Nurse staffing and inpatient hospital mortality［J］. N Engl J Med.

[19] 王荣华，张艳，张倍倍，等．国外护理跨专业教育的研究进展［J］．中华护理教育，2018，15（01）：66－69．

[20] 江琳，潘琼，张雅丽．能级进阶模式在我国护士培训中的应用研究及展望［J］．护理研究，2016，30（29）：3599－3601．

[21] 曹晶，李佳倩，贺茜，等．我国三级甲等医院专科护士队伍培养与使用现状的调查研究［J］．中华护理杂志，2015，50（11）：1349－1353．

[22] 陈海英．护理管理［M］．北京：人民卫生出版社，2016．

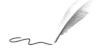